网络药理学

李 梢 ◎ 主编

清华大学出版社

北京

内 容 简 介

网络药理学是大数据和人工智能时代药物系统性研究的新兴交叉学科,强调从系统层次和生物网络的整体角度出发,解析药物及其治疗对象之间的分子关联规律。该学科既体现了疾病和药物系统性研究的新趋势,又符合中医药的整体思维与实践,为系统理解药物和疾病相互作用机制、中医药复杂体系研究、新药研发与评价等提供了新思路、新方法、新技术,有望促进中西医药研究从"还原论"到"系统论"的发展,推动建立"下一代药物研究模式"。

本书是首部专门介绍网络药理学理论、方法和应用的中文专著。全书共分为9章:第1章介绍网络药理学概念与理论以及发展历史;第2、3、4章分别介绍基于人工智能算法的网络药理学在药物研发中的应用、网络药理学的常用数据库与常用软件;第5、6章分别介绍基于网络药理学的中医药现代化、现代药物研究的典型案例;第7、8、9章分别介绍基于药物、疾病的网络药理学实践流程。

本书对网络药理学的发展历程、网络靶标核心理论、主要研究方法、研究成果等进行论述,同时就网络药理学方法、应用与实践进行了多方面研讨和总结。全书理论与应用兼顾,论述深入,案例翔实。

本书适用于网络药理学、中药药理学、药理学、中医学、中西医结合、系统生物学、生物信息学、网络科学等相关专业领域人员,以及对中西医药与信息科学交叉研究感兴趣的人员。

图书在版编目(CIP)数据

网络药理学/李梢主编. —北京:清华大学出版社,2022.2(2023.5重印)
ISBN 978-7-302-59183-2

Ⅰ.①网… Ⅱ.①李… Ⅲ.①药理学－研究 Ⅳ.①R96

中国版本图书馆 CIP 数据核字(2021)第 187092 号

责任编辑:赵 凯
封面设计:刘 键
责任校对:李建庄
责任印制:宋 林

出版发行:清华大学出版社
   网 址:http://www.tup.com.cn, http://www.wqbook.com
   地 址:北京清华大学学研大厦 A 座   **邮 编**:100084
   社 总 机:010-83470000   **邮 购**:010-62786544
   投稿与读者服务:010-62776969,c-service@tup.tsinghua.edu.cn
   质量反馈:010-62772015,zhiliang@tup.tsinghua.edu.cn
   课件下载:http://www.tup.com.cn,010-83470236
印 装 者:三河市东方印刷有限公司
经 销:全国新华书店
开 本:203mm×260m   **印 张**:22   **字 数**:602 千字
版 次:2022 年 4 月第 1 版   **印 次**:2023 年 5 月第 3 次印刷
印 数:2501~3700
定 价:139.00 元

产品编号:083453-01

编 委 会

序言 1

随着医学的进步,西方医学对疾病与药物的研究正从还原论走向系统论,从单一、孤立的研究模式转向多方面、系统性的研究模式。这个转变过程中的一个重要发展是利用生物分子网络分析疾病与药物的关系,这是系统生物学在药物研究领域的一个突破,它使医药研究模式出现新的变革与挑战。

另外,中医学历来是将病人作为一个整体进行分析与治疗,对疾病进行整体性的系统调节是其优势与特色。但是如何将复杂的人体与药物相关联,从而进行定性与定量分析,这是关系中医学向前发展的关键问题。基于生物分子网络对病证与药物的关联进行解析的网络药理学则正是符合中医药学向前发展的需要,从而带来中医药学研究方法的革新。

生物分子网络是构成复杂生物系统的基础,它反映生物内部各种生物分子的相互关系,如基因调控网络、蛋白质相互作用网络、信号转导网络、代谢网络等。同时,也可描述药物、药物与功能、药物与疾病等不同层次的关联,如中药成分网络、表型与药物成分网络、生物功能网络等,它是连接微观与微观、微观与宏观、单元与系统的关键。正是由于这些特点,基于生物分子网络的网络药理学应运而生。由于中国有几千年的中医理论与实践以及中医学对人的整体性观察与分析的思维,使中国在网络药理学方面率先出现关于病证与生物分子网络关联的思想,早在 1999 年国际上尚未出现网络药理学名称,李梢教授和他的课题组就提出中医证候与生物分子网络相关的假说,并发现了与寒证、热证相关的生物分子网络。2011 年,又提出了"网络靶标"的概念,它是在生物分子网络层次上建立药物与病证的关联,并进一步阐释药物对病证的系统性调节作用。在此基础上,又提出了基于网络靶标的系统分析方法,包括生物分子网络的构建、网络靶标分析方法、药物作用机制的网络靶标分析以及网络靶标的验证等。这些概念与方法受到国内外学者的重视并给予高度评价。由于以生物分子网络与病证相关联为基础的网络药理学使中药的作用可以通过对人体的生物分子网络的作用而得到解释,使中药对人体的作用从过去的定性分析和定量测试进入可以进行定量分析的阶段,使中医药的原理与机制有了科学解释的基础,这无疑对中医药的发展是具有突破性的,它理所当然地立即引起中医药界的重视并积极投入实践中,使网络药理学在中国得到蓬勃的发展,取得了一系列可喜的成果,这是我国学者在网络药理学上对世界作出的十分重要与杰出的贡献。

目前,网络药理学正在发展。新方法、新应用层出不穷,亟须及时总结提高,使其发展与应用更加规范和有效;另外,大数据、人工智能、复杂系统理论等技术迅速发展,必然渗入网络药理学中,从而产生新的概念、模型与方法,使分析更深入,方法更精准有效,这方面也需要我们及时引导与促进。例如,网络药理学的核心是分析与推断药物靶点,其本质是分析复杂网络的节点与疾病治疗的关联关系,在这个问题上,对复杂网络节点与治疗疾病的"关系推断"(属人工智能范畴)的理解与应用起着关键的作用。

    这本网络药理学汇总了国内众多学者的智慧与实践经验,对网络药理学的基本概念、方法与应用进行系统的梳理与总结,并对大数据、人工智能、复杂系统理论的引入加以推广与展望,我相信它将对网络药理学的发展起重要的推动作用。

清华大学

中国科学院信息学部院士

2020 年 4 月 22 日于北京

序言 2

网络药理学（Network Pharmacology）是基于系统生物学（Systems Biology）和生物信息学（Bioinformatics）的理论而发展的学科。自从霍普金斯（A. L. Hopkins）第一次在 2007 年提出此概念以来，渐渐引起世界学术界的重视，也得到我国药理学家和药物研究开发者的应用和发展。同年，清华大学李梢教授在《中西医结合学报》上提出基于生物网络调控的方剂研究模式与实践。2008 年以来，世界范围内大量研究报告开始发表，我国研究者将网络药理学用于中药药理学及创新药物研究的应用价值逐渐突显。

大数据和人工智能时代，生物医药系统性研究的新趋势的到来，因满足中医药系统性研究方法的迫切需求获得发展机遇，并能很好地与中医药结合，已经成为近年来中医药研究领域的一个前沿和热点。在安全性方面，我们于 2011 年提出的"中药网络毒理学"（Network Toxicology）概念也是基于"基因-蛋白-药物-毒性反应"相互作用网络，有助于阐述中药及复方的作用机制，诠释配伍禁忌的科学内涵，促进临床合理用药，减少不良反应的发生，与网络药理学有相同之处。本人近年来提出了"中药质量标志物（Q-Marker）"的概念，现在已经成为中药质量控制新模式，网络药理学和网络毒理学是中药质量标志物的发现和确认的有效方法。

当今正处于新一轮科技革命和产业变革大潮之中，以互联网、大数据、人工智能为代表的新一代信息技术日新月异，中医药研究必须与时俱进、辩证扬弃、守正创新，促进中医药现代化和国际化发展。如何认识中药"多成分、多途径、多靶点"整合调节作用，有其自身的特色和优势一直是难题；如何理解中药的复杂性、中药药效物质基础和作用机制是挑战；如何建立中药有效的药效和安全性科学评价体系是关键。因此，可以说网络药理学是认识中医药学瑰宝，打开宝库的又一把钥匙。独有的传统中医药性理论，如四气五味、升降浮沉等理论的基础上，传承精华、守正创新，建立符合中医药理论、科学内涵、新模式和新方法等是科学关键。因此，网络药理学也为创立独特的学术体系开辟了又一研究途径。

网络药理学是基于中医药的现代钻研应运而生的。本书主编李梢教授在 1999 年就率先提出中医药与分子网络相关的科学假说，并首次提出"网络靶标"核心理论，创建系列方法，为网络药理学的开拓与发展做出卓越贡献。有效、安全和质量可控，是药物的基本属性。网络药理学就具备网络调控和整体性的特点，基于"疾病-基因-靶点-药物"相互作用网络，在有效性方面，能够在系统的分子水平上更好地诠释中药对证候或疾病网络的干预与调控作用，揭示药物协同作用于人体的奥秘，有效预测药物的有效成分、作用靶点等。

本书主编李梢教授为网络药理学的领军人物，他首次对网络药理学的发展历程、网络靶标核心理论、主要研究方法、研究成果等进行系统的论述。同时，作者还组织了我国网络药理学相关领域的多位著名专家，就网络药理学的方法、应用与实践进行了多方面精彩的研讨和总结。全书理论与应用兼顾，组织严密，论述深入，案例翔实。

我认为，随着现代科学技术的发展，业内人士将更深入地认识到网络药理学在中医药发展中的重要作用，并将其应用到中医药的系统研究中，定能为推动中医药现代化的发展作出更大贡献。

特以此序言感谢作者对我国网络药理学发展的贡献，预祝本书出版将对繁荣新学科的发展作出贡献，相信本书也一定会有益于读者。

天津药物研究院药物评价研究中心研究员

中国工程院医药卫生学部院士

2020 年 4 月 12 日于天津

序 言 3

我国中医药事业的发展处在一个关键的历史节点：如何推进中医药在现代社会创新发展、更好地造福我国和世界人民？这不仅是全体中医人的时代使命，更是摆在广大科研与临床一线的中医工作者面前的历史考卷。因此，写在本书前面，我有两点感悟与大家分享：

第一，守住源头，传承经典，敢于创新。中医科学传承千余载，是中华优秀传统文化的重要组成部分，更是中华民族的瑰宝。无论何时，我们都要做好中医药事业的传承和发扬工作。我从事新安医学临床和研究七十余载，提出了"源于新安，本于临床，立足国学，走向科学"的看法，体会到中医药需要传承，还需要创新，更需要发展。必须看到，目前为止我们对中医药复杂作用体系的阐释并不清晰，这也正是阻碍中医创新发展的问题所在。网络药理学作为一门新兴学科，体现了系统论与还原论相结合、宏观与微观相结合、传承和发展相结合的新思维，既融合了人工智能、大数据与医学生命科学等多种研究方法，也契合了中医药整体观特色。对于协助中医药工作者解读上千年来无法"透视"的人体来说，这无疑是一次重要的理论突破和方法创新。

第二，注重科研，精准数据，回归临床。广大研究者应做到理论研究与临床实践并重。中医药经历存废，但能传承至今，靠的是临床疗效。因此，运用网络药理学方法对中医药复杂体系进行解析时，要不断提高相关研究方法和研究手段的准确率，要不断发掘中医药的思维特色和实践经验，要不断提升中医药防治疾病的科学性和有效性。同时，无论在研究中获得如何精准的数据，最终目标一定是回归临床去再次验证，促进临床应用，以达到更好地防病治病、造福人民的目标。所谓医者仁心，谦冲自牧，慎始敬终，即是如此。

回到本书，为了使读者能够更加深入了解网络药理学研究的整体思路和方法，编者首次对网络药理学的核心内容、研究工具和方法、代表成果和典型案例进行了系统介绍。希望通过本书的阅读，有更多的有识之士加入网络药理学研究队伍中来，用年轻而现代的思维方式，结合中华民族古老而深沉的智慧，让中医药伟大事业再次绽放出耀眼的光芒。

现在，我国学者和国际同行业者正引领着网络药理学这门新兴学科快速发展。这为中医药走向现代化、国际化架起了一座理想的沟通桥梁，具有重要的示范作用。未来的中医传承人也将肩负起更为重要的历史使命：在不断学习传承千年的中医经典学术思想和诊疗经验的同时，磨砺出与现代科技、与世界对话的胸襟和能力。如此，现代中医的复兴之路将更为顺畅，前景愈加光明。

　　此为序。

首届国医大师
中国中医科学院学部委员
2020 年 4 月 5 日

前　言

当前"单基因、单靶标、单药物"医药研究模式是在还原论思想下形成的,这一研究模式取得了很大的发展,为近现代医学和药学的科学化、现代化及其昌明做出了巨大贡献。然而,这种研究模式难以阐释以整体为特点的中医药的科学基础,也难以在诊断和治疗过程中系统地打开人体这一"黑箱"。同时,目前肿瘤等重大疾病的发病率居高不下、新冠肺炎等突发疾病席卷全球,可见,在"疾病"这一共同的敌人面前,中西医学还不完善,需要携起手来共同发展。医学研究亟须探索既符合中医整体特色又适应复杂疾病系统诊疗特点的新思路、新方法,中医学、现代医学共同期待研究模式和研究方法的革新。

中医药诊疗思想和丰富经验中的"整体"特色,一方面凸显了还原论医药研究模式的局限,另一方面却孕育了以网络和系统为特色的新一代研究模式的产生。其中,一个重要标志就是从复杂生物"网络"这一整体的角度理解复杂病证内在机理和药物作用机制,这为医药研究模式的深刻变革提供了前所未有的机遇,同时也带来了挑战。利用"网络"重拾"整体",作为中西医药与智能信息交叉创新的突破口,有望构建重大疾病中西医防治的新体系。在新的科技背景下,网络药理学应运而生。

网络药理学是人工智能和大数据时代药物系统性研究的新兴前沿学科,也是融合系统生物学、生物信息学、网络科学、多向药理学、系统药理学等相关学科的新学科,强调从系统层次和生物网络的整体角度出发理解疾病,解析药物及其治疗对象之间的分子关联规律,揭示药物的系统性药理机制,指导新药研发和临床治疗。所谓"网络",一方面,指的是描述生物系统中要素和要素之间关系的描述方式和分析方法,例如,采用复杂网络科学中的理论和方法推动生物网络的解析。另一方面,指的是复杂生物系统的构建基础,在不同层次上具有不同的生物网络,狭义上有基因调控网络、蛋白相互作用网络、信号转导网络、代谢网络等;广义上有生物功能网络、细胞-细胞网络、中药成分网络、中药配伍网络、疾病-疾病网络、中药-疾病网络等。

为从系统的角度探索中西医药的生物学基础,我们提出了"网络靶标"新概念,并已成为网络药理学的核心理论。网络靶标是指在生物网络的层次上系统地建立药物和疾病的机制性关联,阐释药物通过多靶标在生物网络上的相互作用关系、形成整体调节效应的理论。在中药研究中,网络靶标理论有可能解释中药的众多成分如何在生物网络上相互协作,发挥整体调节作用的机理。

随着网络药理学的发展和计算、实验方法的进步,该领域的发展将有望为系统理解药物和病证的相互作用关系提供更多可靠的信息,为药物研发、机制阐释、药效评价、精准用药等方面提供关键技术支撑,促进从还原论转为系统论的研究方法论的革新,为下一代药物研究模式的推广应用提供强劲动力。

网络药理学具有广阔的前景,但目前更为重要的是如何保障其良性、快速发展。网络药理学的发展一方面需要将信息科学、生命科学、现代医学与中医药结合起来,在理论和方法、计算与实验上持续创新;另一方面,网络药理学研究也需要发掘中医药整体特色,深入探索疾病诊疗的系统性本质,在基础和实践中增强生命力。

本书致力于系统地介绍网络药理学的理论、方法和应用的研究进展,主要包括四大部分:①网络药理学涉及的概念与理论(第 1 章);②常用分析方法、数据库与分析软件(第 2、3、4 章);③基于网络药理学的中医药现代化、现代药物研究的典型案例(第 5、6 章);④基于药物、疾病的网络药理学实践流程(第 7、8、9 章),各章节核心内容和主要执笔者如下:

章节	内　　　容	主要执笔者
1	网络靶标理论与网络药理学	李梢、丁清扬、王鑫
2	基于人工智能算法的网络药理学在药物研发中的应用	周文霞、李学军、韩露、范胜军
3	网络药理学常用数据库	许海玉、张彦琼、郭非非
4	网络药理学常用软件	周雪忠、王宁、翟兴
5	网络药理学和中医药现代化研究案例	苏式兵、胡元佳、左华丽
6	网络药理学与现代药物研发案例	张卫东、赵静
7	基于药物的网络药理学实践流程	孙晓波、邢小燕、王敏
8	基于疾病的网络药理学实践流程	范骁辉、李翔
9	基于药物-疾病的网络药理学实践流程	苏薇薇、李泮霖

衷心感谢李衍达院士、刘昌孝院士和李济仁国医大师拨冗为本书撰写序言!前辈的指引,既高屋建瓴、着眼长远,又切中肯綮,令人深受鼓舞和启发。还要感谢帮助本书统稿的胡元佳教授、杨扩博士,以及对本书的写作给予协助的同学们(张斯琴、周武爱、王子怡和王岚等),感谢赵凯编辑对本书出版付出的努力。

此外,世界中医药学会联合会网络药理学专业委员会联合清华大学、中国中医科学院等多家单位,推出了世界中医药学会联合会国际组织标准《网络药理学评价方法指南》,这也是网络药理学领域的第一个国际标准。本书收录了该标准并首次公布其评价细则(扫描下方二维码下载评价标准和评价细则)。本标准给出了网络药理学研究过程中数据收集、网络分析,以及实验验证的原则、流程和评价指标等,希望从事网络药理学的研究人员和评审人员阅读参考。

本书的英文版 *Network Pharmacology* 已于 2021 年 10 月由 Springer 出版社出版。

需要特别指出的是,网络药理学这门学科还很新,书中的很多内容也远未成熟。书中的不足之处和未尽之意,还盼读者不吝批评指正,以帮助学科成长,帮助我们进步。谢谢!

李　梢

2022 年 1 月

评价标准

评价细则

目 录

第 1 章　网络靶标理论与网络药理学

本章导读：

在生物医药大数据、人工智能蓬勃发展的时代背景下,以复杂生物网络研究为代表之一的信息科学、生命科学与医学前沿交叉研究受到研究者们越来越广泛的关注。复杂生物网络是生物体内组织、细胞与分子之间相互关系的描述,是机体复杂生物系统的构建基础,其研究也催生了"网络药理学"这一学科的新兴。网络药理学具有两方面鲜明特点:一是,网络药理学契合了当下从还原论转为系统论的研究方法论革新,被国际上认为是下一代药物研究模式;二是,现代不断积累的生物医药大数据和发展中的人工智能等计算方法,又为网络药理学学科的发展提供重要驱动力。

中医药在网络药理学的起源与发展中发挥了关键作用。中医学作为中华民族文化的瑰宝,具有整体观、辨证论治的特色理论和丰富临床实践经验,中药方剂是中医整体性治疗的一个主要载体。网络药理学侧重于从生物网络这一整体的角度来理解复杂疾病和中医证候(以下简称"病证")内在机理和中西药物作用机制,契合了中医药的整体观念与临床实践。"网络靶标"是网络药理学的核心理论,网络靶标的提出来自中医药的现代探索,其相关研究的开展时间早于网络药理学名词的提出时间。网络靶标是在生物网络的系统层次上建立药物与疾病的机制性关联,阐释药物通过多靶标在生物网络上的相互作用关系、形成整体调节效应的理论。以网络靶标为核心的网络药理学是中医药研究思路与方法原创发展的一个积极尝试,同时也有望成为中医药走向现代科技前沿的一个探路者和突破口。

本章介绍网络药理学的主要内容和发展历史、网络靶标理论,以及基于网络靶标理论的网络药理学研究模式及特点。

1.1　网络药理学:下一代药物研究模式

随着计算生物学、生物信息学、人工智能、大数据科学等交叉学科逐渐兴起,医学和生命科学研究步入大数据时代,国内外研究者对病证和药物的研究从"还原论"走向"系统论",从单一、孤立的模式逐渐转向多方面、系统性研究模式。其中,一个重要的转变就是从"生物网络"的角度来解析病证和药物的关联机制,利用"网络"重拾"整体",这为医药研究模式带来了重大变革和新的挑战[1]。在这样的时代背景下,系统医学[2]、网络生物学[3],以及本书的主题"网络药理学"[4]等研究应运而生,为中医学的"系统性"研究带来了前所未有的契机。**网络药理学**融合系统生物学、生物信息学、网络科学等学科,从系统层次和生物网络的整体角度出发,解析药物与治疗对象之间的分子关联,揭示药物的系统性药理机制,从而指导新药研发和临床诊疗,是人工智能和大数据时代药物系统性研究的新兴学科。网络药理学被国际上认为是"下一代药物研究模式"[5]。网络药理学以计算和实验相结合为特点、以系统性治疗为目标,这与中医药整体治疗的特点不谋而合,也为发掘中医药特色、走向国际科技前沿创造了有利条件。

网络药理学既是系统生物学和网络医学交叉研究的生长点,同时也是人工智能与中西医药交叉研究的突破口。例如,基于网络药理学的新药研发理念,恰好符合中药方剂的作用特点,它为阐释中药方剂的药效物质基础及其作用机理提供了良好的契机。中药方剂所含化学成分以瞬时、低亲和力等形式与靶点蛋白结合,并以疾病网络作为干预靶标进行系统干预,通过各个成分作用于网络后的相互作用,达到增效减毒的最佳治疗效果。另外,基于网络药理学的关键技术,还可以分析方剂所含成分的靶标在网络上的分布规律,探索药性、君臣佐使、七情合和等方剂特色内涵的网络特征;进一步地,利用网络特征预测组方用药的临床生物标志,进行组方用药的理性设计,推动以网络药理学为代表的中西药物研发新型技术群的形成,为医药产业的创新和技术改造奠定基础。

从发展历程上看,网络药理学思想与生物信息学、系统生物学、系统药理学、网络医学、人工智能、大数据科学等相关研究领域是同步兴起、相互交汇、融合发展的。生物信息学注重生物信息的采集、处理、存储、分析和解释。系统生物学强调从整体上认识生物体,通过多组学和数学模拟研究生物体宏观行为与微观行为之间的整体关系,探索设计和控制生命系统的理论和方法。系统药理学[6]强调在一个统一的时间-空间多尺度框架下,从宏观到微观等不同水平上,研究药物治疗病证时引起机体机能变化的机制,注重从整体的角度整合多层次数据,并建立各层次间的相互关联。网络医学[7]的概念源自于广义的复杂网络,包括社交网络等,认为表型相似或有共发生倾向的疾病在生物网络上可能有共性机制。这些研究领域对化合物干预多靶点现象的描述和验证为网络药理学奠定了客观基础,也为网络药理学提供了众多有力的分析工具和研究方法。以上相关领域共同体现了研究者对药物和病证相互作用关系的创新性、系统性思考,在研究思路、算法、数据等方面为网络药理学的发展做出了重要贡献。网络药理学不同于传统的药物研究策略,是从"生物网络"的角度整体解析药物与机体复杂生物体系的相互作用机理,强调从单靶标向网络靶标研究模式的转变,是一门原创性的新兴学科。

近年来,随着时代的进步,各种高通量、多组学实验技术日新月异,以大数据、人工智能等为代表的计算方法和技术快速发展,有效地推动了网络药理学的方法学发展和广泛应用。同时,网络药理学为解析海量生物医药数据,建立从数据到知识的过程转化提供了新思路、新方法。在这样相辅相成的推动下,网络药理学研究领域快速发展,影响力逐渐扩大。如图 1-1 所示,通过对 Web of Science 数据库和中国知网(China National Knowledge Infrastructure,CNKI)数据库分别进行网络药理学主题检索及统计,发现网络药理学领域在国内外发表的文献数量均稳步快速提升。网络药理学(Network Pharmacology)一词于 2007 年 10 月,由英国学者 A. L. Hopkins 撰文提出[4]。他认为,药物对疾病的干预可通过多靶点在生物网络上的相互作用实现。2009 年,我国研究者在《中国新药与临床杂志》发表了以网络药理学为题的论文[8]。

然而,作为一个仅有十余年发展历史的新兴研究方向,网络药理学在理论、方法和应用等方面仍面临诸多挑战。这些挑战一方面来自基础的生物、医学、药学理论知识的限制,另一方面来自网络药理学自身的数据积累不足、计算方法不完善、研究体系不清晰等。在数据积累方面,公共数据库为网络药理学提供了数据基础。然而,现有的公开数据库仍然存在数据质量良莠不齐、数据量有待扩充等不足,这为研究者全面系统的整合多个数据来源的信息,得到可靠的研究结果带来了挑战。在计

图 1-1　根据年份统计的 Web of Science 数据库及 CNKI 数据库的网络药理学主题文献数量

算方法方面,基于网络的计算方法为客观科学的药理学研究提供了关键技术支撑。进而如何从方法学上突出网络药理学整体系统的特点,如何构建定量动态的网络模型,以及如何使网络药理学方法更加适用于解决复杂疾病和药物研究等重要问题,依然需要广大研究者做更深入的思考和探索。在研究体系方面,我们注意到网络药理学的高水平研究正在呈现出计算和实验的深入交叉、多组学数据的交叉、数学与生物多学科交叉等发展趋势。如何通过多种信息的深入交叉融合,进一步挖掘网络药理学在研究复杂疾病、证候机理以及药物作用机制方面的潜力,也是值得关注的突破口。

1.2　中医药在网络药理学起源和发展中的关键作用

　　中医药是中华民族文化的瑰宝,是我国人民几千年来对抗疾病经验的精华。医药研究关系国计民生,长期以来也一直是促进科技创新、科技革命的重要源动力。中医学从长期临床实践中积累了大量方剂,中药方剂中含有众多的来自天然的化学成分,如青蒿素、三氧化二砷等,这也是我国原创药物研究的宝贵源泉。值得注意的是,中医学是一门传统的系统医学,"整体性"是中医诊疗的一个鲜明特点。一方面,中医学将病人当作一个整体进行治疗,具有特色理论、丰富经验和悠久历史。另一方面,复杂疾病需要从单一靶标治疗发展到整体性、系统性的网络调节,这正是中医药治疗的优势所在。然而,长期以来,符合中医"整体"特色的现代研究方法尚待完善。现代科学常用的还原、试错分析方法与中医整体治疗特色存在较大的差异。同时,目前存在的"单靶标,单疾病,单药物"医药研究模式面临着费用越来越大,成功率却越来越低的困境,难以适应复杂性疾病的治疗需求。因此,中医学、现代医学共同期待研究模式和研究方法的革新。

　　中医药诊疗思想和丰富经验中的"整体"特色,一方面凸显了还原论医药研究模式的局限,另一方面却孕育了以网络和系统为特色的新一代研究模式。为系统揭示中医药整体诊疗的生物学基础,我国学者率先提出了"网络靶标"新概念。值得注意的是,"网络靶标"有关的假说、方法、案例研究,均早于国际上提出"网络药理学"这一名词的时间,并获中国、美国发明专利,如图 1-2 所示。1999 年,李梢提出了生物分子网络与中医药的关联假说[9],由此开始了一系列从网络角度整体解析中医药复杂体系的探索研究。2002 年,利用功能基因网络刻画中药方剂对复杂病证的整体调节作用,认为中药方剂通过"多因微效"的网络调节方式干预病证,最终起到"涌现"的疗效[10];2007 年 1 月,首先在国际上发表了中医寒、热证候的生物分子网络相关研究成果,并发现寒热方剂对该网络的调节效应[11];同年9月建立了基于生物网络的中药方剂研究框架[12];2008年,研发了基于网络药理学的药物组合协同作用确定方法,获中国、美国发明专利;2009年4月,阐释了中医证候与方剂内在的生物网络系统;2009年9月,提出中医证候生物分子网络标志的构想与研究;在此基础上,2011年正式提出了"网络靶标"的概念[13]。源于中医药研究的"网络靶标"相关假说、案例、概念和方法为网络药理学的起源和发展起到了关键作用,如表1-1所示。

图 1-2　网络药理学相关发展源流

表 1-1　中医药对于网络药理学起源和发展的关键作用

时　间	研究属性	作　者	研　究　内　容	杂志/会议
1999 年	假说	李梢	网络靶标相关假说:中医证候和分子网络相关	中国科协首届学术年会[9]
2002 年	假说	李梢等	网络靶标相关假说:中药方剂的网络调节效应	系统仿真学报,2002,14(11):1429-1432[10]
2007 年 1 月	案例	李梢等	网络靶标研究案例:寒、热证(方)的生物网络	IET Systems Biology,2007,1(1):51-60[11]
2007 年 9 月	框架	李梢	网络靶标研究框架:基于生物网络的方剂研究框架	中西医结合学报,2007,5(5):489-493[12]
2007 年 10 月	概念	A. L. Hopkins	网络药理学	Nature Biotechnology,2007,25(10):1110-1111[4]
2008 年 10 月	概念	A. L. Hopkins	网络药理学:下一代药物研究模式	Nature Chemical Biology,2008,4(11):682-690[5]
2008 年 12 月	方法	李梢等	基于网络靶标的药物组合协同作用确定方法	中国发明专利ZL200810239284.4

续表

时　间	研究属性	作　者	研　究　内　容	杂志/会议
2008 年 12 月	方法	李梢等	Method of Network-Based Identification of Multicomponent Synergy and Compositions for Use as Effective Component of Anti-Angiogenesis Medicines	美国发明专利 US8112230B2
2009 年 4 月	概念	李梢	中医证候与方剂内在的生物网络系统	Current Bioinformatics, 2009, 4(3)：188-196
2009 年 9 月	概念	李梢	中医证候生物分子网络标志的构想与研究	中医杂志, 2009, 50(9)：773-776
2011 年	概念	李梢	网络靶标：概念、方法与应用的系统论述	中国中药杂志, 2011, 36：2017-2020[13]
2015 年	模型	李梢	基于网络靶标的开/关效应模型	Science 增刊, 2015, 350 (6262 Suppl)：S72-S74

　　2007 年以后,网络靶标的思想不断开拓新的前沿和应用,努力发掘中医药原创优势,为网络药理学和中西医药的协同发展注入新的动力与活力。李梢课题组依据网络靶标理论,建立了一系列高精度智能算法,以及中药网络靶标干预强度检测、中药协同作用检测的新实验方法(如表 1-2 所示)。尤其重要的是,揭示了"中西医表型-生物分子-中西药物"整体关联的模块化规律,由此率先建模实现全基因组水平的致病基因和药物靶标预测,达当时国际最高精度。还首次实现中医证候相关基因谱、中药成分靶标谱的全基因组从头预测,并建立基于生物网络的药物(中药成分)协同作用大规模预测等一系列高精度智能算法,还引进了多种网络层次的高通量、并行化实验方法和多组学检测方法。进而,基于网络靶标理论形成了具有自主知识产权的网络药理学关键技术平台(Using Network Target for Intelligent and Quantitative Analysis on Drug Actions, UNIQ),实现疾病/中医证候生物网络构建、疾病生物标志物发现、药物和药物组合发现、中药方剂的网络调节机制解析和新适应症发现、药物-基因-疾病协同模块的定性和定量分析等,为疾病精准防治和中医药创新发展提供新的支撑,图 1-3 所示。

表 1-2　基于网络靶标的系列方法构建

类别	时间	名　称	简　介	杂　志
疾病/中医证候生物网络	2006 年	LMMA	融合文献与组学数据的疾病特异性分子网络构建算法	Bioinformatics, 2006, 22(17)：2143-2150
	2008 年	CIPHER	基于"表型网络-分子网络"的致病基因预测算法	Molecular Systems Biology, 2008, 4：189
	2010 年	CSPN	疾病信号通路网络构建算法	BMC Bioinformatics, 2010, 11 (Suppl 1)：S32
	2010 年	ClustEx	疾病特异性基因模块辨别算法	BMC Systems Biology, 2010, 4：47
	2011 年	CIPHER-HIT	基于模块化的疾病基因预测	BMC Systems Biology, 2011, 5：79
	2013 年	sGSCA	通路串扰网络分析算法	Molecular BioSystems, 2013, 9 (7)：1822-1828
	2017 年	Multiscale modeling	炎癌转化的分子-细胞-系统多尺度网络计算模型	Cancer Research, 2017, 77(22)：6429-6441

续表

类别	时间	名　称	简　介	杂　志
药物/中药靶标网络	2010 年	drugCIPHER	基于"药物网络-分子网络"整体关联的靶标预测算法	PLoS ONE,2010,5(7):e11764
	2010 年	DMIM	中药配伍网络构建算法	BMC Bioinformatics,2010,11(Suppl 11):S6
	2010 年	NADA	基于网络的药物(中药成分)作用评估算法	Chinese Science Bulletin,2010,55:2974-2980
	2010 年	SAF	药物组合的协同评估因子	BMC Systems Biology,2010,4:50
	2011 年	NIMS	基于网络靶标的协同药物(中药成分)组合预测算法	BMC Systems Biology,2011,5(Suppl 1):S10
	2015 年	SidePro	基于网络的推断蛋白质与药物副作用关系的算法	Quantitative Biology,2015,3(3):124-134
	2015 年	GIFT	药物子结构-蛋白质结构域关系预测算法	Bioinformatics,2015,31(15):2523-2529
	2019 年	UNIQ	基于网络靶标的网络药理学计算平台	中国发明专利 ZL201910902205.1
	2020 年	VISAR	基于神经网络解析药物-蛋白质结合模式的算法和可视化工具	Bioinformatics,2020,36:3610-3612
药物-基因-疾病协同模块	2008 年	dbNEI	药物-NEI-疾病多层次网络构建算法	Bioinformatics,2008,24(20):2409-2411
	2012 年	comCIPHER	药物-基因-疾病共模块分析算法	Bioinformatics,2012,28(7):955-961
	2014 年	DGPsubNet	药物-基因-疾病相关子网络分析算法	CPT:Pharmacometrics and Systems Pharmacology,2014,3(11):e146

　　例如,如表 1-3 所示,在网络药理学支撑疾病中西医精准防治方面,针对胃癌发生时间长、监测难、预警难的防控难题,李梢课题组利用 CIPHER 算法等网络药理学方法结合实验、临床多组学检测,揭示了胃炎癌转化相关的多层次生物网络、构建中医寒证、热证的生物分子网络,解析中医胃火、胃寒的生物学基础、舌苔菌群标志物,促使中西医学在生物网络机制上的融合创新。进而,基于胃炎癌转化多层次生物网络,揭示胃炎癌转化从分子到临床表型的演变规律,研制胃健康中西医智能预警系统。在具有中医胃火相关表现的患者中首次构建出胃炎癌转化的单细胞网络,突破性发现胃癌"极早期"细胞,为胃癌防控前移提供新的分期与靶点。网络药理学方法还拓展应用于预测胰腺癌预后相关生物网络,发现五个网络关键节点分子组成的胰腺癌精准化疗标志物,经多中心大样本临床验证,其判断预后效果显著优于现有标志物。

　　在经典名方和名医验方网络药理学分析方面,基于网络靶标理论和方法,以病证生物网络为干预靶标,阐释了六味地黄丸(滋阴、扶正)、葛根芩连汤(清热、除湿)等经典名方的传统功效、现代适应症、药效物质和作用机制,并预测发现了一些寒热中药成分的新活性,如表 1-3 所示。以寒、热证和相关疾病分子网络为靶标,通过"中药核心处方-分子网络-适应症"的共模块分析,发现血管新生调节中药方剂、成分组合。还针对名医临床验方开展了系列研究,例如,分析了首届国医大师李济仁教授 871 首抗风湿临床处方的配伍规律,发掘出"清络饮"等核心方剂,解析了清络饮的君臣佐使网络调节机制,发掘了具有抗血管新生作用的苦参碱与青藤碱等药物组合,如图 1-4 所示。本书后续章节将详述各研究方法和代表案例。

图 1-3　基于网络靶标的网络药理学关键技术平台（UNIQ）

表 1-3　网络靶标理论和方法在中西医药中的应用

类　　别	时　　间	对　　象	网络靶标分析的发现	杂　　志
诊疗标志物	2006 年	寒、热相关的生物过程或疾病	血管新生网络	Bioinformatics，2006，22（17）：2143-2150
	2010 年	寒证患者	寒证网络生物学特征	Molecular BioSystems，2010，6（4）：613-619
	2010 年	寒、热相关的生物过程或疾病	炎症、血管生成和癌症相关的通路网络	BMC Bioinformatics，2010，11（Suppl 1）：S32
	2012 年	萎缩性胃炎寒、热患者的舌苔	寒、热微生物网络	Scientific Reports，2012，2：936
	2013 年	胃炎寒、热证患者的不同阶段	代谢-免疫失衡，网络生物标志	Scientific Reports，2013，3：1543
	2019 年	炎症诱导的肿瘤生成	基于生物分子网络的基因协同模块	ACS Synthetic Biology，2019，8（3）：482-490
	2019 年	萎缩性胃炎不同阶段患者的舌苔	萎缩性胃炎舌苔菌群网络	Protein & Cell，2019，10（7）：496-509
	2019 年	胃炎癌转化	胃炎癌转化细胞网络	Cell Reports，2019，27（6）：1934-1947
	2020 年	胰腺癌患者	胰腺癌精准化疗网络标志物	EBioMedicine 2020；55：102767

续表

类　别	时　间	对　象	网络靶标分析的发现	杂　志
药物/药物组合发现	2011 年	清络饮所含中药成分	抗血管生成协同组合筛选	BMC Systems Biology，2011，5（Suppl 1）：S10
	2013 年	蔓荆子黄素	抗肿瘤血管生成的新活性	Evidence-based Complementary and Alternative Medicine，2013：278405
	2015 年	川芎嗪	缓解甲氨蝶呤引起的氧化损伤	Journal of Ethnopharmacology，2015，175：638-647
	2016 年	荷叶碱	抗肿瘤活性和机制	Acta Pharmacologica Sinica，2016，37（7）：963-972
	2018 年	清络饮主要成分苦参碱	诱导巨胞饮作用的新活性	Frontiers in Pharmacology，2018，9（10）：1-11
	2018 年	清络饮和甲氨蝶呤	抗类风湿关节炎的网络调节机制	Frontiers in Pharmacology，2018，9（1472）：1-17
	2019 年	丹参醇冰片酯	新型合成小分子促进血管生成	British Journal of Pharmacology，2019，176（17）：3143-3160
方剂机制/精准处方	2010 年	六味地黄丸	用于治疗不同疾病的中药网络和协同模块	BMC Bioinformatics，2010，11（Suppl 11）：S6
	2013 年	清络饮	君臣佐使网络调节机制	Evidence-based Complementary and Alternative Medicine，2013：456747
	2014 年	六味地黄丸	抗肿瘤网络调节机制，活性成分的潜在新活性	Molecular BioSystems，2014，10（5）：1014-1022
	2014 年	葛根芩连汤	对 2 型糖尿病的网络调节机制	Evidence-based Complementary and Alternative Medicine，2014：138460
	2015 年	从 871 种名医验方中发掘出清络饮	对类风湿关节炎的网络调节作用	Evidence-based Complementary and Alternative Medicine，2015：451319
	2018 年	扶正中药	扶正中药治疗肿瘤的网络生物学基础	Cancers，2018，10（11）：461：1-23

　　“网络靶标”原创理论、方法与应用推动了国际上网络药理学相关研究。“网络靶标”理论与方法已成为网络药理学核心理论，在现代医药学、传统医药学领域产生很大影响。代表论文发表于中国天然药物英文版[14]（被中国台湾学者统计为 2013—2017 年 PubMed“中医药”主题文章的最高引用论文）[15]，获得国内外同行高度评价。2019 年经统计分析，“网络靶标”理论方法及案例被国际上 609 项证候研究、728 项方剂研究引用，显著推动中医药国际化；同时被 73 个国家和地区研究者引用，并支撑国际上尤其是“一带一路”沿线国家的 26 种传统医学和特色诊疗的创新发展，使得具有中医药原创特色的网络靶标理论和方法走向世界。

　　“网络靶标”理论和方法体现了中医药科学研究的自主创新。2017 年，网络靶标模型、寒热证生物分子网络和六味地黄丸网络药理学三项研究成果被美国国立卫生研究院（National Institutes of Health，NIH）/国家肿瘤研究所（National Cancer Institute，NCI）肿瘤补充和替代医学研究战略白皮书作为代表范例，表明网络药理学等对于揭示中医药复杂机制和设计临床有效方案“至关重要”[16]。张伯礼院士等在《中药现代化二十年》中评价：“2007 年，清华大学李梢教授首先提出了基于生物网络的中药方剂研究框架，通过构建网络药理学关键技术平台，突破了基于网络的疾病基因和中药靶标预测、中药发现与中药配伍组合筛选、病证方生物网络构建与分析等关键技术。”目前国内外同行多次评价李梢教授

图 1-4　六味地黄丸、葛根芩连汤、清络饮的网络药理学分析案例

为中医药网络药理学的"开拓者""先驱"(见附录 A)。以上表明,以"网络靶标"为核心的网络药理学,既是中医药研究和现代医药研究的一种原创性科研方法,又是新科技背景下朝向国际科学前沿的学术生长点。

1.3　网络药理学核心理论:网络靶标

1.3.1　网络靶标理论的提出与发展

网络药理学为药物研究带来了变革,同时也带来了中西医药研究的新的机遇与挑战。机遇在于网络药理学有望引领药物研发的新思想,系统地理解并处理化学体系与机体生物系统的复杂性,使药物的现代研究由描述转变为预测成为可能。而挑战在于,如何将网络药理学思路与方法与复杂疾病的内在

机制和系统干预,以及与具有长期临床实践的中药方剂复杂体系有机结合,形成复杂疾病和中西医药研究真正的突破与跨越。针对上述需求与挑战,"网络靶标"理论突破了长期以来"单靶标、局部对抗"研究模式的局限,"网络靶标、系统调节"研究模式和方法体系,为理解复杂化学体系与机体复杂生物系统之间的相互作用找到一种新的思路与方法,成为源自中医药、构建"网络药理学"新方向的核心理论。

1.3.2　网络靶标的概念

网络药理学的核心理论是"网络靶标"。本节首先介绍网络药理学中"生物网络"的概念,然后介绍"网络靶标"的概念,并从概念定义的角度和定性定量分析等方面,对"网络靶标"与单靶标、多靶标的概念进行比较,进一步加深读者对"网络靶标"概念的理解。

1. 生物网络

生物网络既是机体复杂生物系统的构建基础,同时也是描述生物系统中要素与要素之间关系的重要方法。作为生物系统的构建基础,生物网络在狭义和广义上具有不同的表现形式。狭义上,有基因调控网络、蛋白质相互作用网络、信号转导网络、代谢网络等;广义上,有生物功能网络、中药成分网络、中药配伍网络、疾病-疾病网络、中药-疾病网络等。作为描述生物系统中要素和要素之间关系的重要方法,生物网络在计算上可以用复杂网络理论和方法进行描述和分析。例如,分析生物网络的节点度、度分布、介数以及最短路径等属性从而理解生物网络的拓扑结构,分析生物网络的网络模体和网络模块从而识别网络的关键调控环节,以及通过微分方程对生物网络进行网络动力学分析从而模拟在时间和空间上的演变。

2. 网络靶标

网络靶标是指生物分子网络中,能够机制性关联药物与疾病,并定量表示药物整体调节作用机理的网络关键环节,包括关键分子、关键通路或关键模块等[12]。"网络靶标"可以从狭义和广义两方面来理解。狭义上,"网络靶标"可以理解为病证生物网络中能够被药物干预的关键环节。广义上,"网络靶标"可以理解为一种建立药物和病证之间关联的研究模式,即通过定性和定量研究病证生物网络中与病证表型相关的局部生物网络模块的网络拓扑结构与动力学特征等,识别其关键机制,进而设计药物干预病证生物网络的关键环节、实现对病证表型的整体调控。值得注意的是,"网络靶标"的概念与单靶标、多靶标的概念存在本质区别。单靶标是指针对单一靶标选择具有高亲和性和高选择性的药物,通过干预一个靶标治疗一种病证。多靶标是指药物同时作用于两个或多个相关靶标,对各个靶标的作用产生协同效应,从而使总效应大于各个单效应之和。"网络靶标"和单靶标、多靶标的区别在于:首先,单靶标、多靶标是从药物作用性质的角度来定义的,而"网络靶标"是在生物网络这一系统层次上、从药物与机体相互作用的角度来定义的,考虑了药物作用机制与病证分子机制;此外,单靶标、多靶标等概念是解释性的、描述性的,缺乏明确的量化,而"网络靶标"突出了对于网络的量化,在此基础上强调对药物整体效应进行作用机制上的定性与定量分析。

网络药理学的研究思路是将药物靶标和病证相关分子共同映射于生物分子网络,以生物分子网络为基础建立药物与病证的关联机制,分析药物的"网络靶标-系统调节"机制。以网络药理学研究中药干预病证为例进行介绍,中药对病证的干预作用具有中药化学成分复杂、复方组合形式多样、各中药有效成分生物活性相对缓和且彼此协同作用的"多因微效"综合调节特点,中药疗效机理是在"多因微效"基础上的系统"涌现"[10]。将计算机系统建模与实验验证等技术运用于中医药之非线性、开放性复杂体系的研究有助于阐释中药"网络靶标-系统调节"机制,理解复杂生物网络失衡这一病证的本质,理解中药疗效机理和中药毒性作用产生机制。例如,中药成分可以通过干预网络上具有特定关联的一组靶标,利用靶标效应在时间、空间上的网络联系,形成整体效应的"开、关"[17]。

理想情况下,优化的中药组方成分作用的靶标效应在病证生物网络上叠加或者协同,通过生物网络进行传播,超出效应阈值,使整体效应"开启",表现为产生疗效;同时,其靶标效应在毒性和副作用相关生物网络上分散或者拮抗,低于效应阈值,使整体效应"关闭",不产生毒性或毒性降低。具体而言,在时间尺度上,通过微分方程等方式模拟药物靶标作用于病证生物网络后产生的效果随时间的变化。在空间尺度上,通过衡量药物靶标在病证生物网络上分布的拓扑属性等信息,刻画药物治疗病证的关键环节。最后,将时间和空间尺度的效应进行整合形成综合效应,评价综合效应与效应"阈值"之间的关系,超出效应"阈值",则整体效应"开启",表现为涌现。通过这种时间-空间多尺度、生物分子-生物功能模块-表型多层次的模拟,可以对微观层次的生物分子变化如何影响宏观层次的药物治疗病证动态过程进行定性和定量分析[18]。

1.4 网络药理学研究模式和特点概述

1.4.1 "单靶标-局部对抗"研究模式

传统药理学遵循的研究模式是从确定的单个药物成分到确定的作用靶点,再到下游信号通路,最后到疾病相关表型。这里的疾病相关表型常表现为某些宏观指标的异常增高或降低,在实际研究中常以动物、细胞或分子层面的替代指标表征。这种"单靶标-局部对抗"模式如图 1-5 所示,该模式认为从药物分子到某个确定的分子靶标再到最终效应经过的是线性传导的过程。

图 1-5 "单靶标-局部对抗"与"网络靶标-系统调节"模式的比较[17]

"单靶标-局部对抗"的研究模式贯穿着"一个基因,一种药物,一种疾病"的理论假设。在这样的研究模式下,传统药物发现的核心环节是寻找特异性配体。"一个基因,一种药物,一种疾病"的理论实际包含着两个隐含的假设,一是单一靶标与目标表型之间是通过机械机制连接,靶标的量、活性变化与目标表型效应是强线性关系;二是药物的作用的主要效应点只在单一的靶标上,药物的选择性越强,其作用机制越清晰,与目标表型的相关程度则越高。可见基于这两个假设,强特异性配体可以通过以极低的浓度选择性干预靶点进而实现效应控制,因此药物设计很强调寻找特异性配体。

　　然而随着当今药理学研究的深入,这些隐含假设被发现存在局限,传统意义上的特异性配体作为候选药物也受到了越来越多的质疑。以治疗精神分裂症的药物为例,基于精神分裂症多巴胺功能亢进机制的发现,第一代抗精神分裂症药物多为中枢多巴胺受体抑制剂,通过阻断中枢异常积累的多巴胺与受体的结合减轻精神分裂症状。但第一代药物很快被发现有严重甚至危及生命的药物副作用,包括粒细胞缺乏、癫痫、体重增加、糖尿病等,而副作用的原因是中枢神经系统中有四条多巴胺受体参与的通路(包括中脑-边缘系统、中脑-皮质系统、结节-漏斗部和黑质-纹状体),而高选择性、高强度地抑制多巴胺受体会影响到这四条通路相关的众多生理功能,因而虽然可以一定程度上减轻精神分裂症状,但也同时带来众多副作用。对新一代抗精神药物的研究显示,作用在中枢神经系统靶标上呈现更为复杂的靶标谱特征的药物可能会有更好的疗效。众多更新的研究成果也指出,特异的靶标谱结合特征会优于对单一靶标的强选择性作用[19]。

　　另外,常见疾病、中医证候均属于复杂性疾病的范畴,复杂性疾病是机体在环境暴露、遗传易感性和年龄等众多因素复杂交互作用下所发生的疾病的统称。中医从长期诊疗实践中总结出的八纲辨证、脏腑辨证、气血辨证等在目前的临床实践中依然展现出很高的应用价值。复杂性疾病、中医证候等复杂体系是“单靶标-局部对抗”研究模式所难以描绘和研究的。这也提示人们药物作用机制的问题在呼唤新的、更注重整体论的研究模式,而构建这样的研究模式对于现代中医药创新发展具有重要的意义。

1.4.2　“网络靶标-系统调节”研究模式

　　如1.4.1节所述,不同于“单靶标-局部对抗”模式,如图1-5所示,在“网络靶标-系统调节”模式中,药物侧重于作用在某一表型相关的网络靶标上,进而影响网络靶标的静态关键结构或动态平衡,从而以系统的方式调节疾病。相比图1-5左侧,“网络靶标-系统调节”研究模式更全面系统地考虑表型相关的诸多分子及它们之间的关系,并以网络的形式进行描述和建立网络靶标模型,进而在网络靶标的基础上分析药物的作用机制和预测对表型的干预结果。以下介绍“网络靶标-系统调节”研究模式中涉及的关键分析环节和常用方法。

1. 生物网络的构建

　　生物网络的构建是网络药理学研究的基础。在分子层次上,传统的生物网络类型包括基因调控网络、蛋白质相互作用网络、信号转导网络和代谢网络等;随着技术手段的发展和数据类型的丰富,包含机体与环境相互作用网络的多层次网络构建也在不断地更新发展中。生物网络的构建方法包括基于文献挖掘、基于组学技术、基于全局关联分析等方法。以下介绍几种代表性构建方法。

　　基于文献挖掘的生物网络构建方法的数据来源包括医学主题词表(Medical Subject Heading, MeSH)、生物医学文献数据库 PubMed、中国知网 CNKI 和在线人类孟德尔遗传数据库(Online Mendelian Inheritance in Man, OMIM)[20]等。医学主题词表可提供对疾病表型的标准化描述;生物医学文献数据库可用于检索与病证相关的文献,收集病证相关分子等信息;在线人类孟德尔遗传数据库可以提供表型与基因型之间的关联信息。常用的生物医学文献挖掘方法有共出现法、自然语言处理等。

共出现法把生物医学实体是否在同一句中、中间相隔单词数的多少、共出现的次数等作为衡量指标,判别生物医学实体间相互关联的强弱,以此构建病证生物网络。除了共出现法,人工智能领域的自然语言处理也能够实现生物医学领域的文献挖掘。目前,已经有许多在线的资源平台如 STRING 数据平台能够实现生物医学数据的集成,为通过文献挖掘构建各种病证生物网络提供多方面证据支持。

基于组学技术的生物网络构建方法的数据来源包括基因表达数据库(Gene Expression Omnibus, GEO)[21] 和肿瘤基因图谱(The Cancer Genome Atlas,TCGA)等。其中,基因表达数据库主要包括公开的高通量基因表达数据,而肿瘤基因图谱则提供大量有助于癌症研究的基因组学数据。以文献知识数据库和组学数据库为基础,以各种相互作用数据(如蛋白质相互作用数据等)为支撑,构建病证生物网络,能够充分整合现有知识中病证和生物分子等信息之间的关系。

在文献和组学数据的基础上,基于全局关联分析的方法(如"关系推断"方法)也是一种预测致病基因进而构建病证相关生物网络的新兴方法。与中医整体观类似,全局关联分析方法主要从全部表型和全基因组的角度,充分考虑表型-表型之间的关系、表型-分子的关系、分子-分子的关系,使用特定的计算模型,在全基因组层次上对表型和基因及基因产物之间的关联程度进行打分评价,实现病证表型相关基因及基因产物的系统性预测和排序,并在此基础上构建病证生物网络。评估预测精度的常用指标有富集倍数、准确率和召回率等。

2. 网络靶标分析方法

网络靶标分析旨在解析疾病和证候相关生物网络参与的生物过程、疾病和证候相关生物网络中的关键静态结构和动态特征,是药物干预作用机制的描绘和预测的基础。表 1-4 对比展示了几类代表性网络靶标分析方法,下面将详细阐述这些分析方法的流程、假设、优势和局限。

表 1-4 代表性的网络靶标分析方法

分 析 方 法	涉及的计算方法	分 析 目 标	代 表 工 作
功能模块富集分析	Fisher 精确检验、卡方检验、二项分布检验等;非参数检验	解析或验证构建出的网络靶标与已知生物过程之间的关系	GSEA[27] DAVID[28] Enrichr[29] clusterProfiler[30]
静态拓扑属性分析	复杂网络分析方法	预测或验证所构建网络靶标中哪些可能是关键的药物干预作用点	MCODE[31] Barabasi et al.[32] Li et al.[33]
效应信号开关分析	网络上的随机游走(Random Walk)、网络分析理论	预测或半定量地描述所构建网络靶标在药物干预之后的效应开关变化	Li et al.[17]
动态平衡分析	微分方程方法、随机模拟方法、基于规则的方法	预测或定量描述所构建网络靶标在药物干预之后的系统动态变化	Zhang et al.[29] Guo et al.[18]
关系推断	多层次网络全局关联分析	疾病基因预测、药物靶标预测、生物标志物发现、中医药机制解析等	CIPHER[34] drugCIPHER[35] comCIPHER[36] CIPHER-SC[37] NIMS[38]

1) 网络靶标分析的原创方法

从大规模复杂生物网络中推断微观上的致病基因、药物靶标等关键要素,需要理解要素之间的"关系"。"关系"规律的发现、定性定量描述在研究复杂疾病机制、揭示中医药科学内涵上具有重要作用。李梢课题组借鉴、发掘中医药整体观,基于网络靶标理论,巧妙地将疾病表型、生物分子、药物及其相互作用作为"关系",用多层次生物网络进行表示,创建了致病基因、药物靶标等预测的"关系推断"分析方法 CIPHER、drugCIPHER、comCIPHER、CIPHER-SC 等[34-37],揭示出"中西医表型-生物分子-中西药物"在网络上的模块化编码规律,实现在生物分子网络基础上的病证(疾病、证候)与中药整体作用的定量描述,建立了中医整体观、辨证论治生物学基础研究的新模式,如图 1-6 所示。"关系推断"系列方法相比当时国际最好方法,致病基因预测富集度提高 2 倍、药物靶标预测富集度大幅提高 6 倍。CIPHER算法是"关系推断"的一种代表性方法,其目的是从给定的表型出发,从一组候选基因中寻找相关的致病基因。CIPHER 算法建立了一个以多层次生物网络为基础、从全局水平上定量推断致病基因的"关系推断"数学模型,首次实现了疾病致病基因的全基因组预测和中医证候相关生物分子预测,并被成功应用于复杂疾病、中医证候、中药方剂研究中,取得了系列原创发现。

图 1-6 针对网络靶标解析的关系推断方法发展(李梢课题组)

"关系推断"分析方法具体分为三个主要步骤:

(1) 关系网络构建,即从文献、实验或组学数据中获取复杂生物系统要素之间的关系,包括宏观层次要素之间的关系、微观层次要素之间的关系以及宏-微观要素之间的关系。关系网络便是针对复杂生物系统要素的常用关系表示方式;

(2) 关系表示与建模,即利用对复杂系统宏-微观要素关系进行数学建模,包含模块局域的界定以及模块之间关联关系的数学化表示。值得注意的是,所建立的模型需表示整个复杂系统的宏、微观要素模块之间的关系,即需体现推断的全局性。这是关系推断方法能反映复杂系统整体性的核心;

(3) 未知关系推断,即利用(2)中所建立的模型表示,充分利用复杂系统已知的要素关系去推断待定的关键要素。以推断表型相关致病基因为例,对于给定的表型,先从与之接近表型的已知致病基因节点入手,将其作为先验知识的"种子节点模块",并依据从大数据中获取的关系确定与其相近的候选节点模块,假定给定表型与已知的接近表型以及种子节点与待寻节点之间具有某种"关系"(模型表示),利用这种关系,就可以从已知的表型以及种子节点来寻找给定表型的致病基因。

作为网络靶标分析中常见的方法,功能模块富集以网络节点与已知功能基因集的富集程度表征所研究网络与已知生物过程之间的相关性,如果显著富集则说明网络靶标与该生物过程有强相关关系。常用的富集分析工具包括 DAVID(The Database for Annotation,Visualization and Integrated Discovery),GSEA(Gene Set Enrichment Analysis),Enrichr 等。其中 DAVID[28] 是富集分析中常用的网页应用,所使用的统计方法是 Fisher 精确检验和 p-value 矫正,功能模块基因集使用的是 KEGG (Kyoto Encyclopedia of Genes and Genomes),BioCarta,Gene Ontology 和 Reactome 等权威机构积累并标注过的基因集合;GSEA[27] 通过计算基因集合在 Molecular Signatures Database(MSigDB)功能基因集上的最大富集分数所在的位置,显示出该基因集和与所测试功能基因集的相关性。Enrichr[29] 方法一方面积累了大量不同来源的基因集(不仅限于疾病或生物过程,也包括细胞系、药物干预后变化等基因集),另一方面引入了模糊富集分析(Fuzzy Enrichment Analysis)方法,可以在计算中考虑到所富集基因集中各基因的权重。

从静态网络拓扑属性分析的角度,常常涉及网络拓扑性质的统计描述量,包括以下几类常用的描述量[35],如图 1-7 所示。

图 1-7　静态网络拓扑属性分析相关概念示意图

(1)节点之间相隔远近性质常用最短路径(Shortest Path)衡量。

(2)节点的聚类系数(Clustering Coefficient)表示与该节点相连的节点集合之间实际存在边数与总的可能存在的边数之比,而网络的聚类系数是所有节点的聚类系数的均值。

(3)度是对节点互相连接统计特性的重要描述,也反映重要的网络演化特征。节点的度(Degree)表示连接该节点的边数目总和,度分布(Distribution of the Degree)则表示网络中度数的概率分布。

(4)中心度分析指采用定量方法对每个节点处于网络中心地位的程度进行刻画,从而描述整个网络是否存在核心,存在什么样的核心。中心度(Degree Centrality)分析假定度最大的节点就是中心点,紧密中心度(Closeness Centrality)分析认为中心点应该是所有其他节点到此点总距离最小,介数中心度(Betweenness Centrality)分析则假定中心点应该是信息、物质或能量在网络上传输时负载最重的节点,也就是介数(经过此点的最短路径条数最大的节点)。中心化(Centrality)指根据实际需求选在或定义中心度之后,按照中心度的大小从中间向外排列各个节点,得到一个"中心化"的网络。

(5)网络模体(Network Motif)是指在复杂网络中出现频率显著高于随机网络情况下的网络基本结构单元。网络模块(Network Module)是指实现特定功能的节点集合。网络模体反映了复杂网络的拓扑结构特性,网络模块反映复杂网络的功能特性。

(6)生物网络在拓扑上还有一些重要性质,例如,无尺度网络(Scale-Free Network)和小世界网络(Small-World Network)。无尺度网络是指网络的度分布呈幂律分布,即大多数节点都是低度节点,而只有一部分是高度节点,这些度数很高的节点即为中枢节点。小世界网络是指网络具有较大的聚类系数,网络中的每个节点都可以通过少量步数到达其他节点。

静态网络拓扑属性分析中所关注的,是药物干预病证相关生物网络的关键环节,如以下三类靶标或集合:①度数高、显著影响网络连通性的靶标或集合;②关键调控环节的靶标或集合;③串联、反馈通路上的靶标或集合。分析网络模体和网络模块,能够从结构和功能两个角度识别病证相关生物网络的关键调控环节,从而为药物干预提供指导。在实际研究案例中,研究者也不断发现、设计和创新更多巧妙的指标以描绘关键节点的拓扑特征,从而提高预测的准确率和更明确地阐释药物的网络干预机制。

作为静态网络拓扑结构分析的自然延伸,对于定义得更为明确的某一网络靶标(通常呈现为一个特定的局部网络结构)可以进行效应信号开关分析。这类分析方法的步骤包括:①定义网络层面上的信号传导规则、输出效应的衡量指标以及网络干预的起始效应;②利用随机游走等计算方法模拟信号随网络的扩散,并观测效应开关(Effect ON/OFF)、协同、叠加等现象。这一分析方法尤其对于中药方剂干预网络靶标有重要的启示[20]。在病证生物分子网络上,中药成分通过作用于病证生物网络上的一组相互关联的靶标组合,发挥协同或者叠加效应,并且这种效应能够在时间、空间上进行网络传播,从而产生疗效,最终使效应微弱的中药成分集合也能"涌现"出显著的疗效。在毒性和副作用相关生物分子网络上,中药成分作用于网络靶标发挥的却是拮抗效应,或者中药成分作用的靶标相对分散而导致效应不能产生,最终的效果是毒性和副作用效应的关闭。

不同于以上对网络靶标定性的或基于约束条件的半定量分析方法,动态平衡分析是对网络靶标定量的精确建模分析,通常的分析步骤如下:

(1)以微分方程或规则对网络中节点间的关系做连续或离散的描述。

(2)设定和调节网络中各节点的起始状态和各微分方程/规则的参数,借助计算机进行模拟。

(3)观测网络的动态和引入干预造成的影响。

与效应信号开关分析类似,动态平衡分析同样需要明确定义的局部网络结构作为网络靶标;同时由于其定量计算的要求,往往需要引入大量假设的参数,其验证也需要大量的时序定量数据,普通的实验系统难以满足。这些要求限制了这类分析方法的应用范围。

3. 药物作用机制的网络靶标分析

药物作用机制的网络靶标分析大致分为两个环节:第一个环节是药物作用靶标的确定或预测,第二个环节是药物靶标在网络靶标中的机制解析(如图1-8所示)。其中第一个环节依赖于药物成分的鉴定和药物-靶标数据的积累,前者在中药复方成分的解析中尤为重要,涉及有效成分提取、分离、鉴定等一系列流程;后者一方面有公共数据库可以挖掘,另一方面也可以通过高通量实验方法收集和积累。在获得可靠成分信息的基础上,有较多已发表和新开发的药物靶点预测工具可以使用。

图 1-8　药物靶标在网络靶标中的机制解析示意图

　　第二个环节的研究方法和流程有较高的灵活性,也是网络药理学研究进展活跃的领域之一。除上一节中所述网络靶标的分析方法可以延续使用外,还有更多新的方法也在进展中。值得关注的是,针对中医证候和中药方剂的分析并由此设计和预测最佳的药物干预方式构成了网络靶标对药物作用机制分析的一特色,具体而言,即①以病证生物分子网络的关键环节为靶标,通过衡量方药成分的靶标谱与病证生物网络关键环节的关系,发现中药方剂的药效物质及其作用机制;②通过分析方剂所含成分的靶标在生物网络上的分布规律,探索药性、君臣佐使、七情和合等方剂特色内涵的网络特征;③利用这些网络特征预测组方用药的临床生物标志物,并利用所发现的规律进行组方用药的理性设计等。后续章节会详细分析药物的网络药理学作用机制,以下仅简要介绍部分代表性的解析方法和工具。

　　(1) 基于网络靶标的多成分协同识别方法(NIMS)[33]主要通过衡量不同中药成分的靶标在生物网络上的相互作用关系来评估中药成分的协同作用,具体算法上是整合中药成分靶标之间的网络拓扑联系和靶标相关表型的相似性,从大规模中药成分组合中计算筛选出具有潜在协同作用的成分组合。

　　(2) 协同抗癌药物组合的高效筛选方法(RACS)[36]主要基于多成分多靶点药物的网络效应,结合癌症的基因表达谱特征,采用机器学习算法,提取出具有协同作用的抗癌药物组合的网络靶向特征,并将其用于潜在协同药物组合的排序筛选。

　　(3) 基于三节点酶促网络来研究两药物的组合效应[37],确定并分析了协同或拮抗药物组合作用的基本模式,阐明药物靶标构成网络的拓扑与药物组合效应之间的关系,有利于设计基于网络拓扑的新型协同药物组合。

　　(4) 基于网络的中药方剂配伍规律分析方法[38],是通过分析中药方剂所含成分的靶标在病证生物分子网络上的分布规律,探索君臣佐使、七情和合等方剂特色内涵的网络特征。进一步,利用所发现的中药方剂配伍的网络特征来进行组方用药的设计。

4. 网络靶标分析验证

通过以上网络药理学分析方法,研究者能够得到关键靶标、关键模块、关键药物成分、关键生物通路等的预测结果,下一步是对预测结果进行验证。网络药理学研究存在质量良莠不齐、数据缺乏规范、科学检验不足等现象,亟须建立严谨规范、科学统一的评价体系,以保障该学科的健康发展。2021 年2 月,世界中医药学会联合会通过了李梢等编写的国际第一部《网络药理学评价方法指南》(下简称《指南》)[39]。《指南》规定从可靠性、规范性、合理性三个方面进行评价。具体来说,可靠性的主要评价内容包括数据是否准确、完整、可公开获取,网络分析方法的准确性和稳定性,实验验证方法的可信度、效度和结果的可重复性;规范性主要包括数据信息的完整描述、数据收集与处理方法的描述是否清晰,算法设计或网络分析流程是否清楚,算法开发是否有严谨的方法学评价,分析方法和技术指标是否能够溯源,采用的模型和操作流程是否进行了清晰描述,结果评价指标和结果描述是否明确、客观;合理性主要包括数据提取与筛选是否符合研究目的、达到筛选要求,选用的网络分析方法和指标能否满足需求,结果验证所用模型和指标是否适合研究内容。验证通常分为相关文献印证、体外实验、体内实验、临床试验 4 个层次,其验证可靠性逐渐增加。

(1) 相关文献印证:可通过文献挖掘等方法,验证所预测的关键靶标、模块、成分、生物过程等与所关注病证的相关性,常用的判断指标包括富集倍数、准确率(Precision)和召回率(Recall)等:

$$准确率 = \frac{预测靶标和文献报道生物效应分子的交集数}{预测靶标数} \times 100\%$$

$$召回率 = \frac{预测靶标和文献报道生物效应分子的交集数}{文献报道的生物效应分子数} \times 100\%$$

(2) 体外实验:通常使用细胞层面的病证模型,通过基因敲除、RNA 干扰等方法验证病证相关的关键靶标,通过药物干预实验检测蛋白水平的表达量变化或转录水平的基因表达量变化等验证所预测成分干预的生物过程和关键靶标。

(3) 体内实验:通常使用动物模型,与体外实验类似的,可以通过基因工程等方法验证与病证相关的靶标,通过药物干预实验检测组织或特定细胞类型中的蛋白水平的表达量变化或转录水平的基因表达量变化等,进而验证药物所干预的生物过程和关键靶标。另外体内实验(也包括体外)除了低通量检测某些特定分子外,也可以使用转录组、蛋白组等组学方法作为验证。

(4) 临床试验:是最为严格和可靠的验证方式。值得注意的是,鉴于中医证候通常是定义在人体层面的、与整体相关的表型,很难在体外或体内准确建模,因此与中医证候相关的表型通常需要来源于临床的验证作为支撑。

1.4.3　网络药理学分析典型场景

网络药理学分析的典型应用场景汇总如表 1-5 所示。其中,药物/中药单药材治疗特定适应症、中药方剂的物质基础和作用机理分析是常用的网络药理学应用场景,能够体现网络药理学实用中的优势。中药方剂的物质基础和作用机制研究主要是对方剂中各成分的作用靶标和生物功能进行分析,通过计算与实验相结合的方法,衡量靶标与疾病和证候生物分子网络关键模块之间的关系。通过分析这些靶标在生物分子网络中的分布,可以探索中药方剂配伍规律的科学内涵,阐释传统方剂疗效机制,发现新的适应症。另几类应用场景有越来越多的研究案例,仍在开拓和发展新方法。药物靶标的确定是药物发现中的关键步骤,许多药物-靶标相互作用预测算法被开发应用于药物靶标预测。药物-靶标相互作用结合疾病-基因关系可以用于发现药物适应症,为药物再定位提供指导。结合实验与临床的网络药理学研究正在受到越来越多的重视,帮助人们加深对疾病发生发展及药物作用机制的理解。

表 1-5　网络药理学分析的部分典型场景

类　别	典型分析目标	典型分析模块
药物靶点预测	识别药物的干预靶点	基于配体结构数据分析,相互作用网络分析
药物/中药单药材治疗特定适应症的作用机制分析	识别药材中的关键成分、适应症相关的关键靶点和生物机制	化学成分鉴定,靶点预测,富集分析,网络构建,网络拓扑结构分析
中医证候与方剂的物质基础与作用机理分析	识别方剂中的关键活性成分群,识别证候相关网络靶标	化学成分鉴定,组学数据分析,靶点预测,富集分析,网络构建,网络拓扑结构分析
中药质量标志物分析	分析中药的药效物质基础和质量控制标志性成分	化学成分鉴定,靶点预测,网络构建,网络分析
病证的生物学基础分析	识别中医证候与西医疾病相关的表型或生物标志物	组学数据分析,网络构建,网络分析
中药方剂的配伍规律研究	识别方剂"君臣佐使"各活性成分对网络靶标的作用规律	配伍分析,靶点预测,网络构建,网络分析
药物重定位	识别已知药物的新用途	化学结构分析,组学数据分析,靶点预测,网络构建、网络分析
组合药物开发	识别具有协同作用的药物组合	靶点预测,聚类分析,网络构建,网络分析
药物适应症分析	识别药物能够有效治疗的疾病或者临床表型	组学数据分析,靶点预测,网络构建,网络分析

1.4.4　网络药理学研究特点、挑战及发展方向

网络药理学在整体观念的基础上强调对生物系统的多途径调节,运用网络药理学可以理解并处理药物化学体系与机体生物系统的复杂性,从生物网络平衡的角度系统地认识病证发生发展机制和评价药物整体干预作用。

以网络靶标为核心的网络药理学研究具有系统性、关联性和预测性的特点。在系统性上,以生物分子网络为基础,从网络角度理解病证相关复杂生物系统,研究药物的整体干预机制,体现了研究模式从还原向系统的转变;在关联性上,它将药物作用靶标和病证表型相关分子共同映射于生物分子网络,进而分析二者的相互作用和关联机制;在预测性上,基于病证生物分子网络,定性与定量分析药物的作用特点和组合效应,为药物的作用机理提供预测,获得规律性发现。

网络药理学在理解病证生物学机制、研究药物药效物质基础及其作用机制、新药研发等方面的研究优势体现为:①网络药理学从生物网络角度,将宏观表型与微观生物学指标有机结合,使得复杂病证生物学机制的研究从描述性转为预测性、从实体研究转向关系推断,从而为理解复杂病证的生物学机制提供新的切入点。②网络药理学采用"网络靶标-系统调节"模式,突破"单靶标-局部对抗"模式的局限,采用计算预测与实验、临床相结合的方法对药物的药效物质基础、生物效应、药理活性及其作用机制进行整合性研究。通过计算产生研究假设,通过实验验证研究假设,弥补单纯实验方法的不足、降低单纯实验研究的消耗,为研究中药复杂化学体系作用机制提供了符合中医药整体特色的新方法,在药物研发过程中可以显著缩短研发周期,节省研发费用。

未来网络药理学领域的发展也面临着挑战。在大数据背景下,如何整合临床、实验所产出的海量数据,进行网络药理学研究,从而促进精准诊疗和中医药创新发展,是网络药理学发展面临的挑战之一;同时,数据质量不可控性、异质性处理、网络层次的系统分析、计算方法与实验方法的有机结合等也是亟须解决的问题。网络药理学从网络角度理解复杂生物系统,如何深入理解病证网络调控机制,研究药物药效物质基础及其作用机制,评价药物整体干预作用,在理论分析、算法发展和实际应用等方面也面临较大挑战。

随着网络药理学影响力越来越大,网络药理学相关方法被应用得越来越多。然而,研究质量良莠不齐,缺乏规范,亟须建立统一规范和科学严谨的标准,以保障这一新兴学科的良性发展。同时,网络靶标核心理论与方法也需要进一步探索和完善。例如,如何基于"网络靶标-系统调节"的药物研发模式找到药物作用于特定病证的客观疗效指标?如何基于网络靶标系统发掘中药的药效物质、从而发现新型药物及药物组合?如何建立基于网络靶标的药物有效性和安全性的新型评价和优化方法?总之,网络药理学领域的同仁需要不懈努力,加快探索与创新的步伐,共同推动学科的进步,从而促使网络药理学方法能够成为新一代中西药物研究范式。

在生物医药领域大数据、人工智能等多学科交叉的背景下,网络药理学研究兴起,"网络靶标-系统调节"研究模式得到越来越多的关注和应用,对现代中西医药研究均有重要的意义。本章介绍了网络药理学的基本思想和发展历程,重点阐述了网络靶标理论,并介绍了以网络靶标理论为核心的"网络靶标-系统调节"研究模式,其中提到的一些网络靶标分析的代表方法和应用实例,将在后面章节详细介绍。随着网络药理学研究的进一步深入,相信未来网络药理学和网络靶标理论会继续引领新型药物设计理念和中医药现代化发展,并涌现出更多的高质量研究成果。

参 考 文 献

[1] GREENE J A, LOSCALZO J. Putting the Patient Back Together—social medicine, network medicine, and the limits of reductionism[J]. New England Journal of Medicine,2017,377(25): 2493-2499.

[2] WANG R S,MARON B A,LOSCALZO J. Systems medicine: evolution of systems biology from bench to bedside [J]. Wiley Interdisciplinary Reviews Systems Biology & Medicine,2015,7(4): 141-161.

[3] BARABASI A L. Network medicine—From obesity to the "diseasome"[J]. New England Journal of Medicine, 2007,357(4): 404-407.

[4] HOPKINS A L. Network pharmacology[J]. Nature Biotechnology,2007,25(10): 1110-1111.

[5] HOPKINS A L. Network pharmacology: The next paradigm in drug discovery[J]. Nature Chemical Biology,2008, 4(11): 682-690.

[6] APSEL B,BLAIR J A,GONZALEZ B,et al. Targeted polypharmacology: Discovery of dual inhibitors of tyrosine and phosphoinositide kinases[J]. Nature Chemical Biology,2008,4(11): 691-699.

[7] BERGER S I,IYENGAR R. Network analyses in systems pharmacology[J]. Bioinformatics, 2009, 25 (19): 2466-2472.

[8] 潘家祐. 基于网络药理学的药物研发新模式. 中国新药与临床杂志[J]. 2009,28(10): 721-726.

[9] 李梢. 中医证候与分子网络调节机制的可能关联[C]. 面向 21 世纪的科技进步与社会经济发展(上册),北京:中国科学技术出版社,1999:442.

[10] 李梢,王永炎,季梁,等. 复杂系统意义下的中医药学及其案例研究[J]. 系统仿真学报,2002(11): 23-25+36.

[11] LI S,ZHANG Z Q,WU L J,et al. Understanding ZHENG in traditional Chinese medicine in the context of neuro-endocrine-immune network[J]. IET Systems Biology,2007,1(1): 51-60.

[12]　李梢.基于生物网络调控的方剂研究模式与实践[J]. Journal of Integrative Medicine,2007,5(5)：489-493.

[13]　李梢.网络靶标：中药方剂网络药理学研究的一个切入点[J].中国中药杂志,2011,36(15)：2017—2020.

[14]　LI S,ZHANG B. Traditional Chinese medicine network pharmacology：Theory,methodology and application[J]. Chinese Journal of Natural Medicines,2013,11(2)：110-120.

[15]　CHIEN T W,KAN W C,WANG H Y,et al. Using choropleth maps to show the most cited articles and authors on the topic of traditional Chinese medicine from 2013 to 2017 in pubmed central[J]. Chinese Traditional Medicine Journal,2018,1(1)：1-6.

[16]　XI D,BAO T,CHEN Q,et al. State of the science：cancer complementary and alternative medicine therapeutics research—NCI strategic workshop highlights of discussion report[J]. Journal of the National Cancer Institute Monographs,2017(52)：lgx003.

[17]　LI S. Mapping ancient remedies：Applying a network approach to traditional Chinese medicine[J]. Science,2015, 350(6262 Suppl)：S72-S74.

[18]　GUO Y C,NIE Q,MACLEAN A L,et al. Multiscale modeling of inflammation-induced tumorigenesis reveals competing oncogenic and oncoprotective roles for inflammation[J]. Cancer Research,2017,77(22)：6429-6441.

[19]　ROTH B L,SHEFFLER D J,HROEZE W K. Magic shotguns versus magic bullets：Selectively non-selective drugs for mood disorders and schizophrenia[J]. Nature Reviews Drug Discovery,2004,3(4)：353-359.

[20]　HAMOSH A,SCOTT A F,AMBERGER J S,et al. Online mendelian inheritance in man（OMIM）,a knowledgebase of human genes and genetic disorders[J]. Nucleic Acids Research,2005,33：D514-D517.

[21]　BARRETT T,WILHITE S E,LEDOUX P,et al. NCBI GEO：Archive for functional genomics data sets-update [J]. Nucleic Acids Research,2013,41(D1)：D991-D995.

[22]　WU X B,JIANG R,ZHANG M Q,et al. Network-based global inference of human disease genes[J]. Mol Syst Biol,2008,4：189.

[23]　ZHAO S W,LI S. Network-Based Relating Pharmacological and Genomic Spaces for Drug Target Identification [J]. PLoS One,2010,5(7)：e11764.

[24]　ZHAO S W,LI S. A co-module approach for elucidating drug-disease associations and revealing their molecular basis. Bioinformatics[J],2012,28(7)：955-961.

[25]　ZHANG Y D,CHEN L J,LI S. CIPHER-SC：Disease-Gene Association Inference Using Graph Convolution on a Context-Aware Network with Single-Cell Data[J]. IEEE/ACM Transactions on Computational Biology and Bioinformatics,2022,19(2)：819-829.

[26]　LI S,ZHANG B,ZHANG N B. Network target for screening synergistic drug combinations with application to traditional Chinese medicine[J]. BMC Syst Biol,2011,5：S10.

[27]　SUBRAMANIAN A,TAMAYO P,MOOTHA V K,et al. Gene set enrichment analysis：A knowledge-based approach for interpreting genome-wide expression profiles[J]. Proceedings of the National Academy of Sciences of the United States of America,2005,102(43)：15545-15550.

[28]　HUANG D W,SHERMAN B T,LEMPICKI R A. Systematic and integrative analysis of large gene lists using DAVID bioinformatics resources[J]. Nature Protocols,2009,4(1)：44-57.

[29]　KULESHOV M V,JONES M R,ROUILLARD A D,et al. Enrichr：A comprehensive gene set enrichment analysis web server 2016 update[J]. Nucleic Acids Research,2016,44(W1)：W90-97.

[30]　YU G,WANG L G,HAN Y,et al. ClusterProfiler：An R package for comparing biological themes among gene clusters[J]. Omics A Journal of Integrative Biology,2012,16(5)：284-287.

[31]　BADER G D,HOGUE C W. An automated method for finding molecular complexes in large protein interaction networks[J]. BMC Bioinformatics,2003,4：2.

[32]　BARABASI A L,GULLBAHCE N,LOSCALZO J. Network medicine：A network-based approach to human disease[J]. Nature Reviews Genetics,2011,12(1)：56-68.

[33]　LI S,ZHANG B,ZHANG N. Network target for screening synergistic drug combinations with application to

traditional Chinese medicine[J]. BMC Systems Biology,2011,5 Suppl 1：S10.

[34] ZHANG T,BRAZHNIK P,TYSON J J. Exploring mechanisms of the DNA-damage response：p53 pulses and their possible relevance to apoptosis[J]. Cell Cycle,2007,6(1)：85-94.

[35] BIAN Y M, HE X B, JING Y K, et al. Computational systems pharmacology analysis of cannabidiol：A combination of chemogenomics-knowledgebase network analysis and integrated in silico modeling and simulation [J]. Acta Pharmacologica Sinica,2019,40(3)：374-386.

[36] SUN Y, SHENG Z, MA C, et al. Combining genomic and network characteristics for extended capability in predicting synergistic drugs for cancer[J]. Nature Communications,2015,6：8481.

[37] XU H,ZHANG Y, LEI Y, et al. A systems biology-based approach to uncovering the molecular mechanisms underlying the effects of dragon's blood tablet in colitis, involving the integration of chemical analysis, ADME Prediction,and network pharmacology[J]. PLoS One,2014,9(7)：e101432.

[38] LI S,ZHANG B, JIANG D, et al. Herb network construction and co-module analysis for uncovering the combination rule of traditional Chinese herbal formulae[J]. BMC Bioinformatics,2010,11(Suppl 11)：1-12.

[39] LI S,et al. Network pharmacology evaluation method guidance-Draft[J]. World J Tradit Chin Med, 2021;7(1)：146-154.

第 2 章　基于人工智能算法的网络药理学在药物研发中的应用

本章导读:

生物技术和信息技术的不断发展和进步为药理学研究应用系统论提供了数据基础。而面对数据的爆发式增长,简单的统计学分析方法往往难以实现对大规模数据的充分利用。为了提高数据利用效率,必须借助先进的信息分析手段来促进药理学研究。人工智能作为模拟和延伸人的智能的一门技术科学,经历了半个世纪的发展,在大量的工业和科技领域得到了成功应用。近年来以深度学习为代表的机器学习领域的突破使得人工智能成为当下最为热门的研究方向之一,人工智能算法可以基于不同策略,应用不同种类数据,实现搜索、判别等多种任务,适用于解决网络药理学研究中面临的海量数据分析难题。本章将简要介绍人工智能算法及其在网络药理学研究中的应用,为科研人员更好地理解和应用人工智能方法提供参考。

2.1　运用于网络药理学的人工智能方法介绍

网络药理学[1]是一项基于系统生物学的研究方法,其理念是从机体与药物关系整体的角度来认识和发现药物。近年高通量组学数据的增长和药理学知识的积累促进了网络药理学的快速发展。随着不同类型数据资源库和知识库的积累,研究如何从海量、异质且包含噪声的数据中对药物靶点、作用机制、药物与机体的相互作用关系等有效信息进行挖掘,在网络药理学研究中变得更加重要,因此对更精准、高效分析算法的需求也进一步增加[2]。

网络药理学研究可能遇到的共性问题有三个大的分类:①最优解搜索;②预测与分类;③网络和通路的自动构建。人工智能方法能够有效地从复杂的大数据中完成特征提取、潜在关系挖掘等工作,被广泛地运用于大数据分析,长于解决网络药理学的共性问题。将人工智能与网络药理学结合,是有效解决网络药理学面临问题的一种思路,二者的结合具有很大的发展潜力。

自网络药理学的研究出现开始,人工智能方法就已经与其紧密结合,其应用的范围也非常广泛,如在仿真评价药-靶相互作用关系时需要执行最优解搜索操作,往往采用以遗传算法(Genetic Algorithm,GA)[3]或模拟退火算法(Simulated Annealing Algorithm)[4]为核心的分子对接、分子动力学模拟技术实行构象搜索策略;在网络分析和预测的过程中需要进行分类与预测,往往采用人工智能中的无监督学习的聚类算法如:AP 聚类算法(Affinity Propagation Clustering Algorithm)、K 均值聚类算法(K-Means Clustering Algorithm)等,以及监督学习的回归/分类算法等;在机制研究中需要进行网络和通路的自动构建,往往采用贝叶斯网络(Bayesian Network)算法等多种网络构建相关的人工智能算法。

本章将简要回顾人工智能的发展历史与应用于网络药理学的主要算法的分类与特征,为科研人员更好地理解相关方法的应用特点、评价方法从而更好地应用人工智能方法提供参考。

2.1.1 人工智能算法简介

人工智能是计算机学科的一个重要分支。关于人工智能的定义,至今尚未统一,但可以概括为研究人类智能活动的规律,构造具有一定智能行为的人工系统[5]。得益于高性能的规模计算设备、大数据的积累以及算法创新,人工智能已在图像识别[6,7]、语音识别[8,9]、医疗诊断[10]、药物研发[11]等领域广泛应用,其成果涵盖了人类生活的各个方面。在网络药理学中得到广泛应用的人工智能算法根据其解决问题的范围和应用特征可以分为启发式算法、机器学习方法和网络生成算法三种类型。

1. 启发式算法简介

启发式算法(Heuristic Algorithm)能够基于直观或者经验构造的算法,在可接受的时间和空间内给出问题的一个可行解。其经典的算法包括模拟退火算法[4]、遗传算法[3]等。启发式算法用于解决在有限的计算成本和时间内完成最优解搜索这一具体问题。在网络药理学中,最优解的搜索问题可能存在于最佳构象搜索、特异性序列搜索等具体问题中。

应用启发式算法的网络药理学问题通常具备两个基本特征:一是可以通过量化的指标评价搜索结果;二是搜索目标可以通过一定的方式进行构造。以分子对接为例,对于每一种可能的结合构象都可用结合自由能变化作为量化的评价指标,而通过对分子内的化学键、原子的平移、旋转等操作可以构造新的结合构象。

2. 机器学习方法简介

机器学习是目前发展最为迅速的人工智能算法,对于庞大的高维复杂数据,机器学习方法能够有效地实现数据分类、数据拟合、预测模型建立、特征挑选等工作。

有监督机器学习方法主要包括回归和分类[12]两大类,其目的在于从大量的输入数据中建立输入X_i到输出端Y的映射关系,从而建立具有预测功能的模型或分析输入特征的重要程度。常用的回归算法包括 LASSO 回归(Least Absolute Shrinkage and Selection Operator)、岭回归(Ridge Regression)、弹性网络(Elastic Net)。常用的分类算法有逻辑斯特回归(Logistic Regression)、贝叶斯分类算法(Bayesian Classifier)、支持向量机(Support Vector Machine)、K 最近邻(K-Nearest Neighbor)、随机森林(Random Forest)、人工神经网络(Artificial Neural Network)等。

另外,深度学习[13]是近年迅速发展的有监督学习方法,由人工神经网络结构改进而成,其特点是在输入和输出层间具有更多的隐藏层结构。其经典结构包括卷积神经网络(Convolutional Neural Networks,CNN)、循环神经网络(Recurrent Neural Network,RNN)等。

无监督机器学习方法包括聚类[14]和降维[15],无监督学习不依赖于输入数据标签来建立特征到标签的映射,而是针对大量数据本身的特征和相互关系,依据不同的度量关系将输入数据划分为不同的类别(聚类),或降低输入特征向量的维度,从而达到去除噪声和减少冗余特征的效果(降维),常用的聚类算法包括 K 均值聚类算法、层次聚类(Hierarchical Clustering)、AP 聚类算法等。常用的降维算法包括主成分分析(Principal Component Analysis,PCA)、因子分析法(Factor Analysis)等。

3. 网络生成方法简介

网络生成方法根据其是否会生成新的网络连接关系可以分为网络构建方法和子网提取方法。

在网络药理学研究中,其网络节点可以由药物作用有关的要素组成,如化合物、靶点、基因、疾病等。其中与生物学过程相关的网络通常最为复杂,如基因表达调控是一种涉及时间、空间因素的动态变化过程,静态的网络往往不能有效反映生物学过程的时空特异性[16],然而要实现对生物网络动态调控进行相对的精准刻画需要大量的具有时间和空间差异的数据。因此在数据量有限的前提下,可以利用不确定知识表达和推理等领域的手段进行预测,并生成新的网络连接关系,这类方法就是网络构建方法。常用的网络构建方法包括关联分析、布尔模型、动态贝叶斯网络、微分方程等。

子网提取方法不以发现新的网络关系为目的,而是从已知的背景网络中抽提出与关注目标最相关的子网络的一类方法,常用于阐述药物作用或疾病机制。从复杂的关系中抽提关键子网络、识别重叠网络等是网络分析的重要部分,识别关键子网往往与挖掘药物靶点、识别作用通路和关键调控因子密切相关,常利用启发式算法,如模拟退火、遗传算法、斯坦纳森林算法[17]等。

2.1.2　人工智能算法性能评价方法

虽然人工智能算法通过具有一定合理性的计算模型去解决网络药理学研究中的具体问题,但是盲目相信人工智能算法的计算结果对于科学解决问题是不利的。人工智能算法在解决不同问题中的能力需要使用科学手段进行系统的评估,才能有效减少由于数据质量、数量、模型合理性等多种因素导致的错误。

为了评价人工智能算法的性能和泛化能力,需要采用不同的性能评价方法,例如最广为人知的"图灵测试"[18]是最早被提出判断机器是否具有智能的评价方法。然而图灵测试的局限性较大,适用范围也较小。通常在计算的过程中,需要根据算法和数据特点等采用不同的统计学评价方法。

不同的人工智能方法需要采用不同的性能评价方法和评价指标来判断方法的有效性。通用的评价指标有损失值、准确度等,而依据不同的算法和数据特点,也有各自常用的评价指标。相关的评价指标简要总结如表 2-1 所示。

表 2-1　典型人工智能方法的评价指标

人工智能方法	方法简介	性能评价方法和评价指标
启发式算法	基于特定的构造算法,在一定的计算消耗内搜索最优解的人工智能算法,代表性算法包括退火算法、遗传算法等	迭代次数、收敛时间等
机器学习算法	通过模拟人类的学习行为进行知识学习和获取的一类算法,在药理学研究中通常用于预测与分类,代表性算法包括深度学习算法、聚类算法等	准确率、召回率、ROC 曲线、互信息、轮廓系数等
网络生成算法	综合利用概率论、图论等多学科分析生成网络的方法,多用于分子网络构建和药物机制分析等研究中,代表性算法包括贝叶斯网络算法、最短路径算法等	准确率、召回率等

1. 启发式算法评价

由于启发式算法自身的特点,可以得到不同的可行解,因此依据不同的目的可以设置不同的评价,如遗传算法在大规模的计算中,若为了节省时间,可在能够搜索出可行解的范围内,采取相对较低的迭代次数和更短的收敛时间作为指标；若为了得到更优的解，则可以用更高的全局搜索能力作为评价指标。

2. 机器学习算法评价

依据不同的算法、目的和数据特点，机器学习的评价指标也有较大差异，但本质都是通过不同偏向的损失函数来评价模型预测值与真实值间的差距，进而对参数进行优化。本文主要介绍有监督分类算法、回归算法和聚类算法三类算法的评价指标。

有监督分类算法可以将给定的对象 X 划分到预定义好的某一个类别 Y_i 中。在有监督分类中，可以将所有样本分为训练集、验证集和测试集。训练集和验证集数据用于训练预测模型，而训练完成的模型可以用测试集来检验其泛化能力。另外还可以采取 k-折交叉验证的方法，将训练数据按 $(k-1)/k$ 和 $1/k$ 比例分为两部分，前者用于模型训练，后者用于评价模型性能和泛化能力。有监督分类算法中最常见评价指标是正确率（Accuracy），即预测正确的分类样本占全部样本的比例。但由于"数据不均衡"（Imbalanced Data）[19] 问题的存在以及训练预测模型的不同目的，往往会采用不同特点的评价指标，如准确率（Precision）和召回率（Recall）指标，前者更关注分类器预测的阳性样本中预测正确的比例，而后者更关注是否能预测到更多的阳性样本。两种评价指标适用于不同的场景，如虚拟预测潜在阳性药物时，通常希望有较少的假阳性结果从而可以避免后续无效的验证实验，因此往往用准确率作为分类指标；而当构建全局的网络调控关系时，则更希望尽可能地涵盖全部潜在靶点，而对假阳性结果有较大的宽容度，因此可以用召回率作为分类指标。另外还有常见的兼顾准确率和召回率的评价方法，如 F1 分数（F1 Score）、受试者工作特征曲线（Receiver Operating Characteristic Curve，ROC）、准确率-召回率曲线（Precision-Recall，PR）曲线以及混淆矩阵。

回归算法是确定两种或两种以上变量间相互依赖的定量关系的一种统计分析方法，回归算法常用的评价指标包括平均绝对误差（Mean Absolute Error，MAE）、均方根误差（Root Mean Squared Error，RMSE）、均方误差（Mean-Square Error，MSE）、Huber 损失（Huber Loss）、Log-Cosh 损失（Log-Cosh Loss）等。根据不同需求而采用不同的评价指标可以对预测模型的构建产生较大影响，如平均绝对误差（也称 L1 损失）对输出的误差敏感度较低，当异常点存在时相对更为稳定，但同时也会导致生成的回归模型并不唯一，可能存在多组最优解。而均方误差（也称 L2 损失）对输出的误差进行了平方，因此能在更大程度上对误差进行优化，容易得到稳定回归模型，但同时也会对于异常点的反应更加敏感，鲁棒性较低。

聚类算法是无监督学习的重要代表，可以依据不同的相似性度量将不同的样本划分到不同类别去。当样本数据有给定的标签时，可以依据数据标签和被划分的类别，来计算真实标签和聚类的匹配程度，常用互信息（Mutual Information）、兰德系数（Rand Index）等指标。当样本数据没有给定标签时，可以采用轮廓系数（Silhouette Coefficient）来评价聚类划分的合理性。

3. 网络生成算法评价

在已知完整调控网络的情况下，可以将构建的网络与完整网络进行对比，计算准确率和召回率等指标，其评价方法与机器学习分类算法的评价方法相同。

应用人工智能方法的网络药理学研究中通常也结合使用个例验证，如将模型结果与文献对比或进行实验验证，而非上述的评价指标。这一做法通常可行，但是与系统性验证相结合能够增强说服力，研究结果更为可信。

2.1.3　人工智能方法应用条件

在网络药理学研究中面临最优解搜索、靶标与药物预测、调控网络构建等多方面的应用需求。人工智能方法在解决网络药理学多方面的应用需求上均可发挥关键作用。而不同的人工智能方法所能解决的问题和满足的需求不同。因此,在应用中明确研究问题的核心需求,判断研究问题是否具备相应的应用条件至关重要。下面对人工智能方法的应用条件进行分类介绍。

1. 启发式方法应用条件

常用的启发式算法的主要应用为最优解搜索,在生物学、药学领域的应用非常广泛,如在药物网络的子网抽提过程中,可以利用遗传算法构建对差异基因贡献最大或路径最短的子网络。此外,还有Blast 算法(Basic Local Alignment Search Tool)[20]进行蛋白质或基因序列的匹配,Open Babel[21]利用遗传算法生成小分子构象,在分子对接[22]、分子动力学模拟[23]方面用于构象搜索。如果在网络药理学研究中的问题具有以下特征,可以借鉴该类方法:①可量化的评分系统:启发式算法的生成结果可以通过一定的评分指标,判断计算结果是否符合可行解的要求。②基于目前最优解的新方案生成:以目前已知的最优解为基础,通过评价计算结果与最优解的距离,生成新的可行解。③有相应的收敛或终止条件。以 Open Babel 生成小分子构象为例,既可以采用量化的评分系统如生成构象的能量,又可以通过评价生成构象与天然构象的坐标偏差(Root Mean Square Deviation,RMSD),来判定生成的小分子构象是否稳定。

2. 机器学习应用条件

无监督学习方法、有监督学习方法的应用范围和分析特点存在差异。无监督学习的目的是探究输入数据间的相互关系,而有监督学习则是从训练数据中建立输入(Input)数据到输出(Output)数据的映射,实现学习目的。

无监督学习可以分为聚类、降维、关联等多个类型,其中聚类和降维算法在网络药理学的研究中被广泛地使用。常用的聚类算法包括 k 均值聚类算法、AP 聚类算法、层次聚类等,可以依据不同的度量关系将输入数据划分为不同的类别。如 Iorio 等[24]评价了 1309 种药物两两间的基因表达谱相似度,并利用 AP 聚类算法构建了药物-药物相似性网络来进行药物重定位。

常用的线性降维算法包括主成分分析(PCA)、因子分析法等,在分析高维复杂的数据常面临着"维度灾难"问题,因此常需要降维算法来降低特征向量的维度,从而达到去除噪声和减少冗余特征的效果。如 Subramanian[25]等利用 PCA 和聚类算法对转录组数据进行降维,把 12000 多个基因的表达量数据信息压缩至 978 个地标基因,并且利用 978 个地标基因推断转录层面 80% 的网络调控关系,从而大大降低转录组数据测量的成本。

由于线性降维算法在处理复杂数据时常不能满足分析需求,因此非线性降维算法的应用也非常广泛,如常用于数据可视化的 t 分布随机邻域嵌入(t-distributed Stochastic Neighbor Embeding,t-SNE)算法[26],可以保留高维数据的邻近关系特点,将数据降维到二维或三维空间,可以在复杂组学数据的系统研究中起到直观的提示作用[27,28]。

网络药理学普遍应用到的有监督学习方法[30]包括回归(Regression)和分类(Classification)两种主要类型,两者均用于建立输入 X_i 到输出端 Y 的映射关系。回归的输出 Y 常常是连续型的定量资料,如血压值、血药浓度等,而分类的输出则常常是定性资料,如诊断结果的阴性/阳性、肿瘤的分型等,这决定了两者在计算的过程中需要采用不同类型的损失函数,但回归和分类问题往往是能够相互转化的。有监督学习的使用模式,是在训练数据和内部验证的基础上,建立一个可靠的预测模型,并利用该模型预测新的潜在关系。

回归算法可以定量描述变量间的映射关系,因此在组学分析、网络通路推断等方面应用广泛。如Gamazon 等[30]基于线性回归的方法从单核苷酸多态性层面推断基因表达量,并用于预测生物表型;Xiong 和 Zhou[31]利用线性回归的方法,从生物实验数据的层面可以推断基因的调控网络关系。分类算法则常用于药物-靶点相互作用的定性预测中,例如 Yamanishi 等[32]整合了多类型生物数据(例如,化学结构、药物副作用、氨基酸序列和蛋白质结构域),利用机器学习方法来训练用户提交的数据,并用于预测未知的药物-靶标相互作用网络。

深度学习[13]作为人工神经网络的延伸,是近年发展与应用最为迅速的一类人工智能算法,其与传统机器学习方法具有类似的功能,但同时也具备了新的特点:①深度神经网络结构有利于表示复杂映射关系:传统机器学习算法多为浅层结构,因此难以展示高度复杂的函数,而深度学习在输入输出端之间引入了多个隐层结构从而实现了非线性的网络结构,因此对于复杂函数具有很高的表示能力。②多隐层结构具有自主提取特征的能力:传统机器学习算法依赖人类手工提取特征,而深度学习则具有自主提取特征的能力,由于深度结构的出现,输入特征在隐层间的传递过程中会被变换到新的特征空间,并抑制掉无关的特征。上述两点保证了深度学习在处理复杂的大数据时具有很强的优越性。

3. 网络生成方法应用条件

网络构建是网络药理学研究的第一步,常用的方法如关联分析、布尔模型、贝叶斯网络、微分方程等。与深度学习等用来建立预测模型的侧重点不同,网络构建中的人工智能算法更偏重于逻辑推理与关系发现。

网络的构建过程往往存在高假阳性率的问题,并且复杂而庞大的网络不利于进一步识别网络中的关键成分,因此从复杂的关系中抽提关键子网络、识别重叠网络[33]等就成为网络分析的重要部分。如可以利用斯坦纳森林算法从复杂网络中提取蛋白质-蛋白质、基因-基因相互作用网络[17],从而迅速识别关键作用通路和因子。

2.1.4　人工智能方法的前沿和展望

目前人工智能技术已经渗透到网络药理学研究的方方面面,从分子对接、功能与靶标预测到网络构建与分析,人工智能技术都发挥着越来越重要的作用。另外,药物的分子结构、治疗用途、临床反应及实验室测量得到的多维度组学数据等构成了领域研究中的大数据基础,也为新的人工智能技术应用带来了机遇[34]。

而在所有类型的人工智能算法中,近年发展最为瞩目的当属深度学习算法[6]。其在进行大规模数据解析和解决多种计算难题中的卓越表现,使其成为人工智能领域的研究前沿。在大规模训练药学数据的性能评价对比中,深度学习均超越了传统机器学习算法[35,36],并且深度学习所具备的特征提取能力也为复杂高维数据的分析带来了便利。深度学习在各个行业都成为一个新兴的研究方向,其在具体学科中的应用更加值得探讨。

人工智能在网络药理学研究中的应用也存在着相应的技术和应用问题。在技术问题方面,最为常见的是训练过程中存在的过拟合问题[37],通常需要保证训练数据具有充足的样本量、采用合适的训练参数和可靠的性能评价方法来降低过拟合问题。另外还有诸如深度学习算法的深层结构也带来了预测模型的可解释性问题、大数据拟合过程的计算效率问题等。在应用问题方面,还存在着由于数据局限性导致的应用范围问题,大规模利用动态药理学观测数据进行数据建模的问题,机器学习模型的新知识推断问题等。为了解决这些潜在的问题,以后可能的研究方向包括研究与理解深度学习中的每层神经网络的功能;优化深度神经网络训练方法,实现提效增速;引入时间与空间信息等,实现复杂数据作为输入并进行应用等。

2.2　人工智能在网络药理学研究中的应用

网络药理学作为药理学的一门新兴学科,其根本目的在于运用网络工具促进药理学研究。随着人工智能技术应用于网络药理学,人工智能在解决药物靶点发现、药物作用机制研究、化合物新用途发现和中医药研究等方面均发挥了重要作用。在靶点发现方面,人工智能技术被用于基于结构对接、结构比较、网络模拟和机器学习等分析手段的靶点发现中;在机制研究方面,人工智能技术被用于通路与分子功能预测、药物作用模式分析等机制研究中;在新用途发现方面,人工智能技术被用于基于药物作用后的多种表型和分子数据的新用途预测中;在中医药研究方面,人工智能技术被用于中药靶点、机制及证候理论等研究中。以下将分别介绍人工智能在这些方面的应用现状。

2.2.1　药物靶点的预测和发现

发现药物的靶点是药理学研究中重要的研究内容,根据人工智能在发现药物靶点中使用的策略和数据差别,可以分为基于配体结构相似性和定量构效关系的分析、反向分子对接、基于作用网络模拟的分析和基于机器学习的分析等。

1.基于配体结构相似性和定量构效关系的分析

结构数据作为药物/化合物容易取得的数据之一,其既能完整体现分子的基本特征,又易于统计与比较,是网络药理学研究中较早运用的药物数据之一。针对结构比较的分析方法中大量运用了人工智能中的智能搜索、分类等算法。根据研究特点,分为结构相似性比较方法、定量构效关系分析方法和对接方法。分别介绍如下:

结构相似性的重要性主要来源于相似性质原则(Similar Property Principle)[38],其基本原理是:一方面,相似结构的分子可能结合到同一个靶点,具有相似的生物学功能,通过比较配体分子间的化学相似性,可推测其可能具有相似的靶点,发挥相似的药理作用,通过该方法可发现新的药理作用;另一方面,具有不同功能的生物大分子(靶点)可能具有相似的药物结合域,因此对与靶点结合药物的化学特征和靶点分子的结构进行相似性比较,可预测药物的未知靶点[39]。相似性测量包括三个部分:结构表征、权重计算方案和相似系数[40]。Vilar 等[41]提供了一种基于已建立的药物-药物相互作用关系(Drug-Drug Interactions,DDI)中涉及的药物的分子结构相似性来鉴定新型 DDI 的方法。基本假设是,如果药物 A 和药物 B 相互作用产生特定的生物效应,则类似于药物 A(或药物 B)的药物可能与药物 B(或药物 A)相互作用以产生相同的效果。这项研究共收集了 9454 对已知的 DDI 的资源,通过计算

DrugBank 中所有药物对的结构相似性来识别 DDI 候选物。Yan 等[42]提出了一种基于子结构相似性、高斯相互作用谱(Gaussian Interaction Profile,GIP)、相似网络融合(Similarity Network Fusion,SNF)、RLS-Kron 分类器等技术的 SDTRLS(Substructure-Drug-Target Kronecker Product Kernel Regularized Least Squares)方法,在 G 蛋白偶联受体(G Protein-Coupled Receptors,GPCRs)独立验证中,预测性能优于 SDTNBI(Substructure-Drug-Target Network-Based Inference)算法。Keiser 等[43]将 3665 个已获美国食品药品监督管理局(Food and Drug Administration,FDA) 批准的药物和仍处于研究阶段的药物与数百个药物靶点进行比对。通过对药物和靶点集间的化学相似性进行比较,预测到了数千种新的关联。对其中 30 个关联进行了实验验证,有 23 个新的药物-靶点关联得到确认,其中有 5 个与预测靶点的结合强度较高,除此之外,有一个化合物 N,N-二甲基色胺与 5-羟色胺受体作用的生理学意义在基因敲除小鼠上得到了验证。

　　除了结构相似性比较之外,定量构效关系(Quantitative Structure-Activity Relationship,QSAR)是另一种常用的基于结构数据的研究方法,其指将化合物的结构参数和其生物活性数据通过相应的算法相联系的定量关系,其基本思想是相似的分子通常结合相似的蛋白,具体来说,就是通过比较新的配体和已知的蛋白质配体来预测相互作用[40,44]。QSAR 模型的预测能力在很大程度上取决于训练集和测试集分子之间的结构相似性[45]。Zhang 等[46]使用 3133 个化合物的数据集来建立 QSAR 模型,模型的建立采用了 Dragon 描述符(Dragon Descriptors)(0D、1D 和 2D)、ISIDA-2D 片段描述符和支持向量机(Support Vector Machine,SVM)方法。在 QSAR 建模和验证过程中,将数据集随机分为建模和外部评价集,并在训练集和测试集中使用球面排除算法(Sphere Exclusion Algorithm)对建模集进行多次划分。然后,采用一致方法(Consensus Approach),将 QSAR 模型应用于 ChemBridge 数据库的 VS (Virtual Screening)。模型预测的 42 种非活性化合物均得到了实验验证。Melo-Filho 等[47]为 smTGR 的恶二唑抑制剂数据集开发了连续 combi-QSAR 模型,并在体外对排名前 10 位的化合物在血吸虫和成虫上进行了进一步的评价,并发现了两种包含新的化学支架的化合物在低微摩尔浓度时对寄生虫的各个生命阶段具有很高的活性。Gomes 等[48]结合 QSAR 开发基于查耳酮的抗结核化合物的 SAR 规则和二元 QSAR 模型,然后利用这些模型对 33 种化合物进行了合成和生物评价,发现了对共生菌的活性较低、对结核分枝杆菌的选择性较好、对 Vero 细胞毒性很低的候选药物。

　　结构相似性比较和 QSAR 的基础为相似结构对应相似活性的关联假说,而分子对接则是受体-配体假说最直观的应用。分子对接是一种基于靶标三维(3D)结构评估小分子与靶标分子的化学互补性的传统方法,通过使用评分函数来提供与结合亲和度相关的定量对接评分,从而对药物-靶标相互作用 DTI(Drug Target Interactions)进行评价[49]。分子对接在 DTI 预测中具有广泛的应用,是以已知的靶标蛋白为出发点,从大量的三维结构已知的分子中钓筛与之具有最佳亲和力的配体,适用于获取疾病靶标后大规模筛选其候选配体化合物。常见的对于一个或几个给定的靶点,如雌激素受体[50]或 HIV-1 整合酶[51],潜在的活性化合物可以通过分子对接优先排序。基于分子对接的 Web 应用程序,如 TarFisDock[52],DRAR-CPI[53],rDock[54]都是为基于对接的靶标搜索而构建。虽然分子对接应用广泛,但却仍然存在着其局限性,包括不适用蛋白质数量众多且三维结构不可用的情况,不能应用于结构过于复杂的膜蛋白,如离子通道和 G 蛋白偶联受体(GPCRs),以及对接计算对计算资源消耗巨大导致的效率特低下问题等[45]。

　　基于相似度计算的药物靶标分析方法其关键假设是相似的药物倾向于共享相似的靶标[55]。在这一前提假设下,国际上 Yamanishi[32]提出了通过结合化学药物相似性和基因相似性来预测药物靶点关系的方法;Keiser 等[43]将药物的化学结构与已知可调节蛋白质受体功能的配体进行比较,通过这些配体得到药物与靶点之间的间接联系。另外,还有依据化学相似性[56,57]、副作用相似性[58]等方面预测药物靶点的方法。

另外一类方法主要关注间接的药物基因关系,采用额外的相似性度量获得药物关联的基因。举例来说,Hansen 等[59]使用了蛋白质-蛋白质相互作用网络的相似性去预测药物-基因的遗传关联,并且将基因表达数据与 Kutalik 等[60]的药物反应数据相结合,推断基因和药物的共模块关系。

国内 Cheng 等[61]开发了三种有监督的推理模型来预测药物与靶标的相互作用,分别是基于药物的相似性推理、基于靶点的相似性推理和基于网络的推理。李梢等[62]开发了基于"药物网络-分子网络"整体关联的靶标预测算法 drugCIPHER。在此方法中,作者基于在药理学和基因组全局关联中观察到的模块化关系,开发了一个计算框架 drugCIPHER,以在全基因组范围内推断药物靶点相互作用。并且在蛋白质-蛋白质相互作用网络的基础上,提出了三种线性回归模型,分别将药物治疗相似性、化学相似性及两者组合与靶点的相关性联系起来。通过实验证明,结合药物治疗相似性和化学相似性的模型(drugCHIPER-MS)在训练集和测试集上取得了很好的效果,模型流程如图 2-1 所示。

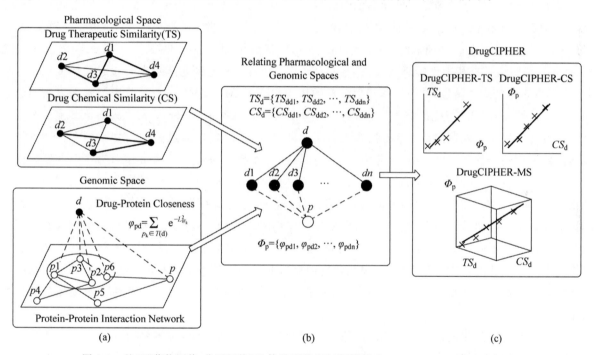

图 2-1　基于"药物网络-分子网络"整体关联的靶标预测算法 drugCIPHER 原理示意图

2. 反向分子对接

近年来,伴随着计算机辅助药物设计的发展,一种基于分子对接"锁-钥匙模型学说"的反向分子对接逐渐成为网络药理学中药物靶点发现的新途径。对于给定的药物或新化学实体,反向分子对接与分子对接相反,是以小分子化合物为探针,在已知结构的候选靶标数据库内,搜索可能与之结合的生物大分子,通过空间和能量匹配,识别可能形成的分子复合物,进而预测药物潜在的作用靶标[63-65]。

反向分子对接概念是由新加坡国立大学的 Chen Yuzong 研究员提出,通过下载 PDB(Protein Data Bank)数据库中生物大分子的蛋白结构,基于 INVDOCK 平台,Chen 尝试将单一的小分子与多个生物靶点采用分子对接的方式逐一对接后,评判配体-复合物的结合能,初步评判活性小分子的潜在生物

靶点[63]。随后，越来越多的方便快捷的反向分子对接网络平台如雨后春笋般地涌现，如
TarFisDock[62]，PharmMapper[66]，Reverse Screen 3D[67]，idTarget[68]等。

果德安课题组曾经结合双向凝胶电泳技术，借助 INVDOCK 阐明了灵芝酸 D 是通过与 14-3-3 蛋白
的直接结合而发挥抗宫颈癌的作用[69]。随后该组采用类似的方法，阐明了丹酚酸 B 发挥心血管保护的
作用机制是通过与人表皮生长因子受体(Epithelial Growth Factor Receptor，EGFR)的直接结合而发挥
生物学作用[70]。Park 等采用自建的蛋白靶点数据库，基于反向分子对接的方法，考察了人参皂苷潜在
的生物靶点，结果发现 MEK1、EGFR 等数十个生物靶点可能直接受人参皂苷调控[71]。

3. 基于作用网络模拟的分析

基于作用网络模拟的分析与基于结构比较的分析不同，其依赖的数据基础为以网络形式呈现的相
互作用关系。因此，该分析策略的优点在于其能更广泛利用已经观测到的作用关系网络去发现靶点。
这些基于网络的方法通常来源于推荐系统中的推荐算法以及复杂网络中的关系算法，能覆盖更大的靶
标空间，仅通过在网络上执行简单的物理过程(如资源扩散(Resource Diffusion)、协同过滤
(Collaborative Filtering)和随机游走(Random Walk))就能预测潜在的 DTI[49]。Cheng 等[61]采用药
物-靶标二部网络拓扑相似性推理的方法，通过体外实验，确定了 5 种老药对人雌激素受体或二肽蛋白
酶 IV 具有多向药理学特性，并发现辛伐他汀和酮康唑对人的 MDA-MB-231 乳腺癌细胞株表现出较强
的抗增殖活性。Wu 等[72]提出的 MD-Miner(Mechanism and Drug Miner)方法通过将已知疾病相关基
因与患者衍生的基因表达谱整合来构建患者特异性信号传导网络，通过整合药物靶标和药物诱导的
表达谱数据构建药物作用机制网络，并根据患者特异性功能障碍信号传导网络和药物作用网络之间的
共同基因的数量，发现潜在有效的候选药物。在 PC-3 前列腺癌细胞系上评估了该方法，表明与随机选
择相比，它显著提高了发现有效药物的成功率，并且可以促进对潜在作用机制的深入理解。Isik 等[73]
研究了药物干扰癌细胞后的生物反应和蛋白质相互作用网络是否可以揭示药物靶标和关键途径。通过
对基因表达谱数据库(Connectivity Map，CMap)中的 500 多种药物进行了系统分析，证明了药物干扰对
药物靶点基因表达的影响通常不显著，因此药物治疗后的表达变化不足以鉴定药物靶标，而通过网络拓
扑测量和一种结合扰动基因与功能相互作用网络信息的局部辐射度测量方法有利于发现癌症特异性
通路。

网络中的链路预测是指通过已知的网络节点以及网络结构等信息，预测网络中尚未产生连接的两
个节点之间发生连接的可能性[41]。这种预测既包含了对未知连接的预测，也包含了对可能存在的新的
连接进行预测。

在这方面，Chen 等人[75]开发了一个基于异质网络的重启随机行走模型 NRWRH，通过在异质网络
上实施随机行走来预测潜在的药物-靶点相互作用。这项工作基于相似药物经常与相似靶点相互作用
的假设，并将药物-药物相似性网络、蛋白质-蛋白质相似性网络和已知药物-靶点相互作用网络整合到异
质网络中。在这项工作中，NRWRH 被用于通过整合药物相关信息来预测潜在的药物-靶标相互作用信
息，该方法的独创性在于将三种不同网络(药物相似性网络、靶点相似性网络和已知的药物-靶点交互网
络)整合到异构网络中。NRWRH 适用于四类靶蛋白，包括酶、离子通道、GPCR 和核受体，使用交叉验
证对潜在的药物-靶标相互作用预测，并且证明了 NRWRH 较先前方法的优越性能。

Abhik Seal 等[76]在 NRWRH 的基础上，对实验的数据集进行拓展。此方法依然将药物-药物相似

性网络、蛋白质-蛋白质相似性网络和已知药物-靶点相互作用网络这三种网络集成到异质网络中,并对
药物-靶点网络相关数据拓展,使用外部数据集进行验证。

接下来本节将通过 Python 语言对链路预测分析步骤进行简要示范介绍。

1) 问题描述

设定 $G(V,E)$ 为一个无向图网络,其中 V 为节点集合,E 为边集合。给定一种链接预测的方法,对
每对未连边的节点对赋予一个分数值 S,然后将所有未连接的节点对按照该分数值从大到小排序,排在
前面的节点对出现连边的概率最大[74]。

2) 链路预测方法

常见的链路预测方法有基于相似性、基于最大似然估计以及基于概率模型等方法[77,78]。其中基于
相似性的链接预测方法主要分为三类[79]:基于节点的相似性、基于路径的相似性和基于随机游走的相
似性。其中基于节点相似性的方法思想是:如果两个节点之间相似性越大,那么它们之间存在链接的
可能性就越大。因此,有很多关于节点相似性的定义,主要有共同邻居指标[80]、Salton 指标[81]、Jaccard
指标[82]、HDI(Hub Depressed Index)[83]等。基于路径的相似性指标,主要有局部路径指标[84]、Katz
指标[85]和 LHN-II 指标[86]等。基于随机游走的相似性指标包含平均通勤时间、重启的随机游走[87]、
Cos+指标[88]、SimRank 指标[89]等。

3) 算法实现案例

本文将基于网络拓扑结构相似性中的 Jaccard 系数的方法[82]并以 PPI(Protein-Protein Interaction)
网络数据作为链路预测的输入,预测 PPI 网络中未连接的节点。

Jaccard 系数定义:给定两个集合 A,B,Jaccard 系数定义为 A 与 B 交集的大小与 A 与 B 并集的大
小的比值,定义如下:

$$J(A,B) = \frac{|A \bigcap B|}{|A \bigcup B|} = \frac{|A \bigcap B|}{|A|+|B|-|A \bigcap B|}$$

Python 核心代码实现如表 2-2 所示,程序输入为 PPI 网络数据(节点数字代表蛋白对应的编号),结果
示例如图 2-2 所示。

表 2-2　代码实现

核心代码	
import networkx as nx	♯导入 networkx 工具包
data = open("ppi. txt")	♯加载 PPI 数据
G = nx. Graph()	♯创建空图,G 网络无向图
for i,line in enumerate(data):	
line = line. split("\t")	
G. add_edge(line[0],line[1])	♯将数据加入无向图中
preds = nx. jaccard_coefficient(G,[(0,1),(2,3)])	♯计算所有未连边的节点的 Jaccard 系数
for u,v,p in preds:	♯以 (u,v,p) 形式表示的三元组迭代器,其中 print(%d,%d)
—> %.8f' % (u,v,p)	♯(u,v) 是一对节点,p 是它们的 Jaccard 系数
>>>	♯程序运行结果
(ATP6V1B1,ATP6V1A)—> 0.75000000	
(17,1546)—> 0.75000000	

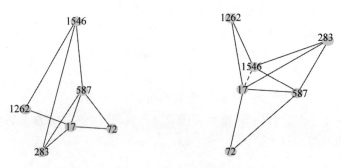

图 2-2　链接预测程序运行前后效果图

图 2-2 中节点的数字代表 PPI 网络中节点在本程序中的编号,在程序中我们保留了编号与蛋白质分子之间的映射关系。可以看到,我们使用 Jaccard 系数计算出了 ATP6V1B1(节点 17)和 ATP6V1A(节点 1546)之间关系指数为 0.75。

4)链路预测在网络药理学中的应用

链路预测并不限于现实中的社交网络,其思想在生物医药领域也有巨大的使用价值。随着网络医学的发展,相关研究者也开始从分子层面对蛋白质的相互作用、药物分子相互作用以及药物与靶点的相互作用进行分析和预测[90]。蛋白质相互作用网络和新陈代谢网络[91,92]节点之间存在链接,即表示存在相互作用关系。药物-靶点网络的丢失和可疑链接的预测研究,有助于探索不同药物作用机制并对药物功效进行预测和评价。但是揭示该类网络中隐而未现的相互作用关系需要耗费高额的生物实验成本,而链路预测方法的结果可以指导实验,提高实验的成功率,从而降低实验成本。此外,还可以利用链路预测来找到药物网络中相似的药物,以及寻找新药物的靶标,为新药品的研发开辟新的途径[93]。

4. 基于机器学习的分析

与基于结构比较或作用网络模拟的分析策略不同,基于机器学习的分析方法具有更加灵活的数据基础,它既可以是结构、网络,也可以是其他任何可以被量化的检测指标,许多基于机器学习的方法已经被用于识别药物和靶点之间的关系。机器学习是基于一些底层算法和给定的数据集生成预测模型的分析方法,可以分为无监督学习方法(聚类、降维、关联等)、有监督学习方法(回归和分类等)及半监督学习方法。在大多数基于机器学习的方法中,都集成了多种来源的生物数据集,例如药物化学结构、靶蛋白序列和已知的药物-靶点相互作用关系。

在监督学习方面,Yamanishi 等[32]提出了一种基于核回归的方法,通过整合化合物的化学结构信息、靶蛋白的序列信息和已知的药物靶点相互作用网络的拓扑结构来推断药物靶点相互作用,以研究人类的四类药物靶点相互作用。Bleakley 和 Yamanishi 等[94]开发了一种二部分局部模型(Bipartite Local Model,BLM)的监督学习方法,通过将边缘预测问题转化为二元分类问题来预测未知的药物-靶点相互作用。进一步,Yamanishi 等[94]认为相比于化学结构相似性,药理作用相似性与药物-靶点相互作用更为相关,所以进一步提出了基于相关性的模型,根据化学结构信息、基因组序列信息和大规模药理作用信息推断未知药物-靶点之间的关系。

在半监督学习方面,Xia 等[95]开发了一种半监督学习方法 NetLapRLS,它将化学空间、基因组空间以及已知的药物-蛋白质相互作用网络信息结合到一个异质的生物空间中,以预测潜在的药物-靶点相互作用。

在深度学习方面,Wang 和 Zeng[96]提出了一种基于受限玻尔兹曼机(Restricted Boltzmann Machine,RBM)的方法,该方法基于多维药物-靶点网络的 RBM 框架,不仅预测药物与靶点之间的二元相互作用,还预测不同类型药物之间的相互作用(即药物如何相互作用)。Ramsundar 等整合了数百万个数据点,代表了 200 多个独特目标的 DTI 的正面和负面例子[36]。他们使用"多任务"框架,其中每个目标的预测被认为是需要其自己的(线性)分类器的单独任务,基于深度学习的方法实现了最大交叉验证的 AUC(Area Under Curve)为 0.87,并证明了方法的多任务方面与同等的单任务分析相比,始终提供了轻微的改进(AUC 大约增加 0.01)具有相同数量的数据。Wen[97]等提出基于深度学习的药物靶点预测算法框架 DeepDTIs,此方法首先使用无监督的预训练从原始输入描述符中提取表示,然后应用已知的药物靶点关系标签来构建分类模型。与其他方法相比,DeepDTIs 达到了更优的性能,并且可以进一步用于预测一个新的药物靶点是否关联其他现有靶点,或者一个新靶点是否与某些现有药物相互作用。除了提高深度学习模型的预测性能,解析预测药物活性的机器学习模型学到的关键化学特征对于理解模型的表现、筛选泛化能力更好的模型和进一步研究蛋白-化合物结合模式等也有重要意义。

在 DTI 预测中,一般的机器学习流程可以分为三个步骤。首先对药物和靶标的输入数据进行预处理;然后基于一套学习规则训练底层模型;最后利用预测模型对测试数据集进行预测[45]。Kumari 等[98]开发了一种基于序列的预测方法,用于鉴定和区分人类非药物靶蛋白以及人类药物靶蛋白。训练特征包括氨基酸序列特征、氨基酸组成、氨基酸性质组成和用于产生预测模型的二肽组合物。通过十折和留一交叉验证测试表明,该模型的灵敏度、特异性和准确度均在 80% 以上,马修斯相关系数在 0.7 以上,可以帮助评估人类药物靶标中的组成模式[97]。Zhang 等[99]提出了一种基于聚类的多视图 DTI 预测方法,通过整合来自不同视图的药物和靶标数据,最大化每个视图中的聚类的一致性,来实现更加准确的 DTI 预测,并预测了 54 种潜在的 DTI。Jamali 等[100]通过使用机器学习方法分析 443 个序列衍生的蛋白质特征来预测蛋白质是否具有药物特性,并比较了不同机器学习方法的性能且进行特征选择。该研究在细胞信号通路、基因表达和信号转导等方面都发现了新的药物靶点。

另外,本节将对基于表示学习的中药靶点预测方法 HTINet[101]进行示例描述。近几年随着网络医学和网络药理学的不断发展,多源的生物学网络数据和数据库得到了广泛的积累,为研究者提供了大量的数据支持。同时表示学习[102]作为近几年在深度学习领域发展迅猛的技术,其通过网络结构学习网络中各个节点的特征表示,并使得到的节点特征表示能很好地契合原始网络结构。其在多个领域(图像、视频和自然语言理解等)得到了应用,并取得了不错的效果。HTINet 模型基于症状将中药和西药相关数据(包括中药、疾病、症状、西药和靶点)进行整合,集成多源异质数据网络;并基于网络表示方法分别获得中药和基因的特征表示;最后基于之前学习获得的特征表示构建有监督分类模型,对中药靶点相互作用关系进行预测,方法流程如图 2-3 所示。

通过在多种经典的分类模型训练,HTINet 模型在测试集上获得最高 94% 的 AUPR(Area Under the Precision-Recall Curve),性能较基线模型得到了较大的提升,表明其在中药靶点预测方面的潜力。此外本项工作还对部分实验结果进行外部验证,随机选取三味中药(拳参、款冬花和满山红),通过 HTINet 模型预测其靶点,并在外部数据库和文献中对预测的靶点进行了有效验证。

图 2-3　HTINet 模型构建

2.2.2　药物作用机制的研究

　　网络药理学的中心研究目标之一是对药物作用下的生物反应过程进行完整的刻画,即阐明药物作用的机制。细胞内化学反应和通路的阐明是这一领域的难题之一。一些最常见的生物学途径与代谢、基因表达调控和分子信号传递有关。通路在功能基因组学的研究中起着关键作用。例如,确定与疾病有关的途径可能利于制定有效的诊断、治疗和预防策略。此外,通过比较健康人与患病人之间某些通路的差异,发现疾病的根源,并利用通路分析获得的信息开发新的、更好的药物。绘制与各种疾病相关的失调通路对于全面了解这些疾病至关重要。

　　药物研究中的常见问题之一是对通路和分子功能的准确预测。Pireddu 等[103]提出了一个用于预测重要反应的催化蛋白的模型,并将预测的催化蛋白和反应整合到先前确证的代谢途径中的原型系统。最后在 13 个生物体上对 10 个代谢途径进行了交叉验证,结果显示:在预测所有反应的催化蛋白过程中获得了 71.5% 的交叉验证精度和 91.5% 的召回率。为了找出通路预测的定量验证方法,Joseph M. Dale 等[104]开发了一个大型金标准数据集,包含了 5610 个代谢通路数据。定义 123 个通路特征的集合,并根据金标准对其信息内容进行评估。使用特征数据作为多种机器学习(Machine Learning,ML)方法集合的输入,实现对代谢通路的准确预测。Boudellioua 等[105]提出了一个利用规则挖掘技术(Rule Mining Techniques)预测原核生物代谢通路的系统,使用交叉验证对系统性能进行了评估,发现它在识别通路方面取得了很好的效果。

　　药物作用模式是许多药物开发的关键,通常指药物能够通过其产生药理作用的靶标,可包括对药物影响的途径和生物过程的理解。这些信息可以用来支持动物模型、临床适应症和病人选择的一些治疗假说,同时对新药物与目前的标准、治疗和竞争分子区分也是十分重要。虽然药物作用模式对药物进入 FDA 批准不是必需的,但是大部分研究人员希望从分子水平上理解药物的功能。目前已经有一些利用人工智能来解决药物作用模式发现的例子。Pang 等[106]利用随机森林(Random Forests)分析基因表达数据,建立了一种基于通路的分类与回归方法。该方法允许研究人员从外部可用的数据库中对重要的通路进行排序分类来发现重要的基因,并在回归设置中充分利用一个连续的结果变量。Hancock 等[107]提出了一种新的分类模型 HME3M。该模型是一个马尔可夫混合模型(Markov Mix Model)的概率组合,用于识别特定网络结构中经常观察到的通路簇,并证明在网络复杂度和通路噪声不断增加的情况下,HME3M 算法的性能优于比较方法,是一种准确、可靠的代谢通路分类方法。

卡菲佐米布(Carfilzomib)是治疗多发性骨髓瘤常规药物,然而临床研究发现,长期使用卡菲佐米布会诱发多发性骨髓瘤耐药。Zheng 等通过分析 GEO 数据库中卡菲佐米布耐药与敏感 KMS-11 细胞株后,通过 STRING 生物大分子相互作用平台[108],建模了卡菲佐米布耐药相关基因调控网络,富集分析结果显示细胞因子及受体通路、自噬通路、ErbB 信号通路、microRNAs 通路以及脂肪酸代谢通路的异常变化可能与卡菲佐米布治疗多发性骨髓瘤耐药机制有关[109]。

2.2.3　药物新用途的发现

网络药理学除用来进行药物靶标发现和机制阐释之外,也用于药物新用途的发现。药物实验和临床应用时产生的大量表型和组学数据等为药物新用途发现提供了重要线索。而人工智能方法则在利用这些数据中发挥了重要作用。

1. 药物表型数据分析

药物表型数据分析是针对药物作用后对生物体表型改变的一种分析方法,通过对疾病状态下的细胞和动物模型的分析来鉴定药物的作用。虽然基于药物靶标的药物发现一度占据主导,但是根据基因组学和系统生物学方法确定的许多新的疾病的靶标是不可用药的类别[110]。而且,这些新的靶标的功能也不是非常清楚。这些问题促使研究人员也重新关注药物表型的发现,可以作为基于靶标的药物发现的补充[111]。药物的表型包括药物的适应症、副作用等体现在个体水平的特征。药物表型可以归因于许多分子间的相互作用,包括靶上或靶外结合、药物与药物相互作用,剂量依赖的药代动力学,代谢活动,下游通路干扰,聚集效应,不可逆靶标结合。虽然某些药物表型如副作用被认为是药物干预的意外结果,但它们可以帮助深刻理解药物引起的生理变化。基于表型的药物新用途发现方法受到越来越多的科研人员重视。

PubChem 数据库的 Bioassay 功能内含来自生物化学和表型筛选的超过 7.4 亿个数据点,覆盖超过 100 万个生物活性小分子,许多化合物具有数百甚至数千个分析的结果[112]。ChEMBL[113]包含超过 1200 万个数据点的生物测定数据。NPCPD29 包含 35 个临床批准化合物的药物-表型矩阵,涵盖心血管疾病、糖尿病以及癌症。此外,美国国立卫生研究院化学基因组学中心还编制了大约 2500 种已批准化合物的数据集,这些化合物在约 200 种表型和基于靶标的检测中筛选,重点关注各种癌症、疟疾、核受体和信号通路[114]。

癌细胞系敏感性研究是网络药理学基于细胞表型筛选的重中之重。癌症治疗反应门户(Cancer Therapeutic Response Portal)测量了 242 种遗传特征的癌细胞系对 354 种小分子探针和药物的敏感性[115]。癌症药物敏感性基因组数据库(Genomics of Drug Sensitivity in Cancer)测量了 700 种细胞系中的 138 种抗癌药物[116]。癌症细胞系百科全书(Cancer Cell Line Encyclopedia)提供了 1000 种癌细胞系的详细遗传表征,该数据库可用于评估细胞系相似性和预测其他细胞系中药物扰动的生长速率[117]。

SIDER(Side Effect Resource)是一个公共副作用数据库,其中包含来自 FDA 包装说明书的汇编信息,将 888 种药物与 1450 种副作用术语联系起来[118]。其次,OFFSIDES 数据库分析 FDA 官方药物标签上未列出的 400 000 多种不良反应,并确定每种药物平均 329 个标签外 ADE(Adverse Drug Event)。最后,FDA 不良事件报告系统(FDA Adverse Event Reporting System,FAERS)是制造商、医疗保健专业人员和公众向 FDA 提交的不良事件和药物使用错误报告的信息数据库[119]。

药物和表型之间的关系可以用来识别化学上不同的药物之间的共享靶标蛋白,以及利用其表型的相似性来推断新的适应症[120]。这一理论和相关方法背后的一个基本原理是,共享大量相似表型的药物可能与疾病治疗联系起来的共同作用机制相关,可以作为特定疾病的表型生物标志物[121]。目前,已有人工智能方法利用药物表型来进行新适应症、新靶标等的发现。比如 Dimitri 等开发了 DrugClust[122]——一种用于药物副作用预测的机器学习算法。根据贝叶斯分数,第一批药物根据其特征进行聚类,然后进行副作用的预测。所得到的聚类的生物验证可以通过富集分析来完成。通过所获得的簇的验证,以及某些副作用和非靶向途径之间的新的可能相互作用来实现药物发现的过程。Luo 等[123]构建了基于 SIDER2(Side Effect Resource 2)数据库的药物副作用网络,并在网络中引入了链路预测方法来开发和评估药物副作用预测框架。Ferrero 等[124]通过挖掘 GWAS(Genome-Wide Association Studies)数据的公共储存库和药物转录组谱,并在疾病遗传学的基础上产生药物重新定位假说。Yin 等[125]使用药物适应症资源(Medication Indication Resource,MEDI)中的药物适应症作为金标准来评估从 GWAS 和 PheWA(Phenome-Wide Association Studies)发现的药物适应症是否具有临床适应症。Yang 等[126]提取了 3175 种疾病与副作用(Side-Effects,SEs)之间的关系。然后利用副作用特征建立朴素贝叶斯模型来预测 145 种疾病的适应症。除此之外,还利用副作用的 QSAR 模型对 4200 个临床分子的适应症进行了预测。Ye 等[126]基于临床副作用之间的相似性构建了药物-药物网络。一个药物的适应症可以通过富集其在网络中相邻的 FDA 批准药物的功能来推断。在用于糖尿病、肥胖症、泻药和抗分枝杆菌的药物预测中具有很高的准确性。预测结果得到 FDA 批准或临床前/临床研究的支持。以往的研究表明,化学结构、靶蛋白、副作用等可为药物相似度评价和进一步的疾病相似度评价提供丰富的信息。然而,每个单独的数据源都以其自身的方式发挥着重要作用,数据集成有望更准确地重新定位药物。Wang 等[127]通过整合分子结构、分子活性和表型数据建立了一种新的药物重新定位方法 PreDR(Predict Drug Repositioning)。通过分析药物的化学结构、靶蛋白和副作用数据来描述药物的特性,并定义了药物与疾病相关的核心功能。然后,通过训练一个支持向量机(Support Vector Machine,SVM)来计算预测新的药物-疾病相互作用,相比其他方法在准确性和覆盖率方面都具有优势[116]。

Scheiber 等使用已知的药物-ADE 关联,使用 NaïveBayes 建模的扩展将药物的特定化学特征与 4210 个 ADE 术语联系起来[128]。Liu 等使用基于贝叶斯网络结构学习的因果关系分析,将药物的化学和生物学特征与 ADE 联系起来,其方式可以解释为因果关系[129]。Vilar 等在大型保险索赔数据库中估计四种不同 ADE 的药物相关性:急性肾衰竭、急性肝衰竭、急性心肌梗死和上消化道溃疡[40]。

2. 转录组数据分析

药物试验产生的组学数据无疑为药物新用途发现提供了宝贵的资料,而相比于蛋白质组学、代谢组学等其他组学数据,转录组数据具有通量高、成本低、定量精确和复杂度足够等多方面的优点。因此,大规模利用组学数据进行药物用途发现在转录组数据方面发展最为迅速,方法最为成熟。

1)基于网络细胞反应印记整合图书馆计划(LINCS)

由美国布罗德研究所推进的 CMap(Connectivity Map)项目[130]以及后续的 LINCS(The Library of Integrated Network-Based Cellular Signatures)项目[131]推动了综合性的、大规模的、以药物研究为重要

目的的大型转录组数据库的建设。其中采集并收录的大量药物及靶标扰动数据,已被用来确定疾病、药物、基因和通路之间的联系、相似性或差异性,为计算药物基因组学和药物设计提供了巨大的机会。与经典药理学每次只关注一个靶点不同,CMap 和 LINCS 提供的转录组学数据为系统生物学方法在通路和网络级别打开了大门[1132]。LINCS 项目强调通过推断全基因组的相似或差异使基因转录分析成为连接化学、生物学和临床通用语言的潜力[133]。近年来,已有研究通过各种机器学习方法分析 CMap 数据以及 LINCS 扰动数据来进行靶标发现、药物重定位等。比如 Xie 等[134]利用 LINCS 药物扰动下转录组水平的数据,基于适用于多分类问题的机器学习算法 Softmax,系统发掘并预测了 480 种已上市药物重定位于其他治疗属性的潜力。Young 等[135]用 LINCS 里基因沉默扰动数据,采用了线性回归模型并结合了先验概率和后验概率,来推断基因间的调控关系,并且从转录因子数据库 TRANSFAC (Transcription Factor Database) 和 JASPAR 里识别的关系得到验证。Lee 等[136]利用 LINCS 的数据,在四种癌症类型中评价了基于几种扰动印迹预测新型重定位药物的能力。Sawada 等[137]提出了一种新的预测药物候选化合物抑制和激活靶点的计算方法。通过整合化学诱导和基因干扰人类细胞系后的基因表达谱来避免过度依赖化合物或蛋白质的化学结构。接着在化学处理后基因表达谱整体模式的转录组变化,以及白质的敲除和过表达后的转录组变化的基础上,联合学习算法构建单个靶标蛋白的预测模型。该方法能区分抑制靶点和激活靶点,并能准确鉴别治疗效果。Liu 等利用加权基因共表达网络分析(Weighted Gene Co-expression Network Analysis,WGCNA)来剖析 CMap 转录谱并揭示其隐藏因子。同时鉴定了与蛋白质结合,细胞外基质组织和翻译相关的七个常见模块。最后通过模块表达对药物进行聚类,然后根据其共同活性谱来推断作用机制(Mechanism of Action,MoA)。Sirota 等系统地比较了来自 CMap 的 164 种小分子化合物的基因表达特征与针对 100 种不同疾病的 GEO 数据衍生的一组表达特征谱,基于此模型产生了超过 1000 种药物的再利用预测,将 164 种化合物中的至少一种连接到 53 种疾病[138]。

2) 基因表达数据库

基因表达数据库(Gene Expression Omnibus,GEO)[139]是由美国国立生物技术信息中心(National Center for Biotechnology Information,NCBI)管理和维护的公共信息存储平台,该数据库主要提供基因表达数据的检索、浏览、查询以及下载服务,是高通量芯片表达谱获得的重要来源。GEO 包括两个子数据库:Datasets 和 Profiles 数据库。其中 Datasets 数据库存储了以实验为中心的基因芯片数据;而 Profiles 数据库存储了以基因为中心的芯片数据。目前 GEO 收录了 900 多个药物扰动实验,可作为网络药理学研究药物-靶点扰动的另一个直接重要来源之一。

3) ArrayExpress 数据库

ArrayExpress[140]数据库是经由欧洲生物学信息研究所(European Molecular Biology Laboratory-European Bioinformatics Institute,EMBL-EBI)开发和运营的基因表达数据的微阵列公共知识库,其主要目的在于存储和收录来源于世界范围内的被注释的高通量数据集合以及原始图像集合。ArrayExpress 操作界面简便,支持多种检索方式。截至目前,该数据库已收录超过 6000 组高通量实验数据,包括 RNA-seq、ChIP-seq、GRO-seq、表观遗传谱、FAIRE-seq 等表达数据。

3. 分子对接谱数据分析

上市药物靶点未研究透彻,与不同的靶点结合会导致广泛的副作用,然而生物实验筛选分子所有潜在的靶点成本较高,因此利用虚拟大规模分子对接生成"分子对接谱"有助于研究药物-靶点关系,并为开发药物新的临床适应症起到提示作用。Yang 等[141]利用分子对接以及罗杰斯特回归(Logistic

Regression)构建了基于小分子结构的实时预测服务器 DPDR-CPI。当用户提交一个分子时,服务器将它与 611 个人类蛋白质进行对接,生成一个可用于预测的化学蛋白相互作用体(Chemical-Protein Interactome,CPI)特征谱。它可以显示输入分子与大约 1000 种人类疾病的相关性大小,并给出最高的预测结果。Chen 等[142]提出了一种新的基于配体的方法:给定一组实验数据,首先利用主成分分析(PCA)和遗传算法(GA)建立一个带有识别标志的片段描述符的 SVM 模型,然后该方法以 SVM 预测模型的形式开发结构活性定量关系(Quantitative Structure-activity Relationships,QSARs),并将该模型应用于虚拟筛选化合物数据库(Virtually Screen Compound Databases)。

Chavali 等使用代谢模型生成了 15 个基因和 8 个双基因组合的列表,预测这些基因是被忽视的热带病(主要是利什曼病)的相关靶点[143]。通过将这些基因与基于药物-靶标相互作用的 254 种 FDA 批准的化合物联系起来后,发现这些化合物 14%(71 种中的 10 种)的验证与针对利什曼病的高内涵筛选数据重叠。此外,Chen 等将诸多信息,例如药物-靶标相互作用、疾病-基因关联和蛋白质-蛋白质相互作用网络整合到异构网络中(DrugNet、连接药物、目标和疾病)[75]。通过 ProphNet 网络传播算法,定义输入查询节点、药物或疾病,对其他类型的剩余节点进行排名,即疾病查询的药物,反之亦然。

4. 基于网络的药物适应症分析

随着相互作用组检测方法的成熟及其数据资源的大量积累,基于网络分析的药物适应症发现成为网络药理学研究一种广泛使用的方案。相关研究表明,药物-靶点网络、药物-药物网络、药物-疾病网络、蛋白质相互作用网络、转录网络和信号传导网络可用于鉴别药物的功效特征,从而为药物发现或适应症发现提供新机会。

Li[144]等开发了一种二分药物-靶点网络方法,通过与类似药物的关系来识别现有药物的潜在新适应症。在二分网络模型中,药物对相似性整合了药物化学结构相似性,常见药物靶点和蛋白质相互作用。此作者基于之前的工作建立了一个因果网络(CauseNet)[145],基于基因、疾病和药物靶标的多层途径以确定现有药物的新治疗用途。在因果网络中,基于已知的药物-疾病治疗关联来估计每条链的转变可能性。

Wu[146]等利用 KEGG 数据库中已知的疾病基因和药物靶标关系构建了药物异构网络。节点代表药物或疾病,边代表共享基因、生物过程、途径、表型或这些特征的组合。之后对网络聚类以识别模块,这些模块可用于提取可能的药物-疾病对以进行药物重新定位。该方法不仅考虑了基因,还考虑了构建疾病药物网络的其他特征。

Chen[147]等开发了一种基于功能连锁网络(FLN)的方法来寻找与药物负相关的模块。其中 FLN 是一个网络,其中节点(蛋白质或基因)通过加权边缘连接,测量共享一个共同生物功能的概率。该网络是通过利用不同的生物信息源(如突变、转录水平)来构建的,这些信息源充当贝叶斯分类器的特征,贝叶斯分类器计算每条边的可能性。FLN 的过滤方法是删除所有不在用户指定的与疾病突变基因距离内的基因,并在某个阈值以下显示差异表达。这样的网络经过处理,以确定药物和疾病基因在多大程度上与可能的重新定位候选基因相关。

Ali[148]等利用社会网络分析中常用的中心性度量来识别药物副作用网络和药物适应症网络中具有更好位置的药物,以便重新定位药物。文章基本假设是具有相似表型谱(例如,副作用)的药物也可基于相关作用机制共享相似的治疗性质,反之亦然。副作用资源构建包含具有副作用的独特药物和具有适应症的独特药物。在这些网络的组成部分中,药物根据其中心性评分进行排名,从而确定了来自药物副作用网络的 18 种主要药物和来自药物适应症网络的 15 种主要药物。突出药物的适应症和副作用是从其网络邻居的概况中推断出来,并与现有的临床研究进行比较,同时寻求药物之间的最佳相似性阈值。然后可以利用阈值来预测所有药物的适应症和副作用。药物的相似性通过它们共享表型谱和邻居的程度来衡量。

Campillos 于 2008 年提出了采用副作用相似性原理的药物-靶点相互作用网络可能是新药发现的一个被忽视的途径。该团队通过对 746 个已经上市的药物的副作用进行分析,构建了内含 1018 个节点的药物副作用-靶点网络,生物验证发现了部分药物的新活性和新适应征[120]。

5. 基于机器学习的药物适应症分析

药物适应症关系预测也是典型的机器学习问题[149]。具体而言,药物与疾病之间的关系可以通过药物和疾病在临床、生物学基础等方面一系列的关联特征进行判定和预测。本节我们概述基于机器学习的药物适应症分析算法的一般原理和类型。

机器学习算法的一个重要优点是其丰富性和快速发展性,任何新的算法都可以在进行少量修改的情况下应用于药物的适应症分析。本节先结合机器学习算法的应用,以药物表达谱数据作为特征为例预测其适应症,即利用药物表达谱作为预测因子(即特征)来预测药物的治疗潜力。其结果变量可以是药物类别(例如,是否是心血管或抗癌药物)或药物是否针对特定疾病(例如,药物是否针对糖尿病)。在前一种情况下,可考虑将药物分类为除其自身适应症以外的类别,以便重新定位。在后一种情况下,具有高预测概率但未显示为该疾病的药物可作为重新定位的候选药物。而现有的药物适应症可以很容易地从公共 Web 资源(如解剖治疗化学分类系统)获得。下面具体介绍不同类型的药物适应症预测方法。

在基于线性模型的药物适应症预测方法方面,线性模型具有计算速度快、直观,可以用多种编程语言和统计软件轻松实现的优势。例如,R 语言里的 glmnet 包支持快速实现正规化线性模型,并且在线提供详细的文档[150]。线性模型也容易解释,因为特征的重要性可以从回归系数的大小来判断,最近还开发了评估统计显著性的方法[151]。然而,线性模型只捕获输入特征和输出变量之间的线性关系,在包括生物医学应用在内的许多现实场景中可能并非如此。最近的一项研究[134]将转录反应作为一个多标签分类问题,从中发现药物新的治疗特性,并指出多标签逻辑回归优于其他方法如随机森林和卷积神经网络。

在基于分类和回归模型的药物适应症预测方法方面,Napolitano 等[152]整合了多种药物特性,包括化学结构和相互作用网络中靶点的邻近性以及表达谱,并使用支持向量机(SVM)预测治疗类别。Menden 等[153]开发了机器学习模型来预测癌细胞株对药物治疗的反应,通过半抑制浓度(Half Maximal Inhibitory Concentration,IC50)值进行量化。在该模型中,利用细胞系的癌基因组特征和化学性质(如结构指纹)建立前馈感知器神经网络模型和随机森林回归模型,通过交叉验证和独立盲试验进一步验证了预测的 IC50 值。Gottlieb 等[154]整合各种疾病相关特征(如表型和遗传特征),基于这些特征,计算药物和疾病相似性度量,构建分类特征,进一步使用逻辑回归分类器来预测新的药物适应症。

在基于协同过滤技术预测药物适应症方面,Zhang 等[155]提出了一个统一的计算框架,用于整合药物相似性和疾病相似性的多维特征。简单地说,将基因组(如药物靶蛋白、疾病基因)、表型(如疾病表型、药物副作用)和化学结构(如药物化学结构)整合起来提取药物相似性矩阵和疾病相似性矩阵。基于这些信息,作者将药物-疾病网络分析转化为一个优化问题。这个计算框架展示了探索新的药物适应症的高效性。Yang 等[156]使用因果推理概率矩阵因子分解法来推断药物-疾病相关性。在这个模型中,他们整合了多层次的关系,构建了连接药物-靶点-途径-基因-疾病的因果网络,并根据已知的相互作用学习了概率矩阵分解(Probabilistic Matrix Factorization,PMF)模式。这种方法可以预测新的药物-疾病关联,从而为药物适应症的分析提供潜在的价值。

2.2.4 中药物质基础与中医治疗理论的研究

中药方剂成分复杂,其物质基础与治疗理论方面的研究相比于化学药物更加复杂。网络药理学方法作为中医药研究的重要方法,在揭示中药物质基础与中医治疗理论研究方面发挥着重要作用。随着人工智能在网络药理学中的广泛应用,研究人员开始运用人工智能解决中医药研究中的中药靶点预测、中药方剂分子机制及证候理论分子机制等重要问题。

1. 中药靶点预测

确定药物靶点是药物研究与开发的关键,与西药不同,中药因其化合物成分复杂,各成分之间通常需要产生协同作用,从而导致中药的作用机理往往比较复杂。在实际靶点预测方面 Zhang[157] 等提出了一种系统药理学方法,通过鉴定中药生物活性化合物,对化合物成分及相关多个靶点的复杂性进行预测,进而能阐明中药作用的分子机制,系统药理学方法也有助于从网络的角度理解生物系统、药物和疾病之间的复杂相互作用。现代技术如药物筛选技术(高通量筛选、高含量筛选和虚拟筛选)和组学方法(蛋白质组学、基因组学、代谢组学)也被广泛应用于生物活性成分鉴定以及中药药物靶点的鉴定,Wang[158] 等介绍了高含量筛选(High-Content Screening,HCS)技术以及 HCS 仪器如何应用到中药衍生化合物的筛选当中并促进筛选领域技术的发展。为了促进中药的功能与机理研究,传统中医百科全书(an encyclopaedia of traditional Chinese medicine)[159] 根据中药成分与已知药物的化学指纹图谱相似性,提供中药成分、中药和方剂的预测靶基因,在 ETCM 系统中用户还可以探索中药、配方、成分、基因靶点和相关途径或疾病之间的关系并最终建立起一个网络结构。

除此之外,随着现代人工智能的发展特别是自然语言处理技术的进步,药物的靶点预测及发现这一历久弥新的话题可以结合自然语言处理技术来大大提高研究效率。目前从网络上可以得到大量的生物医学文献信息,这些文献的摘要包含了药物与靶点的重要前沿研究信息,若能及时捕捉到最新的药物靶点研究动态,将有助于提高靶点预测的进程。从海量文献中提取有价值的信息正是自然语言处理研究的方向之一,可以通过网络爬虫技术实时采集文献信息,之后进行大规模分布式存储,对采集到的信息进行数据抽取、交换以及加载等数据清洗过程,实现文献文本数据的结构化存储预处理过程,随后运用自然语言处理技术中的词性分析、语法分析及语义分析并结合机器学习中的相似性分析、聚类分析、主题挖掘、关系抽取等方法,从海量文献中抽取出药物与靶点的关系并建立起知识库,并与已知药物靶点数据库相结合,反向作用于知识挖掘系统,从而提高药物靶点知识挖掘系统的精度,从而进一步提高药物靶点预测的效率且降低成本。

2. 中药方剂分子机制研究

中药和中药配方含有大量的活性分子,成分复杂,从而导致其相互作用原理及其作用机制复杂,只有进一步了解其作用机理和临床疗效,才能对使用者有所帮助。中药用于防治疾病的基本形式是中药复方,即定量的若干种特定中草药的混合物,中药复方中含有大量的化学物质,这可能与疾病相关的多个靶点产生相互作用。因此,在分子水平上,中药复方用于治疗疾病的机制与多向药理学或网络药理学是相通的。中药方剂在我国历史悠久,分子生物学发源于近代,两者如何有效结合是一个重要问题。若能从分子层面证明中药方剂及配方的合理性,有助于将现代科技与古老的中药方剂融合在一起,不仅为进一步优化中药方剂提供更加合理的科学依据,更能为中药迈向国际化市场提供坚实的后盾。目前许多药理学研究已被用来揭示中药及其分子机制作用机理,比如在衰老领域的分子机制研究表明造血干细胞自噬具有抗衰老作用,在植物提取物及中草药领域也有许多新发现[160],其中以姜黄素和白藜芦醇为代表的中草药提取物、部分单味中药提取物和经典中药方剂,通过调节体内外衰老的分子机制,具有部分抗衰老作用。对中药方剂分子机制的研究可借助中药信息数据库 TCM-ID[161],此数据库可以提供有关中药各个方面的全面信息,包括处方、各处方中的成分、中草药成分、活性成分的分子结构和功能特性,中药配方及各中草药的临床适应证及应用。朱彦等在现有的中医方剂数据资源及已有的中医方剂分析系统的基础上,以人工智能和数据挖掘等技术为支撑,中医方剂数据分析为核心,设计了中医方剂分析系统框架。此系统能够起到辅助知识提取与知识库建设、方剂库的建立与完善、用药经验整理和挖掘、支持新药开发等方面的作用[162]。

3. 中医证候生物分子网络机制研究

证候的生物学基础是中医药现代化的关键,目前在血瘀、寒、热证等多个方面都有研究。在证候的研究过程中逐渐形成了证本质研究、证实质研究、微观辨证等多个方面[163]。证候通常指人体的生理病理的整体功能状态以及基于此基础上的判断结果。中医治疗理论是以辨证论治为基础逐步发展起来的,而证候理论一直伴随着中医的发展并指导中医临床工作。然而证候及证候分类在近些年一直没有得到有效发展,其主要原因在于没有找到合适的科学理论数据作为支撑,而往往是通过中医医生的主观询问得到信息。近些年来证候生物学基础研究已经从问询方式转向理论研究,并取得了很多进展,一些研究已经尝试在证候的表型方面与微观生物学分子之间进行关联,进而从分子机制上面去研究证候理论,结合现代科学手段去证明已有的一些证候理论。在国内有学者已经从生物分子网络[163]的角度开展对证候生物学理论的研究,并建立了从表型网络、生物分子网络到药物网络的多层体系结构,基于此网络框架进行了一些典型证如寒证和热证等的研究,为证候的科学理论研究打下了比较好的基础,同时通过这些工作也能寻找病证在生物分子网络上的特征机制,为发现系统干预病证的方法和药物提供了额外手段,也因此将中医辨证论治这个古老话题拓展到了分子这个现代领域。

2.3　人工智能方法的应用展望

本章简要介绍了人工智能前沿技术在网络药理学中的应用。随着生命科学和药学领域研究的有效数据迅速积累,这些数据将机器学习应用于新药开发或药物重定位的工作也提供了更多的视角。在药物小分子结构方面,有包含小分子结构等信息的数据库 PubChem[112]、上市药物信息库 DrugBank[114]等,常利用定量构效关系(Quantitative structure-activity relationship,QSAR)方法来训练带有注释信息的药物,从而寻找更多潜在的药物[164];在药物-靶点相互作用关系方面,有涵盖配体-靶点结构数据信息的 PDB(Protein Data Bank archive)[165]数据库、药物副作用信息库 SIDER[118]等,药物-靶点相互作用关系的向量数据,去预测药物的潜在新靶点[166];在组学数据方面,有存储高通量芯片数据的 GEO(Gene Expression Omnibus)数据库[167]、肿瘤基因组库 TCGA(The Cancer Genome Atlas)[168]等,有基于训练不同条件下的细胞对药物反应的表达谱数据,用来预测药物适应症[169,170]或副反应[171]。总之,这些庞大、高维而特征不明显的数据,为人工智能在药物研究中发挥越来越重要的作用提供了土壤。在未来的药物研发中利用人工智能方法指导药物筛选与发现可能成为常态,而人工智能的普及可能带来医药产业革命性的改变。

参 考 文 献

[1] HOPKINS A L. Network pharmacology：the next paradigm in drug discovery[J]. Nature Chemical Biology,2008,4
(11)：682-690.

[2] 张彦琼,李梢. 网络药理学与中医药现代研究的若干进展[J]. 中国药理学与毒理学杂志,2015,29(06)：883-892.

[3] MAULIK U,BANDYOPADHYAY S. Genetic algorithm-Based clustering technique[J]. Pattern Recognition,
2000，33(9)：1455-1465.

[4] SELIM S,ALSULTAN K. A Simulated annealing algorithm for the clustering problem[J]. Pattern Recognition,
1991，24(10)：1003-1008.

[5] 邹蕾,张先锋. 人工智能及其发展应用[J]. 信息网络安全,2012(02)：11-13.

[6] KRIZHEVSKY A,SUTSKEVER I,HINTON G E. ImageNet classification with deep convolutional neural networks
[J]. Communications of the ACM,2017,60(6)：84-90.

[7] LECUN Y,BOSER B,DENKER J,et al. Handwritten digit recognition with a back-propagation network[J].
Advances in Neural Information Processing Systems，1989，2.

[8] MIKOLOV T,DEORAS A,POVEY D,et al. Strategies for training large scale neural network language models[C].
2011 IEEE Workshop on Automatic Speech Recognition and Understanding,196-201.

[9] MOHAMED A,DAHL G E,HINTON G. Acoustic modeling using deep belief networks[J]. IEEE Transactions on
Audio,Speech,and Language Processing,2012,20(1)：14-22.

[10] KALININ A A, HIGGINS G A, REAMAROON N, et al. Deep learning in pharmacogenomics：from gene
regulation to patient stratification[J]. Pharmacogenomics,2018,19(7)：629-650.

[11] GAWEHN E,HISS J A,SCHNEIDER G. Deep learning in drug discovery[J]. Molecular Informatics,2016,35(1)：
3-14.

[12] KOTSIANTIS S. Supervised machine learning：A review of classification techniques[C]. Emering Artificial
Intelligence Applications in Computer Engineering，The Netherlands，2007.

[13] LECUN Y,BENGIO Y,HINTON G. Deep learning[J]. Nature,2015,521(7553)：436-444.

[14] JAIN A K,MURTY M N,FLYNN P J. Data clustering：a review. ACM Comput Surv[J]. 1999,31(3)：264-323.

[15] VAN DER MAATEN L,POSTMA E,HERIK H. Dimensionality reduction：a comparative review[J]. J Mach
Learn Res，2009，10(66-71)：13.

[16] 周文霞,等. 网络药理学研究中的网络构建技术[J]. 国际药学研究杂志,2016,43(05)：797-812.

[17] AKHMEDOV M,KEDAIGLE A,CHONG R E,et al. PCSF：An R-package for network-based interpretation of
high-throughput data[J]. PLoS Computational Biology,2017,13(7)：e1005694.

[18] TURING A M. Computing Machinery and Intelligence[M]. Computers and Thought. American Association for
Artificial Intelligence,1950.

[19] HE H, GARCIA E A. Learning from imbalanced data [J]. IEEE Transactions on Knowledge and Data
Engineering. 2009,21：1263-1284.

[20] ALTSCHUL S,GISH W,MILLER W,et al. Basic local alignment search tool[J]. Journal of Molecular Biology.
1990，215(3)：403-410.

[21] O'BOYLE N M,BANCK M,JAMES C A,et al. Open Babel：An open chemical toolbox[J]. Journal of
Cheminformatics,2011,3(1)：33.

[22] TROTT O,OLSON A J. AutoDock Vina：Improving the speed and accuracy of docking with a new scoring
function,efficient optimization,and multithreading[J]. Journal of Computational Chemistry,2009：455-461.

[23] CASE D A,CHEATHAM T E,DARDEN T,et al. The Amber biomolecular simulation programs[J]. Journal of
Computational Chemistry,2005,26(16)：1668-1688.

[24] IORIO F,TAGLIAFERRI R,BERNARDO D D. Identifying network of drug mode of action by gene expression

profiling[J]. Journal of Computational Biology,2009,16(2): 241-251.

[25] SUBRAMANIAN A,NARAYAN R,CORSELLO S M,et al. A next generation connectivity map: L1000 platform and the first 1,000,000 profiles[J]. Cell,2017,171(6): 1437-1452. e17.

[26] VAN DER MAATEN L,HINTON G. Visualizing data using t-SNE[J]. Journal of Machine Learning Research, 2008,9: 2579-2605.

[27] SHEKHAR K,LAPAN S W,WHITNEY I E,et al. Comprehensive classification of retinal bipolar neurons by single-cell transcriptomics[J]. Cell,2016,166(5): 1308-1323. e30.

[28] GRIMES M,HALL B,FOLTZ L,et al. Integration of protein phosphorylation,acetylation,and methylation data sets to outline lung cancer signaling networks[J]. Science Signaling,2018,11(531): eaaq1087.

[29] VIDYASAGAR M. Identifying predictive features in drug response using machine learning: opportunities and challenges[J]. Annual Review of Pharmacology and Toxicology,2015,55(1): 15-34.

[30] GAMAZON E,WHEELER H,SHAH K. A gene-based association method for mapping traits using reference transcriptome data[J]. Nature Genetics, 2015,47: 1091-1098.

[31] XIONG J,ZHOU T. Gene regulatory network inference from multifactorial perturbation data[C]. Proceedings of the 31st Chinese Control Conference. IEEE, 2012: 7382-7387.

[32] YAMANISHI Y,KOTERA M,MORIYA Y,et al. DINIES: drug-target interaction network inference engine based on supervised analysis[J]. Nucleic Acids Research,2014,42(W1): W39-W45.

[33] GOPALAN P K,BLEI D M. Efficient discovery of overlapping communities in massive networks[J]. Proceedings of the National Academy of Sciences,2013,110(36): 14534-14539.

[34] CHEN H,ENGKVIST O,WANG Y,et al. The rise of deep learning in drug discovery[J]. Drug Discovery Today, 2018,23(6): 1241-1250.

[35] MAYR A,KLAMBAUER G,UNTERTHINER T,et al. Large-scale comparison of machine learning methods for drug target prediction on ChEMBL[J]. Chemical Science,2018,9(24): 5441-5451.

[36] KOROTCOV A,TKACHENKO V, RUSSO D P,et al. Comparison of deep learning with multiple machine learning methods and metrics using diverse drug discovery data sets[J]. Molecular Pharmaceutics,2017,14(12): 4462-4475.

[37] TESCHENDORFF A E. Avoiding common pitfalls in machine learning omic data science[J]. Nature Materials, 2019,18(5): 422-427.

[38] BERO S A,MUDA A K,CHOO Y H,et al. Similarity measure for molecular structure: a brief review[J]. Journal of Physics: Conference Series,2017,892: 012015.

[39] 张永祥,程肖蕊,周文霞. 药物重定位——网络药理学的重要应用领域[J]. 中国药理学与毒理学杂志,2012,26(6): 779-785.

[40] WILLETT P. The calculation of molecular structural similarity: principles and practice[J]. Molecular Informatics, 2014,33(6-7): 403-413.

[41] VILAR S,HARPAZ R,URIARTE E,et al. Drug-drug interaction through molecular structure similarity analysis [J]. Journal of the American Medical Informatics Association,2012,19(6): 1066-1074.

[42] YAN C,WANG J,LAN W,et al. SDTRLS: predicting drug-target interactions for complex diseases based on chemical substructures[J]. Complexity,2017,2017: 1-10.

[43] KEISER M J,SETOLA V,IRWIN J J,et al. Predicting new molecular targets for known drugs[J]. Nature,2009, 462(7270): 175-181.

[44] NEVES B J,BRAGA R C,MELO FILHO C C,et al. QSAR-based virtual screening: advances and applications in drug discovery[J]. Frontiers in Pharmacology,2018,9: 1275.

[45] CHEN R,LIU X,JIN S,et al. Machine learning for drug-target interaction prediction[J]. Molecules, 2018, 23 (9): 2208.

[46] ZHANG L,FOURCHES D,SEDYKH A,et al. Discovery of novel antimalarial compounds enabled by QSAR-based

virtual screening[J]. Journal of Chemical Information and Modeling,2013,53(2)：475-492.

[47] MELO FILHO C C,DANTAS R F,BRAGA R C,et al. QSAR-driven discovery of novel chemical scaffolds active against schistosoma mansoni[J]. Journal of Chemical Information and Modeling,2016,56(7)：1357-1372.

[48] GOMES M N,BRAGA R C, GRZELAK E M, et al. QSAR-driven design, synthesis and discovery of potent chalcone derivatives with antitubercular activity[J]. European Journal of Medicinal Chemistry,2017,137：126-138.

[49] WU Z,LI W, LIU G, et al. Network-based methods for prediction of drug-target interactions[J]. Frontiers in Pharmacology,2018,9：1134.

[50] SHEN J,TAN C,ZHANG Y,et al. Discovery of potent ligands for estrogen receptor β by structure-based virtual screening[J]. Journal of Medicinal Chemistry,2010,53(14)：5361-5365.

[51] HU G,LI X, ZHANG X, et al. Discovery of inhibitors to block interactions of HIV-1 integrase with human LEDGF/p75 via structure-based virtual screening and bioassays[J]. Journal of Medicinal Chemistry,2012,55(22)：10108-10117.

[52] LI H,GAO Z,KANG L,et al. TarFisDock：a web server for identifying drug targets with docking approach[J]. Nucleic Acids Research,2006,34(Web Server)：219-224.

[53] LUO H,CHEN J,SHI L,et al. DRAR-CPI：a server for identifying drug repositioning potential and adverse drug reactions via the chemical-protein interactome[J]. Nucleic Acids Research,2011,39(suppl_2)：492-498.

[54] RUIZ CARMONA S, ALVAREZ-GARCIA D, FOLOPPE N, et al. rDock：a fast, versatile and open source program for docking ligands to proteins and nucleic acids[J]. PLoS Computational Biology,2014,10：e1003571.

[55] MITCHELL J B O. ChemInform abstract：the relationship between the sequence identities of helical proteins in the PDB and the molecular similarities of their ligands[J]. ChemInform,2002,33(10)：1617-1622.

[56] SCHUFFENHAUER A,FLOERSHEIM P, ACKLIN P, et al. Similarity metrics for ligands reflecting the similarity of the target proteins[J]. Journal of Chemical Information & Computer Sciences,2003,43(2)：391-405.

[57] MARTIN Y C,KOFRON J L,Traphagen L M. Do structurally similar molecules have similar biological activity? [J]. Journal of Medicinal Chemistry,2002,45(19)：4350-4358.

[58] KUHN M,CAMPILLOS M, GONZÁLEZ P, et al. Large-scale prediction of drug-target relationships[J]. FEBS Letters,2008,582(8)：1283-1290.

[59] HANSEN N T,BRUNAK S,ALTMAN R B. Generating genome-scale candidate gene lists for pharmacogenomics [J]. Clinical Pharmacology & Therapeutics,2009,86(2)：183-189.

[60] KUTALIK Z,BECKMANN J S,BERGMANN S,et al. A modular approach for integrative analysis of large-scale gene-expression and drug-response data[J]. Nature Biotechnology,2008,26(5)：531-539.

[61] FEIXIONG C,CHUANG L, JING J, et al. Prediction of drug-target interactions and drug repositioning via network-based inference[J]. PLoS Computational Biology,2012,8(5)：e10025.

[62] ZHAO S W,LI S. Network-based relating pharmacological and genomic spaces for drug target identification[J]. PLoS ONE,2010,5：e11764.

[63] CHEN Y Z,ZHI D G. Ligand-protein inverse docking and its potential use in the computer search of protein targets of a small molecule[J]. Proteins,2001,43(2)：217-226.

[64] TANG Y,ZHU W,CHEN K,et al. New technologies in computer-aided drug design：Toward target identification and new chemical entity discovery[J]. Drug Discovery Today：Technologies,2006,3(3)：307-313.

[65] ROGNAN D. Structure-based approaches to target fishing and ligand profiling[J]. Molecular Informatics,2010,29 (3)：176-187.

[66] LIU X,OUYANG S,YU B,et al. PharmMapper server：a web server for potential drug target identification using pharmacophore mapping approach[J]. Nucleic Acids Research,2010,38(Web Server)：W609-W614.

[67] KINNINGS S L,JACKSON R M. ReverseScreen 3D：a structure-based ligand matching method to identify protein targets[J]. Journal of Chemical Information & Modeling,2011,51(3)：624-634.

[68] WANG J C,CHU P Y,CHEN C M,et al. idTarget：a web server for identifying protein targets of small chemical

molecules with robust scoring functions and a divide-and-conquer docking approach[J]. Nucleic Acids Research, 2012,40(W1)：W393-W399.

[69]　YUE Q X,CAO Z W,GUAN S H,et al. Proteomics characterization of the cytotoxicity mechanism of ganoderic acid D and computer-automated estimation of the possible drug target network [J]. Molecular & Cellular Proteomics,2008,7(5)：949-961.

[70]　FENG L X,JING C J,TANG K L,et al. Clarifying the signal network of salvianolic acid B using proteomic assay and bioinformatic analysis†[J]. Proteomics,2011,11(8)：1473-1485.

[71]　KICHUL PARK，ART E. CHO. The efficacy of ginsenoside by reverse docking[C]. 第九届亚洲生物物理大会，2015，1.

[72]　WU H,MILLER E,WIJEGUNAWARDANA D,et al. MD-Miner：a network-based approach for personalized drug repositioning[J]. BMC Systems Biology,2017,11(S5)：86.

[73]　ISIK Z,BALDOW C,CANNISTRACI C V, et al. Drug target prioritization by perturbed gene expression and network information[J]. Scientific Reports,2015,5(1)：17417.

[74]　吕琳媛. 复杂网络链路预测[J]. 电子科技大学学报,2010,39(5)：651-661.

[75]　CHEN X,LIU M X,YAN G Y. Drug-target interaction prediction by random walk on the heterogeneous network [J]. Molecular Biosystems,2012,8(7)：1970.

[76]　SEAL A,AHN Y Y,WILD D J. Optimizing drug-target interaction prediction based on random walk on heterogeneous networks[J]. J Cheminform,2015,7：40.

[77]　张月霞,冯译萱. 链路预测的方法与发展综述[J]. 测控技术,2019,38(2)：8-12.

[78]　LIU W,LÜ L Y. Link prediction based on local random walk[J]. Europhysics Letters,2010,89(5)：58007.

[79]　陈伯伦. 复杂网络的链接预测及其在推荐中的应用[D]. 南京航空航天大学,2016：126.

[80]　FRANÇOIS LORRAIN,WHITE H C. Structural equivalence of individuals in social networks[J]. Social Networks,1977,1(1)：67-98.

[81]　CHOWDHURY G. Introduction to modern information retrieval[M]. Facet Publishing, 2010.

[82]　JACCARD P. Etude comparative de la distribution florale dans une portion des Alpes et du Jura[J]. Impr Corbaz, 1901,37：547-579.

[83]　LEICHT E A,HOLME P,NEWMAN M E J. Vertex similarity in networks[J]. Physical Review E, 2006,73 (2)：026120.

[84]　LÜ L Y,JIN C H,ZHOU T. Similarity index based on local paths for link prediction of complex networks[J]. Physical Review E,2009,80(4)：046122.

[85]　KATZ L. A new status index derived from sociometric analysis[J]. Psychometrika,1953,18(1)：39-43.

[86]　KLEIN D J,RANDIĆ M. Resistance distance[J]. Journal of Mathematical Chemistry,1993,12(1)：81-95.

[87]　BRIN S,PAGE L. Reprint of：The anatomy of a large-scale hypertextual web search engine[J]. Computer Networks,2012,56(18)：3825-3833.

[88]　FOUSS F,PIROTTE A,RENDERS J M,et al. Random-walk computation of similarities between nodes of a graph with application to collaborative recommendation[J]. IEEE Transactions on Knowledge and Data Engineering, 2007,19：355-369.

[89]　JEH G,WIDOM J. SimRank：a measure of structural-context similarity[C]. Proceedings of the eighth ACM SIGKDD international conference on Knowledge discovery and data mining. ACM,2002：538-543.

[90]　WANG W, YANG S, ZHANG X, et al. Drug repositioning by integrating target information through a heterogeneous network model[J]. Bioinformatics,2014,30(20)：2923-2930.

[91]　BORDBAR A,MONK J M,KING Z A,et al. Constraint-based models predict metabolic and associated cellular functions[J]. Nature Reviews Genetics,2014,15(2)：107-120.

[92]　CANNISTRACI C V,ALANIS LOBATO G,RAVASI T. From link-prediction in brain connectomes and protein interactomes to the local-community-paradigm in complex networks[J]. Scientific Reports,2013,3：1613.

[93] ZHANG L,HU K,TANG Y. Predicting disease-related genes by topological similarity in human protein-protein interaction network[J]. Central European Journal of Physics,2010,8(4): 672-682.

[94] YAMANISHI Y,ARAKI M,GUTTERIDGE A, et al. Prediction of drug-target interaction networks from the integration of chemical and genomic spaces[J]. Bioinformatics,2008,24(13): 232-240.

[95] XIA Z,WU L Y,ZHOU X,et al. Semi-supervised drug-protein interaction prediction from heterogeneous biological spaces[J]. BMC Systems Biology,2010,4 Suppl 2(Suppl 2): S6.

[96] WANG Y H, ZENG J Y. Predicting drug-target interactions using restricted Boltzmann machines [J]. Bioinformatics,2013,29: 126-134.

[97] WEN M,ZHANG Z,NIU S,et al. Deep-learning-based drug-target interaction prediction[J]. Journal of Proteome Research,2017,16(4): 1401-1409.

[98] KUMARI P,NATH A,CHAUBE R. Identification of human drug targets using machine-learning algorithms[J]. Computers in Biology and Medicine,2015,56: 175-181.

[99] ZHANG X,LI L,NG M K, et al. Drug-target interaction prediction by integrating multiview network data[J]. Computational Biology and Chemistry,2017,69: 185-193.

[100] JAMALI A A,FERDOUSI R,RAZZAGHI S, et al. DrugMiner: comparative analysis of machine learning algorithms for prediction of potential druggable proteins[J]. Drug Discovery Today,2016,21(5): 718-724.

[101] WANG N,et al. Herb target prediction based on representation learning of symptom related heterogeneous network[J]. Comput Struct Biotechnol J,2019,17: 282-290.

[102] GROVER A, LESKOVEC J. node2vec: scalable feature learning for networks [M]. KDD: proceedings. International Conference on Knowledge Discovery & Data Mining,2016,2016: 864.

[103] PIREDDU L,POULIN B,SZAFRON D, et al. Pathway analyst automated metabolic pathway prediction[C]. IEEE Symposium on Computational Intelligence in Bioinformatics & Computational Biology,2005.

[104] DALE J M,POPESCU L,KARP P D. Machine learning methods for metabolic pathway prediction[J]. BMC Bioinformatics,2010,11(1): 15.

[105] BOUDELLIOUA I,SAIDI R,HOEHNDORF R, et al. Prediction of metabolic pathway involvement in prokaryotic UniProtKB data by association rule mining[J]. PLoS ONE,2016,11(7): e0158896.

[106] PANG H,LIN A,HOLFORD M,et al. Pathway analysis using random forests classification and regression[J]. Bioinformatics,2006,22(16): 2028-2036.

[107] HANCOCK T,MAMITSUKA H. A Markov classification model for metabolic pathways[J]. Algorithms for Molecular Biology,2010,5(1): 10.

[108] SZKLARCZYK D, GABLE A L, LYON D, et al. STRING v11: protein-protein association networks with increased coverage, supporting functional discovery in genome—wide experimental datasets[J]. Nucleic Acids Research, 2019, 47(D1): D607-D613.

[109] ZHENG Z, LIU T, ZHENG J, et al. Clarifying the molecular mechanism associated with carfilzomib resistance in human multiple myeloma using microarray gene expression profile and genetic interaction network[J]. OncoTargets and Therapy, 2017, 10: 1327-1334.

[110] PAMMOLLI F,MAGAZZINI L,RICCABONI M. The productivity crisis in pharmaceutical R&D[J]. Nature Reviews Drug Discovery,2011,10(6): 428-438.

[111] SWINNEY D C,ANTHONY J. How were new medicines discovered? [J]. Nature Reviews Drug Discovery, 2011,10(7): 507-519.

[112] LI Q,CHENG T,WANG Y,et al. PubChem as a public resource for drug discovery[J]. Drug Discovery Today, 2010,15(23-24): 1052-1057.

[113] GAULTON A, BELLIS L J, BENTO A P, et al. ChEMBL: a large-scale bioactivity database for drug discovery [J]. Nucleic Acids Research, 2012, 40(D1): D1100-D1107.

[114] WISHART D S,FEUNANG Y D,GUO A C,et al. DrugBank 5.0: a major update to the DrugBank database for

2018[J]. Nucleic Acids Research,2018,46(D1): D1074-D1082.

[115]　REES M G, SEASHORE-LUDLOW B, CHEAH J H, et al. Correlating chemical sensitivity and basal gene expression reveals mechanism of action[J]. Nature Chemical Biology, 2016, 12(2): 109-116.

[116]　YANG W, SOARES J, GRENINGER P, et al. Genomics of Drug Sensitivity in Cancer (GDSC): a resource for therapeutic biomarker discovery in cancer cells. [J]. Nucleic Acids Research, 2013, 41 (Database issue): D955-961.

[117]　GHANDI M, HUANG F W, JANÉ-VALBUENA J, et al. Next-generation characterization of the Cancer Cell Line Encyclopedia[J]. Nature, 2019, 569(7757): 503-508.

[118]　KUHN M,LETUNIC I,JENSEN L J,et al. The SIDER database of drugs and side effects[J]. Nucleic Acids Research,2016,44(D1): D1075-D1079.

[119]　SAKAEDA T, TAMON A, KADOYAMA K, et al. Data mining of the public version of the FDA Adverse Event Reporting System[J]. International Journal of Medical Sciences, 2013, 10(7): 796-803.

[120]　CAMPILLOS M,KUHN M,GAVIN A C,et al. Drug target identification using side-effect similarity[J]. Science, 2008,321(5886): 263-266.

[121]　YANG L, AGARWAL P. Systematic drug repositioning based on clinical side-effects[J]. PLoS ONE, 2011, 6 (12): e28025.

[122]　DIMITRI G M, LIÓ P. DrugClust: A machine learning approach for drugs side effects prediction [J]. Computational Biology and Chemistry,2017,68: 204-210.

[123]　LUO Y,LIU Q, WU W, et al. Predicting drug side effects based on link prediction in bipartite network[C]. Proceedings-2014 7th International Conference on BioMedical Engineering and Informatics, BMEI 2014, 2015: 729-733.

[124]　FERRERO E, AGARWAL P. Connecting genetics and gene expression data for target prioritisation and drug repositioning[J]. BioData Mining,2018,11(1): 7.

[125]　YIN W,GAO C,XU Y,et al. Learning Opportunities for Drug Repositioning via GWAS and PheWAS Findings [M]. AMIA Jt Summits Transl Sci Proc. 2018; 2017: 237-246.

[126]　YE H,LIU Q,WEI J. Construction of drug network based on side effects and its application for drug repositioning [J]. PLoS ONE,2014,9(2): e87864.

[127]　WANG Y,CHEN S, DENG N, et al. Drug repositioning by kernel-based integration of molecular structure, molecular activity,and phenotype data[J]. PLoS ONE,2013,8(11): e78518.

[128]　SCHEIBER J, CHEN B, MILIK M, et al. Gaining insight into off-target mediated effects of drug candidates with a comprehensive systems chemical biology analysis[J]. Journal of Chemical Information and Modeling, 2009, 49(2): 308-317.

[129]　LIU J, PATLEWICZ G, WILLIAMS A J, et al. Predicting Organ Toxicity Using in Vitro Bioactivity Data and Chemical Structure[J]. Chemical Research in Toxicology, 2017, 30(11): 2046-2059.

[130]　LAMB J. The connectivity map: using gene-expression signatures to connect small molecules,genes,and disease [J]. Science,2006,313(5795): 1929-1935.

[131]　KEENAN A B,JENKINS S L, JAGODNIK K M, et al. The library of integrated network-based cellular signatures NIH program: system-level cataloging of human cells response to perturbations[J]. Cell Systems, 2018,6(1): 13-24.

[132]　MUSA A,GHORAIE L S,ZHANG S D,et al. A review of connectivity map and computational approaches in pharmacogenomics[J]. Briefings in Bioinformatics,2018,19(3): 506-523.

[133]　IORIO F,RITTMAN T, GE H, et al. Transcriptional data: a new gateway to drug repositioning? [J]. Drug Discovery Today,2013,18(7-8): 350-357.

[134]　XIE L,HE S,WEN Y,et al. Discovery of novel therapeutic properties of drugs from transcriptional responses based on multi-label classification[J]. Scientific Reports,2017,7(1): 7136.

［135］　YOUNG W C,RAFTERY A E,YEUNG K Y. A posterior probability approach for gene regulatory network inference in genetic perturbation data［J］. Math Biosci Eng,2016,13：1241-1251.

［136］　LEE H,KANG S,KIM W. Drug repositioning for cancer therapy based on large-scale drug-induced transcriptional signatures［J］. PLoS ONE,2016,11(3)：e0150460.

［137］　SAWADA R,IWATA M,TABEI Y,et al. Predicting inhibitory and activatory drug targets by chemically and genetically perturbed transcriptome signatures［J］. Scientific Reports,2018,8(1)：156.

［138］　SIROTA M, DUDLEY J T, KIM J, et al. Discovery and Preclinical Validation of Drug Indications Using Compendia of Public Gene Expression Data［J］. Science Translational Medicine, 2011, 3(96)：96ra77-96ra77.

［139］　CLOUGH E, BARRETT T. The Gene Expression Omnibus Database［J］. Methods in Molecular Biology (Clifton，N. J.), 2016, 1418：93-110.

［140］　PARKINSON H,KAPUSHESKY M,SHOJATALAB M,et al. ArrayExpress—a public database of microarray experiments and gene expression profiles［J］. Nucleic Acids Research,2007,35(Database issue)：747-750.

［141］　LUO H,ZHANG P,CAO X H,et al. DPDR-CPI,a server that predicts drug positioning and drug repositioning via chemical-protein interactome［J］. Scientific Reports,2016,6(1)：35996.

［142］　CHEN J J F,VISCO D P. Developing an in silico pipeline for faster drug candidate discovery：virtual high throughput screening with the signature molecular descriptor using support vector machine models［J］. Chemical Engineering Science,2016,159：31-42.

［143］　CHAVALI A K, BLAZIER A S, TLAXCA J L, et al. Metabolic network analysis predicts efficacy of FDA-approved drugs targeting the causative agent of a neglected tropical disease［J］. BMC Systems Biology, 2012, 6：27.

［144］　LI J,LU Z. A new method for computational drug repositioning using drug pairwise similarity［C］. Proceedings. IEEE International Conference on Bioinformatics and Biomedicine,2012,2012：1-4.

［145］　LI J,LU Z. Pathway-based drug repositioning using causal inference［J］. BMC Bioinformatics, 2013, 14(16)：S3-S3.

［146］　WU C,et al. Computational drug repositioning through heterogeneous network clustering［J］. BMC Systems Biology,2013,7(Suppl5)：S6.

［147］　CHEN H R,et al. A network based approach to drug repositioning identies plausible candidates for breast cancer and prostate cancer［J］. BMC Med Genomics,2016,9(1)：51.

［148］　MOHD ALI Y E,KWA K H,RATNAVELU K. Predicting new drug indications from network analysis［J］. International Journal of Modern Physics C,2017：1750118.

［149］　VANHAELEN Q. Computational methods for drug repurposing［M］. Humana Press,2019.

［150］　FRIEDMAN J,HASTIE T,TIBSHIRANI R. Regularization paths for generalized linear models via coordinate descent［J］. J Stat Softw,2010,33：1-22.

［151］　LOCKHART R,et al. A significance test for the lasso［J］. Ann Stat,2014,42(2)：413.

［152］　NAPOLITANO F,ZHAO Y,MOREIRA V M,et al. Drug repositioning：a machine-learning approach through data integration［J］. J Cheminform,2013,5(1)：30.

［153］　MENDEN M P,et al. Machine learning prediction of cancer cell sensitivity to drugs based on genomic and chemical properties［J］. PLoS One 2013,8(4)：e61318.

［154］　GOTTLIEB A,et al. PREDICT：a method for inferring novel drug indications with application to personalized medicine［J］. Mol Syst Biol,2011,7(1)：496.

［155］　ZHANG P,WANG F,HU J. Towards drug repositioning：a unified computational framework for integrating multiple aspects of drug similarity and disease similarity［J］. AMIA Annual Symposium Proceedings,2014,2014：1258-1267.

［156］　YANG J,et al. Drug-disease association and drug-repositioning predictions in complex diseases using causal inference-probabilistic matrix factorization［J］. J Chem Inf Model,2014,54(9)：2562-2569.

[157] ZHANG W,HUAI Y,MIAO Z,et al. Systems pharmacology for investigation of the mechanisms of action of traditional Chinese medicine in drug discovery[J]. Frontiers in Pharmacology,2019,10：743.

[158] WANG J,WU M Y,TAN J Q,et al. High content screening for drug discovery from traditional Chinese medicine [J]. Chinese Medicine,2019,14(1)：5.

[159] XU H Y,ZHANG Y Q,LIU Z M,et al. ETCM：an encyclopaedia of traditional Chinese medicine[J]. Nucleic Acids Research,2019,47(Database issue)：D976.

[160] Liu B H,Gu Y H,Tu Y,et al. Molecular regulative mechanisms of aging and interventional effects of Chinese herbal medicine[J]. 中华中医药杂志,2017,42(16)：3065-3071.

[161] CHEN X,ZHOU H,LIU Y B,et al. Database of traditional Chinese medicine and its application to studies of mechanism and to prescription validation[J]. British Journal of Pharmacology,2006,149(8)：1092-1103.

[162] 朱彦,高博,崔蒙. 中医方剂分析系统框架设计及实现[J]. 中华中医药杂志,2014,29(5)：1543-1546.

[163] 李梢. 中医证候生物分子网络标志的构想与研究[J]. 中医杂志,2009(9)：7-10.

[164] NEVES B J,BRAGA R C,MELO FILHO C C,et al. QSAR-based virtual screening：advances and applications in drug discovery[J]. Frontiers in Pharmacology,2018,9：1275.

[165] BURLEY S K,BERMAN H M,BHIKADIYA C,et al. RCSB Protein Data Bank：biological macromolecular structures enabling research and education in fundamental biology, biomedicine, biotechnology and energy[J]. Nucleic Acids Research,2019,47(D1)：D464-D474.

[166] CHEN R,LIU X,JIN S,et al. Machine learning for drug-target interaction prediction[J]. Molecules,2018,23(9)：2208.

[167] EDGAR R. Gene expression omnibus：NCBI gene expression and hybridization array data repository[J]. Nucleic Acids Research,2002,30(1)：207-210.

[168] TOMCZAK K,CZERWIŃSKA P,WIZNEROWICZ M. Review the cancer genome atlas（TCGA）：an immeasurable source of knowledge[J]. Współczesna Onkologia,2015,1A：68-77.

[169] XIE L,HE S,WEN Y,et al. Discovery of novel therapeutic properties of drugs from transcriptional responses based on multi-label classification[J]. Scientific Reports,2017,7(1)：7136.

[170] ALIPER A,PLIS S,ARTEMOV A,et al. Deep learning applications for predicting pharmacological properties of drugs and drug repurposing using transcriptomic data[J]. Molecular Pharmaceutics,2016,13(7)：2524-2530.

[171] WANG Z,CLARK N R,MA'AYAN A. Drug-induced adverse events prediction with the LINCS L1000 data[J]. Bioinformatics,2016,32(15)：2338-2345.

第3章 网络药理学常用数据库

本章导读:

　　网络药理学是在生物学大数据和人工智能背景下产生的,数据库对于网络药理学研究至关重要。历朝历代的中医药古籍文献有包括海量的方剂。现代研究对很多方剂或者中药材进行了成分分离和分析,以及现代分子药理研究。当前,已经系统整理了一些中医药领域内的重要数据库,这些数据库多从中药复方或药材的组成化合物出发,通过药物潜在的靶点,利用网络药理学的手段建立中药与疾病或者证候之间的关联。这些数据库为认识中药治疗疾病的机制,以及加深对中医药理论的理解提供了值得发掘和进一步验证的资源。

　　除了中医药数据库之外,网络药理学研究离不开一些国际上重要的公共数据库。例如,药物和化学数据库为我们认识中药成分等天然产物的理化性质、生物活性、作用靶标、成药性等方面提供了数据。同时这些数据库收录的 FDA 批准的已上市药物的信息,也为药物信息学的研究提供了金标准。此外,OMIM、HPO(Human Phenotype Ontology)、DisGenet 等疾病数据库为探究疾病相关基因及疾病发生机制提供了丰富可靠的注释信息。而包括 STRING 在内的蛋白质-蛋白质相互作用数据库则为建立药物与疾病之间的关联,构建药物干预疾病网络提供了丰富数据。

　　因此,本章将对网络药理学常用的数据库进行详细介绍,主要从中医药数据库、化学及药物数据库、疾病和蛋白质相互作用数据库三方面展开。

3.1　网络药理学常用中医药数据库

　　中药复方由多种中草药构成,每种中草药还包含多个活性成分,因此也就导致了中药的作用靶点是广泛的。但正是因为中药"多组分、多靶点、多通路"的作用机制,使它能够有效治疗包括癌症和糖尿病等在内的复杂疾病。基于中药的以上特点,利用网络药理学的思想研究中药的作用机制可能是一种有效的方式。网络药理学研究中涉及中药成分、靶标、通路、表型、证候、疾病等多种实体。ETCM(The Encyclopedia of Traditional Chinese Medicine)[1] 和 TCMID(Traditional Chinese Medicines Integrated Database)[2,3] 等数据库注重于中药相关的化学成分、作用靶点等数据的收集。而 SymMap(Symptom Mapping)[4]、TCMGeneDIT[5] 则关注中药实体之间的关联,其中 SymMap 收录并评价了中医症状、西医症状与中药成分、靶点之前的关联。而 TCMGeneDIT 则通过文献挖掘来构建以及评价中药、基因、疾病之间的关系。TCMSP(Traditional Chinese Medicine Systems Pharmacology Database and Analysis Platform)[6] 以及 BATMAN-TCM(Bioinformatics Analysis Tool for Molecular Mechanism of Traditional Chinese Medicine)[7] 则以基于成分的靶标预测和网络分析为核心。这些数据库均为中药机制研究提供了重要的数据。本章对近年来的网络药理学相关数据库及分析平台进行简要的介绍,旨在通过本章熟悉网络药理学相关的中医药数据库,了解可以用于网络药理学研究的中医药数据资源和数据平台。对于每一个中医药数据库,本章将从数据库简介、数据库结构、主要功能、数据库特性等方面进行介绍。

3.1.1　ETCM：中医药百科全书

ETCM[1]（The Encyclopedia of Traditional Chinese Medicine）是 2018 年由中国中医科学院中药研究所许海玉团队与北京大学药学院天然药物和仿生药物国家重点实验室刘振明教授等共同设计开发的一个中药综合资源数据库。ETCM 的主要功能包括：①提供关于常用中草药、中药复方及其所含成分的全面且标准化的信息,为用户获取关于中药及方剂的全面信息提供便利资源；②根据中药成分和已知药物之间的化学指纹相似性,进行中药成分的靶标预测；③系统分析功能,用户能够在网站内建立网络来探索中药、复方、成分、基因靶点和相关作用途径或疾病之间的关系。ETCM 基于网络药理学策略,旨在阐明中药与靶标和现代疾病之间的潜在联系,揭示中药的作用机制,为促进中医药相关基础研究、临床应用和药物开发提供重要资源。

1. 数据结构

ETCM 中汇集了 403 味中药（产地、性味归经、适应症、所含成分、质量控制标准等）、3962 个中药复方（名称、剂型、组成、适用症、所含成分等）、7274 种中药化学成分、2266 种有效或预测的药物靶标以及 3027 种相关疾病（如图 3-1 所示）。又进一步将中药按照药味（酸、苦、甘、辛、咸）、药性（寒、热、温、凉、平）、归经（肺经和肝经等）进行分类,通过单击上述每个类别的饼图,用户即可获得属于每个类别的中草药的完整列表。每种中草药的详细信息可以通过单击其中文或拼音名称来检索,包括产地、最佳采收时间、性味、归经、适应症和所含化学成分,每味药的图片及其在中国的产地分布、质量控制标准。中药的信息页面中还提供了包含该味药的所有复方名称,单击每个复方名可以直接链接到复方的信息页面。由特定成分、中药、复方或与特定疾病相关的基因所富集的**基因本体（Gene Ontology,GO）**或通路也包含在 ETCM 中（如图 3-1 所示）。

2. 功能介绍

1）中药成分靶标预测

该库使用 MedChem Studio（3.0 版）来预测中药成分的潜在靶标,MedChem Studio 是一种药物相似性搜索工具,用于查找与中药成分具有高度结构相似性（Tanimoto＞0.8）的已知药物,从而进行靶标预测。Tanimoto 的值限定在[0,1]的范围内,其中“0”表示成分和已知药物之间结构完全不同,“1”表示两种成分具有相同的结构。针对用户输入的中药成分,MedChem Studio 经过筛选后,得到 Tanimoto＞0.8 的候选靶标列表。候选药物靶标的生理功能和参与途径从 Gene Ontology 和 KEGG 数据库中获取。

2）网络分析

为了更好地说明成分、中药、复方、靶标、涉及靶标的通路和疾病之间的关系,ETCM 提供了系统分析功能,允许用户在上述两个或多个项目之间建立网络。通过输入查询项并选择一个或多个类别,用户能够在系统内构建中药—成分—靶标、复方—中药—通路、复方—中药—靶标—疾病以及其他网络,如图 3-2 所示。还可以在其中标记或修改网络的节点和边缘,以方便进一步的研究。

3）基于化合物 ADMET 预测评估成分的类药性

为了评估每种成分的类药性,ETCM 中还提供了基于 Pipeline Pilot 平台的 ADMET（药物的吸收、分配、代谢、排泄和毒性,Absorption,Distribution,Metabolism,Excretion,Toxicity）模块计算得到的各成分的药代动力学参数,包括水溶性、血脑障碍渗透性、CYP450 2D6 抑制率、肝毒性、人体肠内吸收和

(a) ETCM功能概述

(b) ETCM中草药部分，单击饼图的任意比例部分，将在下面的列表中显示此类中全部的中草药

(c) 草本植物大黄的图片和产地地图

(d) 大黄的质量控制标准

(e) 大黄的预测靶基因的富集和GO表

(f) 大黄的预测靶基因的富集通路

图 3-1　ETCM 的主要功能说明

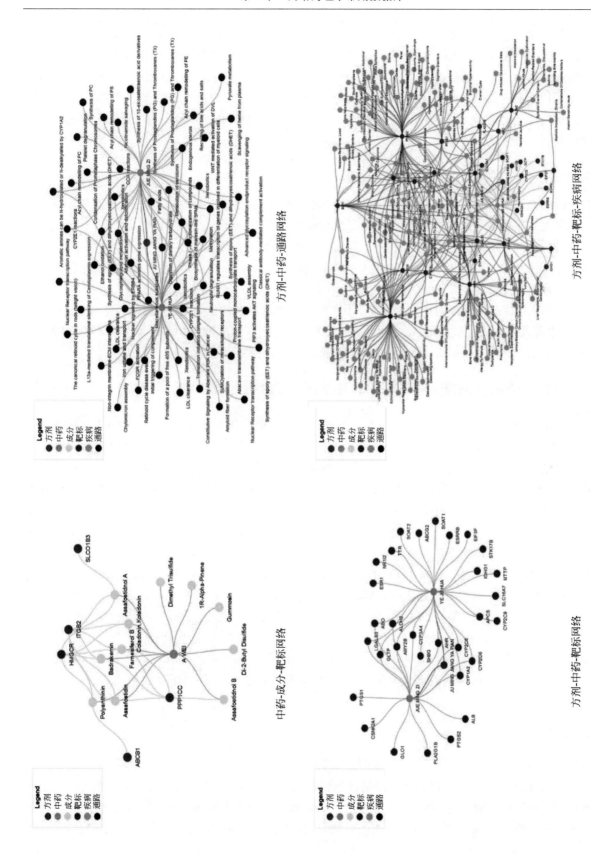

图 3-2　ETCM 系统分析功能构建的各种网络示例

血浆蛋白结合率等。并运用 QED(Quantitative Estimate of Drug-Likeness)来定量评估成分的类药性，QED 的取值范围为(0,1)，QED 值为 0 表示该化合物所有的性质都不利于成药；而 QED 值为 1，说明该化合物的成药性极好。有研究表明，在药物开发中有吸引力成分的平均 QED 值为 0.67，无吸引力成分的平均 QED 值为 0.49。据此，ETCM 将其中收集的所有 7274 种中药成分按照其 QED 值(即成药性)分为三组：好(QED>0.67)、中等(0.49≤QED≤0.67)和弱(QED<0.49)，为后续的成药研究提供一定的依据。

3. 特性

(1) 2015 版《中国药典》中提供的适应症不同于现代疾病，因此 ETCM 尝试使用中药成分和现代疾病间的基因关系来建立中药适应症和现代疾病之间的联系。

(2) 网络分析：为了更好地说明成分、中药、复方、靶标、涉及基因的通路和疾病之间的关系，ETCM 使用基于动态浏览器的可视化库 vis.js(4.21.0)网络模块，用户可以构建中药、复方、靶标与疾病之间多级交互的网络。

(3) 与其他中医药相关数据库相比，ETCM 增加了新的模块和功能，包括中药的产地分布图、中草药的图片、中药及复方的质量控制标准、指标性成分的定量信息、成分的 ADME(药代动力学)参数、药物相似性评价、ChEMBL 和 PubChem 数据库的链接、网络构建和分析等。

3.1.2 SymMap：关注证候关联的中医药整合数据库

SymMap[4](Symptom Mapping)是一个注重证候关联的中医药整合数据库。在该数据库中收录了中医症状、中草药、西医症状关联的疾病、中草药成分、药物靶点，而这六种类型的实体之间的关联也构成了一个异质网络。SymMap 通过这种方式将中国传统医学与现代医学从表型和分子层面都加以关联。在 SymMap 中，六种类型实体之间的关联关系都基于统计检验加以评价和打分，药物学家能够根据重要程度进行筛选进而指导药物发现。

1. 数据结构

SymMap 的六大类实体库包括 1717 种中医症状，961 种西医症状，499 种中草药，19595 种药物成分，4302 种药物靶标和 5235 种疾病。SymMap 的六类实体之间的直接关联包括 6638 种中草药-中医症状关联，2978 种中医症状-西医症状关联，48372 种中草药-药物成分关联，12107 种西医症状-疾病关联，29370 种药物成分-药物靶标关联和 7256 种基因-疾病关联(如图 3-3 所示)。例如，在中医症状-中草药关联中，每种中草药平均与 13.30 种中医症状相关，每种中医症状平均与 3.87 种中草药相关。在 SymMap 提供的中医症状-西医症状关联集合中，每种中医症状与 1.74 种西医症状相关，每种西医症状与 3.13 种中医症状相关。

2. 功能介绍

1) 检索方式

用户可以通过 SymMap 的网站页面浏览、搜索和下载其六个部分和互相关系。可以单击主页上的搜索按钮，并在搜索页面输入检索条目完成搜索。SymMap 的每个部分可以提供一个包含不同关键词的多类型的搜索框。例如，在搜索特定的西医症状时，允许使用三种不同的关键词，包括症状名称、其他

图 3-3　SymMap 数据构架图

图片中间是 SymMap 中包括的六类实体集。六类实体之间的直接连边表示六种直接的实体关联,它们的名称和数量列在左侧。而六类实体之间的九种间接实体关联则被列在右侧

公共数据库中收录的症状 ID 以及症状的同义词。用户还可以下载 SymMap 的检索结果。另外,在输入检索条目后,SymMap 的自动搜索功能会提供相似的词条供用户选择,进而完成 SymMap 的搜索。

2) SymMap 的检索结果

SymMap 搜索结束后,符合条件的条目在搜索界面下方的一个总结表中展示,第一列为 SymMap ID。用户可以单击 SymMap ID 的超链接获得细节信息。在细节界面,SymMap 提供详细的描述信息,并通过检索条目与其他五个部分关联的网络可视化图像以及表格。此外,在六个部分中所有 item 的列表可以在浏览界面浏览,并且所有列表都可以通过网页下载。

在浏览或搜索 SymMap 后,用户可以单击每个特定条目的 SymMap ID 进入细节界面,该界面会提供包含条目的摘要、六个部分间可视化相互关系的网络面板,以及展示搜索条目与其他五个实体之间的关联列表。

3) 摘要面板

摘要面板展示检索项的摘要信息,如图 3-4 所示。SymMap 提供三种信息:①名称和基因符号(Gene Symbol);②解释信息(定义与分类);③其他数据库中的外部链接,可以直接单击进入其数据库。

4) 网络面板

网络面板提供检索项与其他实体关联网络的可视化,如图 3-5 所示。网络中的节点根据其类型被标以不同颜色,并放置在不同位置。节点的大小由其在网络中的连接度决定。当用户将鼠标悬置在某个节点上方,节点会变大,且与其相关的关联将高亮。此外该节点的名称在气球框中显示。

图片中的每个节点由超链接连到其对应实体的详细信息界面。用户可以通过控制面板来改变网络的布局,还可以放大缩小整个网络,以及下载网络图片。为了避免网络中节点数目过多,SymMap 在网

Summary of the herb: SMHB00264			
Chinese name	麻黄	Pinyin name	Ma Huang
Latin name	*Herba Ephedrae*	English name	Ephedra
Properties	Warm,Pungent,Slightly Bitter	Meridians	Lung,Bladder
Class in Chinese	辛温解表药	Class in English	Pungent-Warm Exterior-Releasing Medicinal
Use part	herbaceous twigs		
Function	To induce perspiration for dispelling cold, to relieve asthma, and to cause diuresis.		
External Links	TCM-ID:493 TCMID:2425 TCMSP:264		

图 3-4　检索结果页面的摘要面板

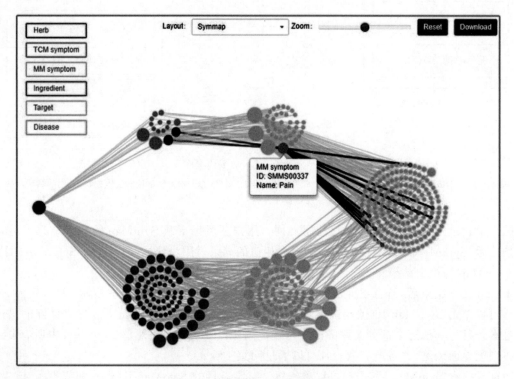

图 3-5　检索结果页面的网络面板

络面板仅展示错误发现率(False Discovery Rate,FDR)(Benjamini-Hochberg 方法)<0.05[8] 的实体间的非直接关联。

　　5) 关联列表

　　关联列表展示网络可视化的信息,包括展示其检索项与其他五类实体之间的关联信息,如图 3-6 所示。首先,用户可以选择查看检索项与其他五类实体的其中一类的关联关系。第二,用户可以选择呈现不同严格程度的统计分析结果。第三,用户还可以按照 SymMap IDs、P-values、FDRs(BH) and FDRs (Bonferroni)等选项为结果排序。最后单击 Download 按钮可以下载调整后的关联列表。

3. 特性

　　SymMap 重点关注证候与中医药数据之间的关联。通过建立中医症状与西医症状以及西医疾病之

图 3-6　检索结果页面的关联列表:关联列表中的关联关系与图 3-5 中的网络可视化的内容相互对应

间的关系,进而搭建传统医学与现代医学之间的关联。此外 SymMap 还定量地描述了实体数据之间的关系,为中医药实体数据之间的关联研究提供了数据。

3.1.3　BATMAN-TCM:中药分子机制的生物信息学分析平台

BATMAN-TCM[7](A Bioinformatics Analysis Tool of Molecular mechanism of Traditional Chinese Medicine)是一个中药作用机制的在线分析平台,用以揭示中药物质基础与人体生理过程之间的复杂相互作用。BATMAN-TCM 的主要功能包括:①中药成分的靶标预测;②靶标的功能分析;③成分-靶标-通路/疾病的相互作用网络可视化;④多个中药的比较分析。BATMAN-TCM 应用于预测芪参益气滴丸可能作用于肾素血管紧张素系统,后续通过相应的实验验证了芪参益气滴丸确实通过调控肾素血管紧张素系统发挥心肌保护的功能。BATMAN-TCM 致力于利用"多成分-多靶点-多通路"的整合策略来揭示中药的作用机制,通过该平台的预测为后续的实验验证提供有价值的线索,进而推动中药作用机制的研究。

1. 数据结构

BATMAN-TCM 支持三种类型的输入:①中药复方的拼音名,例如藿香正气散(huo xiang zheng qi san);②中草药列表,拼音名、英文名或者是拉丁名均可(ren shen,Ginseng 或 Panax ginseng);③化合物列表,要求输入 PubChem_CID 或 InChI 格式的化合物结构。上述的三种输入类型,包括复方、中草药和化合物,BATMAN-TCM 都会从后台的数据库中检索它们的组成化合物,用于后续的分析。

参数设置:Score_cutoff:默认为 20。针对每一种化合物,预测的候选靶标都会被赋予一个靶标预测的打分,得分范围为[0,1000],仅打分大于 20 的潜在靶标(包括已知靶标)才会被纳入后续的功能分析中。

Adjusted P-value:默认为 0.05。统计学显著富集的功能条目的判断是基于该参数的。只有当Adjusted P-value 小于用户所设置的数值时,该功能条目的富集才会被认为是有统计学意义的。

Adjusted P-value 指的是利用 Benjamini-Hochberg 多种检验校正后的 P-value[8]。

2. 功能介绍

1）功能一：中药成分靶标预测

针对用户输入的中药组成化合物，BATMAN-TCM 通过靶标预测后，会得到打分大于 Score_cutoff 的靶标列表，这些靶标被认为是符合筛选条件的潜在靶标（如图 3-7 所示）。后续都是基于这一步的潜在靶标结果分析。Score_cutoff 可以由用户在提交分析时设定，也可以在结果页面进行调整。

图 3-7　中药靶标预测结果页面

(a)在该页面参数 Score_cutoff 和 Adjusted P-value cutoff 都可以重新设定。一旦上述两个参数调整后，所有的分析结果都会随之更新。(b)用户输入概述，包括用户输入的复方名称、组成的中草药以及检索化合物列表。(c)靶标预测表格：在该表格中每一个成分都会列出其潜在作用靶标以及预测打分。此外 DrugBank，KEGG 或 TTD(Therapeutic Target Database)数据库中已收录的潜在靶标被标记为已知靶标

2）功能二：潜在靶标功能分析

该功能可以针对潜在靶标进行 KEGG 通路、GO 功能条目以及 OMIM/TTD 的疾病表型进行富集分析（如图 3-8 所示）。基于用户设置的 adjusted P-value 参数判断条目是否富集。在功能富集分析的结果表格中，富集的条目对应的 adjusted P-value 以及此条目包含的潜在靶标数量和列表均详细列出。针对 KEGG 通路富集的结果，还额外提供了潜在靶标在该通路的覆盖图。

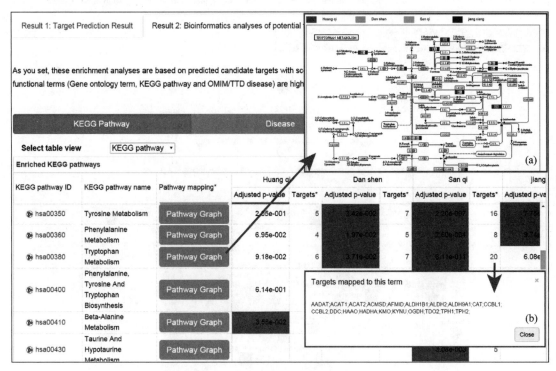

图 3-8　靶标富集分析结果页面

该页面呈现了潜在靶标显著富集的 KEGG 通路、GO 功能条目以及疾病条目。Adjusted P-value 小于卡值的功能条目被标记为红色。（a）在 KEGG 通路的结果页面单击"Pathway Graph"按钮，呈现的是潜在靶标在 KEGG 通路图上的覆盖情况。（b）单击"Target"字段下的数字可以呈现详细的该功能条目包括的潜在靶标列表

3）功能三：成分-靶标-通路/疾病的相互作用网络可视化

成分-靶标-通路/疾病的网络视图中，呈现了三种类型的关联，分别是用户输入的中药成分及其潜在靶标之间的关联、潜在靶标与生物学通路的关联、潜在靶标与富集的疾病条目的关联（如图 3-9 所示）。该可视化网络还可以通过修改潜在靶标的关联化合物数量来进行调整，目的在于聚焦重要的靶标及其相关功能之间的关联。

4）功能四：比较分析

用户可以同时提交多个任务进行分析，BATMAN-TCM 将从靶标、功能、网络等多方面提供计算结果的比较。在 BATMAN-TCM 中，每提交一个任务被定义为一个簇（cluster）。在靶标预测结果页面会提供不同 cluster 之间的靶标比较维恩图。而在功能富集分析结果页面会提供不同 cluster 在同一功能条目上的富集以及覆盖情况。

图 3-9　成分-靶标-通路/疾病关联网络

在该网络中，中药成分、潜在靶标、通路以及疾病为四种不同类型的节点，用不同的颜色和形状加以区分。此外还包括三种类型的关联，分别是用户输入的中药成分及其潜在靶标之间的关联、潜在靶标与生物学通路的关联、潜在靶标与富集的疾病条目的关联

5）功能五：通过功能检索中药

通过单击首页的"Function2TCM"按钮，用户可以寻找特定通路、疾病或者 GO 条目所关联的中药复方及中草药列表。

3. 特性

BATMAN-TCM 是由军事医学科学院贺福初院士团队开发的一个中药作用机制在线分析平台。该平台以数据分析见长,可以进行中药的靶标预测和功能分析。此外还提供了不同药物之间的比较分析,可以用于中药君臣佐使不同角色药物之间的比较以及通过通路检索中药的功能。

3.1.4　TCMID：用于中药分子机制分析的中医药整合数据库

TCMID[2,3]（Traditional Chinese Medicine Integrative Database）记录了从不同资源中通过文本挖掘方法收集到的中医相关信息。TCMID 由处方、药材、成分、靶点、药物和疾病六个数据字段组成,主要目标是通过疾病基因/蛋白质在中草药成分和疾病之间建立联系,这也可能是潜在的药物靶点。该平台基于网络的软件显示了一个网络,用于展示中草药和它们治疗的疾病、活性成分和它们的靶标之间的综合关系,这将促进联合治疗的研究,并在分子水平上理解中医的潜在机制。其建立的主要网络有：①中草药-疾病网络；②中草药成分-靶点相互作用网络；③中草药成分-靶点-疾病-药物网络。

1. 数据结构

六个数据字段在数据库系统的内在关系如图 3-10 所示。处方由草本植物组成,草本药物含有各种成分（化合物）,一种成分（或药物）可以与它的靶标（蛋白质）相互作用,疾病可能是由基因/蛋白质功能引起的。

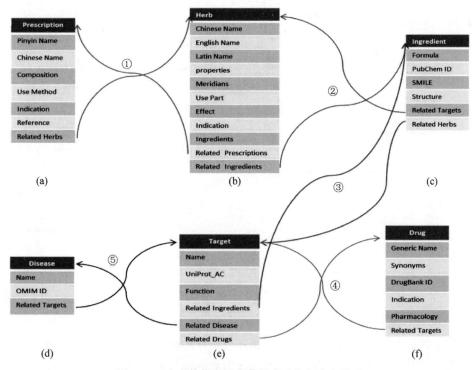

图 3-10　六个数据字段在数据库系统与内在关系

数据库结构：A～E：处方、药材、成分、疾病、靶点、药物六个数据字段

1～5 代表意义不同。①处方由中草药组成。②中草药含有成分。③成分与靶标相互作用。④靶标确定药物。⑤靶标引起疾病。

由于来自六个不同字段的信息和数据是连接的，用户可以使用任何数据字段查询数据库，并按照链接检索相关信息。

例如，用户可以选择 Herb 作为入口点，使用英文 Herb 的名称进行查询。结果页面将显示查询中草药的信息，并显示其与处方和中草药成分的链接，它们通过这些超链接与目标交互。

2. 功能介绍

1）功能一：中草药-疾病网络

在传统中医药中，中草药或方剂是在特定的"pattern"（中文称为"证"）下组方的，是一个特定的功能状态的描述，而现代医学的药物是为治疗某些疾病而设计的。因此，将中草药或方剂与其治疗的疾病联系起来是有必要的。由于某个致病基因/蛋白可能是某一草本植物成分的靶点，TCMID 基于这一观点构建了这样一个中草药-疾病网络（如图 3-11 所示）。

图 3-11　中草药-疾病网络

三角形：中草药成分，圆圈：中草药成分的靶标，方块：与疾病相关的靶点
节点大小取决于其等级

2）功能二：中草药成分-靶标相互作用网络

该网络是为了探索成分之间的相互作用，促进联合治疗的研究。在这个网络中，如果这些成分能够作用于实验数据或计算方法所支持的蛋白质，那么蛋白质和成分就会相互关联。因此，如果两种成分都能基于网络，与同一蛋白或存在相互作用的不同蛋白相互作用，则用户可以推断出两种成分之间潜在的

协同/拮抗作用(如图 3-12 所示)。但 TCMID 在成分与靶标的关联中存在一点缺陷,只能通过输入靶标查到对应的成分,而不能查到中药或者成分的作用靶标。

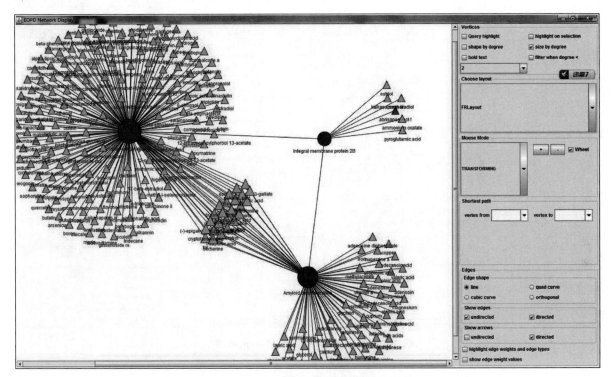

图 3-12　中草药成分-蛋白质相互作用网络

红色三角形,用于查询的成分,黄色三角形:中草药成分,蓝色圆圈:中草药成分的靶标

节点大小取决于其等级

3)功能三:中草药成分-靶点-疾病-药物网络

为了探索中草药成分的潜在作用机制,该网络将这些成分与它们的潜在靶点、相关疾病和相关药物联系起来。此外,还建立了一个工具来显示一个网络中的关系,它为用户提供了一个直观的视图来推断疾病的治疗机制,并通过它们之间的联系来识别潜在的目标成分。如果一种中草药成分能与疾病有关的蛋白靶点相互作用,就表明该成分具有治疗疾病的潜在机制。此外,如果中草药成分具有与药物相同的靶点,就意味着该成分具有潜在的药理作用(如图 3-13 所示)。

3. 特性

TCMID 的一个优点就是包含的中药和成分的种类较为全面,其中收集了 8159 味中药和 43413 种化学成分。TCMID 数据库的当前版本虽然有“target”选项,但是只能由靶标查询化合物,不能由中草药或者化合物查询靶标,也不能展示出中草药-靶标-疾病网络。TCMID 系统为中医药现代化的分子水平机制研究提供了新的思路。随着中医对疾病的治疗更加全面,有必要采用系统的方法来探索中医的潜在机制和治疗效果。因此,该系统尝试通过现代西医和中医的共同之处——中草药成分/化合物与它们的目标相结合,使两千多年的临床实践积累的知识与现代经验或计算方法相结合。这一综合信息不仅有利于中医药,也将促进网络药理学的发展。此外,随着系统生物学的发展,越来越多的“组学”方法,如蛋白质组学和代谢组学,逐渐被中医研究采用。因此,收集这类信息必将有助于促进中医药的系统

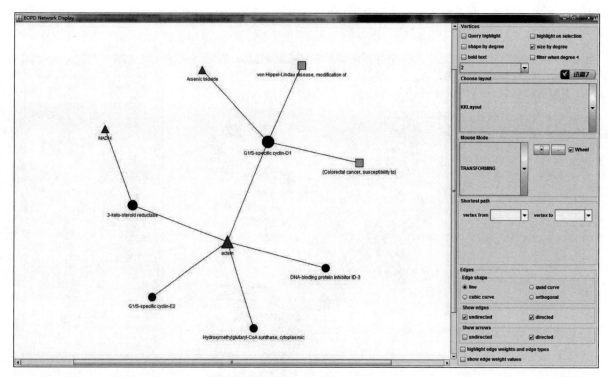

图 3-13　中草药成分-靶点-疾病-药物网络

红色三角形：草本成分，绿色三角形：药物，黄色正方形：疾病，蓝色圆圈：中草药成分的目标

节点大小取决于其等级

研究。

3.1.5　其他中医药数据库

TCM-ID[9]作为一个信息平台，提供有关中医药各方面的信息，包括处方、组成每个处方的中草药、中草药成分、活性化合物的分子结构和功能属性、每个处方的临床适应症和应用、中药成分的疗效和毒性效应及相关文献。目前，TCM-ID 中包含了 1588 个处方、1313 种中草药、5669 种中药成分以及 3725 种药物成分的三维结构。TCM-ID 中数据的价值在于一定程度上可以解决诸如中药机理研究等问题[10]。为了解决这些问题，两项独立的研究中使用了 TCM-ID 的一些数据。首先，利用特定中草药成分的三维结构，经由电脑模拟计算预测它们的分子靶点。对已确定的靶点进行进一步检测，以确定这些成分的已知治疗效果是否可以通过干扰这些靶点的预期效果来解释。其次，利用已知的中药处方开发了一个人工智能（AI）系统来验证新的中药复方制剂。所开发的人工智能系统使用了一些尚未包含在 TCM-ID 中的新出版的中药处方进行测试。

TCMSP[6]是以中药系统药理学为框架建立的中药系统药理学数据库与分析平台，包含每种活性化合物的药物靶点和作用疾病，可以自动建立化合物靶点和靶点疾病网络，让用户查看和分析药物作用机制。TCMSP 旨在推动中草药的发展，促进现代医学和传统医学的结合，促进药物的发现和开发。TCMSP 的特点在于其包含了大量的中草药成分，以及具有计算预测药物靶点网络和药物疾病网络的能力，有助于揭示中药及中药配方的潜在作用机制，发现药物和药物组合。

TCMGeneDIT[5]是一个提供中药、基因、疾病、中医功效和中药成分关联关系的数据库,这些关联关系是来自中国台湾大学的研究人员从海量的生物医学文献中挖掘到的。中药、基因和疾病之间的关系可以通过中间对象的传递来进行考察。整合蛋白和蛋白相互作用与生物学通路的信息也被用来考察与中药作用有关的基因调控关系。TCMGeneDIT 通过基因调控关系并推导协同作用和拮抗作用的贡献来帮助人们理解中药可能的作用机制。

3.2　网络药理学常用生物相关数据库

近年来,各类生物学数据库的构建为网络药理学研究提供了可靠有力的数据支撑。网络药理学研究常用的生物学数据库包括疾病表型与基因型关联数据库(OMIM,HPO,DisGeNET)、药物靶标信息数据库(TTD,PDB,KEGG)和生物分子相互作用数据库(BioGRID,DIP,IntAct,MINT,STRING)等。基于这些包含临床和基础研究结果的生物学数据库,网络药理学研究即可构建"疾病表型-基因-靶点-药物"相互作用网络,并在此基础上考察药物对疾病网络的干预特点和作用机制。

3.2.1　OMIM：人类孟德尔遗传病在线数据库

1. 数据库内容及其在网络药理学研究中的应用

OMIM(Online Mendelian Inheritance in Man)数据库是一个有关人类基因与遗传性状的综合性权威数据库,此数据库重点关注疾病表型与基因型之间的联系[29],其收录了所有孟德尔遗传性疾病和超过 15 000 种人类基因的相关信息,包括所有已知的遗传病、遗传决定的性状及其基因,除了简略描述各种疾病的临床特征、诊断、鉴别诊断、治疗与预防,还提供已知的致病基因的连锁关系、染色体定位、组成结构和功能、动物模型等信息,并附有经人工核查的相关文献证据[11]。OMIM 制定的各种遗传病、性状、基因的编号(数据分类及条目详如表 3-1 所示),简称 OMIM 号。有关疾病的报道必须冠以 OMIM 号,以明确所讨论的是哪一种遗传病[12]。OMIM 数据库为网络药理学研究提供详细、实时更新及可免费下载的疾病相关基因数据,为构建和挖掘疾病相关基因与药物靶标基因的互作关联性提供可靠的数据支撑。

表 3-1　OMIM 整体数据情况

MIM 标识	常染色体遗传	X 连锁遗传	Y 连锁遗传	线粒体遗传	总计
明确的基因座	15 281	733	49	37	16 100
已知表型的基因座	44	0	0	0	44
通常有表型的描述	5195	336	5	33	5569
分子机制未知的孟德尔遗传性状	1438	119	4	0	1561
主要表型是否为孟德尔表型尚未确定	1644	105	3	0	1752
总计	23 602	1293	61	70	25 026

OMIM 不仅收录了以孟德尔方式遗传的所有单基因病的相关资料,还收录了染色体病、多基因病、线粒体病方面的资料,所涵盖的病种异常丰富。具体到每一条目也即是每一种疾病,OMIM 都提供了从基础到临床的全方位的信息。具体信息包括基本描述(Description)、基因定位(Mapping)、分子遗传

学(Molecular Genetics)、遗传方式(Inheritance)、基因定位(Mapping)和群体遗传学(Population Genetics)等。并且每一方面的描述都提供了相应参考文献的链接,可供进一步查阅。

2. 功能介绍

遗传病种类繁多,但就特定病种来说又较为罕见,临床医师和遗传学专家难以对每种遗传学疾病都了然于胸。OMIM 提供了大量孟德尔遗传病的临床特征(Clinical Feature)、诊断(Diagnosis)、临床治疗方案(Clinical Management)和基因治疗(Gene Therapy)等方面的信息。简明扼要的临床纲要(Clinical Synopsis)具有很强的实用性,与其他数据库的链接可以获得更多相关信息,如 GeneTests,可以提供多种遗传疾病的诊断试验信息。OMIM 对临床和遗传咨询工作者来说,犹如一个功能强大的专家系统。同时 OMIM 可以提供关于特定疾病(包括多基因遗传病)临床表型和致病基因多方面的信息,包括基因定位、分子机制、病理、动物模型、遗传方式等。并且每一方面的描述都提供了相应参考文献的链接,使研究人员可以快速而全面地把握某种疾病的主要信息和最新进展。

3. 特性

OMIM 是一个关于人类基因和遗传疾病的综合性数据库,其收录了所有的孟德尔遗传性疾病和人类基因信息,除了简略描述各种疾病的临床特征、诊断、治疗与预防外,还提供了已知有关致病基因的连锁关系、染色体定位、功能、动物模型等资料并附有经缜密筛选的相关参考文献。及时性、权威性、全面性和实用性是 OMIM 的特点。但是 OMIM 数据库模式(Database Schema)和数据模型(Data Model)不透明,所以无法利用 SQL 自行编写查询语句进行数据库的知识发现。对于复杂性疾病,例如哮喘,由于所需分析的数据类型异常复杂,OMM 目前提供的解决方案无法满足日益增长的研究需要。而且 OMIM 包含的内容没有座位专一数据库(Locus-Specific Database)那样丰富:突变数据没有完全收集,缺乏引物设计的信息、基因表达谱等。数据注解仅限于遗传学方面。

3.2.2　HPO:人类表型本体数据库

1. 数据库内容及其在网络药理学研究中的应用

HPO(Human Phenotype Ontology)数据库由柏林 Charité 大学医院 Peter N. Robinson 与 Sebastian Köhler 于 2007 年创立,提供医学相关表型、疾病表型注释以及基于表型的本体信息。HPO 术语覆盖解剖学、细胞类型、生物功能、胚胎学、病理学等众多领域的 13 000 多个术语和 156 000 多个遗传病注释。大多数本体信息以有向非循环图(Directed Acyclic Graphs,DAG)形式构成。例如,术语"跟骨发育不全/发育不良"是指涉及儿童脚骨的发育不全/发育不良和异常跟骨形态。在 DAG 中编码多个父类术语增加了本体信息的灵活性和描述性。术语的子父关系是可传递的,这意味着注释继承到根的所有路径。例如,左心室形态异常-心室形态异常。目前,HPO 被广泛应用于计算深度表型和精准医学,将临床数据整合到转化研究中,已被多家国际罕见疾病组织、注册管理机构、临床实验室、生物医学资源和临床软件工具等不同群体作为判断表型异常的标准[13~15]。在网络药理学研究中,HPO 可提供具体的疾病症状表型描述及其相关基因集,可满足用户按照目标疾病的病理环节收集相关基因信息,从而探索药物对目标疾病进展过程中某个病理环节的网络调控机制。HPO 涵盖的表型分类如表 3-2 所示。

表 3-2　HPO 涵盖的表型分类

表 型 类 型	词条举例说明
形态学异常（Morphological Abnormality）	Arachnodactyly（HP：0001166）
器官功能异常［Abnormal Process（organ）］	Epistaxis（HP：0000421）
细胞功能异常［Abnormal Process（cellular）］	Abnormality of Krebs Cycle Metabolism（HP：0000816）
实验室指标异常（Abnormal Laboratory Finding）	Glycosuria（HP：0003076）
电生理指标异常（Electrophysiological Abnormality）	Hypsarrhythmia（HP：0002521）
医学影像学指标异常（Abnormality by Medical Imaging）	Choroid Plexus Cyst（HP：0002190）
行为学异常（Behavioral Abnormality）	Self-Mutilation（HP：0000742）

2. 数据结构

HPO 的每个术语都描述一种临床表型。这些术语可能是一般术语，如异常耳朵形态，也可能是专业术语，如脉络膜视网膜萎缩。每个术语也分配给五个子本体信息，即表型异常（Phenotypic Abnormality）、遗传方式（Mode of Inheritance）、临床干预（Clinical Modifier）、临床病程（Clinical Course）和表型出现频率（Frequency）。这些术语均具有唯一的标识，即 HPO 标签，如"HP：0001140"表示"球外胚层"。该数据库对于大多数的表型具有具体的定义和描述，且提供证据来源。例如，球上皮样瘤是一种良性肿瘤，通常发现于角膜和巩膜的交界处（角膜缘球上皮样瘤）。

3. 功能介绍

HPO 常被用于临床诊断、基于表型的基因组诊断、生物信息学数据挖掘等多种不同的工具和算法[16]。常用工具如下。①临床诊断工具：HPO 为实现模糊、特异性加权表型匹配的算法提供了计算基础，以支持微分诊断。用户可以单击 HPO 术语列表中代表表型异常（体征、症状、实验室测量等）查询。②外显子组/基因组诊断和研究工具：HPO 基于算法基础开发了一系列 Java 的工具，旨在实现孟德尔病变异表型驱动优化。这些工具可以导出与表型异常相关的外显子组或基因组中提取的 VCF 文件与 HPO 术语列表。③拷贝数变异诊断工具：微阵列比较基因组杂交技术和相关检测通常被用作发育迟缓和先天性畸形等适应症的筛查试验。这些检测可以检测拷贝数变异（删除和复制）。在所有个体中都可以发现大量的拷贝数变异，因此，很难确定拷贝数变异是否与疾病相关。基于 HPO 可以分析基因拷贝数变异是否与患者身上观察到的表型异常相关，进而确定拷贝数变异与疾病的相关性。④临床表型工具：HPO 侧重于准确的临床表型分型，以促进疾病分类和候选标志基因的发现。

4. 特性与不足

HPO 为研究人员和临床医生提供了定义明确、较为全面且可互操作的疾病表型数据资源，并在临床和研究环境中被用作疾病表型分析的基础工具，集成了不同学科和数据库的复杂表型信息。最初 HPO 术语的重点是罕见的疾病，主要是孟德尔遗传病；虽然 HPO 术语现在也可用于常见疾病，目前其资源也已覆盖精密医学、癌症和以非孟德尔遗传病，但仍需进一步扩大其覆盖范围。

3.2.3　DisGeNET：疾病基因关联数据库

DisGeNET 数据库是将疾病和基因的关联信息及相关药物信息相整合的开源数据库，其证据来源于其他数据库和文献。当前版本的 DisGeNET(v6.0)包含 17 549 个基因与 24 166 个疾病、异常、性状和临床或异常的人类表型,共 628 685 个基因-疾病关联(GDAs);同时还有 210 498 个变异-疾病关联(VDAs),由 117 337 个变异体与 10 358 种疾病、性状和表型组成。GDAs 的信息来源主要由以下四部分组成。①CURATED:由 UniProt,PsyGeNET,Orphanet,CGI,CTD(Human Data),ClinGen 和 Genomics England PanelApp 专业数据库提供 GDAs 信息;②ANIMAL MODELS:RGD,MGD 和 CTD(mouse and rat data),这些数据包括动物模型(目前为大鼠和小鼠)疾病信息的资源提供的 GDAs,并且使用同源性分析来映射与人类基因的关联;③INFERRED:此部分数据指从 Human Phenotype Ontology(HPO)和 VDAs 推断出来的 GDAs,其数据库来源包括 HPO,CLINVAR,GWAS Catalog 和 GWAS DB;④LITERATURE:包括 LHGDN 和 BeFree 数据库。VDAs 信息来源主要包括:①CURATED:包括 UniProt,ClinVar,GWAS Catalog 以及 GWAS db 数据库;②INFERRED:SETH 工具。作为一个多功能信息平台,DisGeNET 数据库已被广泛用于人类疾病及其并发症的分子基础研究、疾病基因特征挖掘、药物治疗作用和药物不良反应的生物学基础研究,以及针对计算预测所得疾病基因的验证和文本挖掘方法性能的评估[21,22]。

1. 数据结构

为了集成基因疾病关联数据,DisGeNET 数据库开发了关联类型本体。如果基因/蛋白质与疾病之间存在关系,那么在原始源数据库中发现的所有关联类型都由父类基因-疾病关联(gene-disease association)类正式构造,并表示为本体类。它是已经集成到 Semantic Science Integrated Ontology(SIO)中的本体论语言(Web Ontology Language,OWL)本体,为丰富的对象、过程及其属性描述提供了必要的类型和关系。

2. 功能介绍

DisGeNET 数据库中,大多数 GDAs 通过使用 BeFree 文本挖掘文献进行识别,并整合各种权威来源的人类遗传学数据库。每个 GDA 都使用其支持证据进行明确注释,这使 DisGeNET 成为基于证据的知识发现的参考资源[23,24]。DisGeNET 包含与疾病相关的基因汇编,且来自不同的开源数据库。通过 DisGeNET 可以获得基因变异相关的疾病信息;疾病与基因的关联信息;特定基因与疾病之间的关联类型;针对某种特定疾病,最新发现的相关基因和变异信息。

3. 特性

DisGeNET 数据库的亮点是数据集成、标准化和对证据来源的跟踪查询功能。通过基因和疾病词汇表映射以及使用 DisGeNET 关联类型本体来执行整合。此外,GDAs 根据其类型和证据水平进行组织,如 CURATED,PREDICTED 和 LENTERATURE,并且还根据支持证据对其进行评分,以确定优先次序并减少其探索不足。DisGeNET 的目标是整合所有疾病的遗传基础信息,成为一个参考知识库,以填补基因型和表型差异,目前 DisGeNET 平台被用来研究生物医学问题。

3.2.4　MalaCards:疾病信息数据

MalaCards(Mala Cards Human Disease Database)数据库是魏茨曼科学研究所和美国犹他谷大学联合开发的综合数据库,其整合了各大数据库网站的人类疾病及其注释数据[33]。该数据库是从 68 个数据源中挖掘出的综合疾病概要,包含全球 6 个类别的 20000 个疾病条目。每个疾病都包含了 14 个小部分注释,包括总结、症状、解剖背景、药物,基因测试、突变信息以及和该疾病相关的一些文献等。该数据库能够将来自互补来源的信息相互整合结合其精准的搜索功能、关系数据库基础设施和方便的数据转储功能,使其能够处理丰富的疾病注释资源,并有助于系统分析和基因组序列解释等功能。

1. 数据库介绍及使用

1) 疾病查询

该数据库整合了 75 个数据库的信息,对相应疾病的搜索只需输入疾病名称即可。搜索界面如图 3-14 所示。

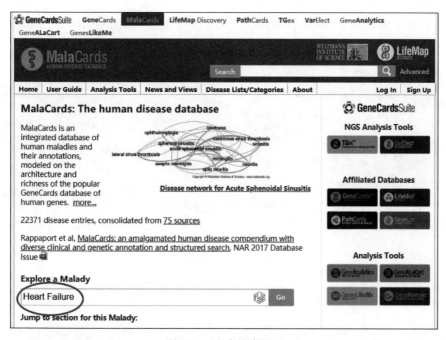

图 3-14　疾病搜索界面

以某一疾病为例,MalaCards 把关于该疾病的搜索结果分成了 14 个小部分(如图 3-15 所示),可直接单击"Jump to Section"跳转到该部分,同时 MalaCards 的 Summaries 部分可以查看多个数据库对于这个疾病的总结(如图 3-16 所示)。

图 3-15　疾病的 14 个小部分

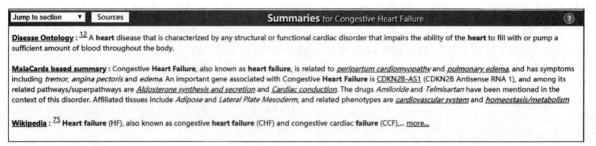

图 3-16　疾病小结

2）网络分析

MalaCards 构建了表型-疾病网络，可以看到相互联系疾病之间的关系（如图 3-17 所示）。

Graphical network of the top 20 diseases related to Congestive Heart Failure:

Copyright © Weizmann Institute of Science - www.malacards.org

图 3-17　表型-疾病网络

3）疾病相关知识拓展

（1）目前研究治疗疾病的一些药物以及治疗方法如图 3-18 所示。

Drugs & Therapeutics for Congestive Heart Failure

Drugs for Congestive Heart Failure (from DrugBank, HMDB, Dgidb, PharmGKB, IUPHAR, NovoSeek, BitterDB): (show top 50) (show all 999)

#		Name	Status	Phase	Clinical Trials	Cas Number	PubChem Id
1	+	Amiloride	Approved	Phase 4	☑	2016-88-8, 2609-46-3	16231
2	+	Telmisartan	Approved, Investigational	Phase 4	☑	144701-48-4	65999
3	+	Tamsulosin	Approved, Investigational	Phase 4	☑	106133-20-4	129211
4	+	Etanercept	Approved, Investigational	Phase 4	☑	185243-69-0	
5	+	Insulin Lispro	Approved	Phase 4	☑	133107-64-9	

Interventional clinical trials: (show top 50) (show all 6414)

图 3-18　已知的疾病治疗方法以及药物

（2）与心衰相关的文章如图 3-19 所示。

（3）MalaCards 可获得与疾病相关的关键基因，如图 3-20 所示。

（4）与疾病相关的各大网站入口如图 3-21 所示。

图 3-19 疾病相关文章

图 3-20 疾病关键基因

2. 特点

(1) 数据库资源丰富,来源于 75 个数据库。

(2) 疾病相关拓展知识丰富,可以从包括文献等多个方面对该疾病有进一步的了解。

图 3-21　疾病相关网站入口

3.3　网络药理学常用靶标相关数据库

3.3.1　TTD：治疗靶标数据库

　　TTD(Therapeutic Target Database)数据库由新加坡国立大学生物信息与药物设计(Bioinformatics & Drug Design,BIDD) 研究团队创建而成,该数据库最近一次更新的时间是 2017 年 9 月 15 日。根据 2018 年 TTD 更新统计显示：数据库涵盖的药物靶标共 3101 个,其中成功验证的靶标 445 个,用于临床 的治疗靶标 1121 个,处于研究阶段的靶标 1535 个；数据库共收录 34 019 种药物,被临床批准使用的药 物共计 8103 种,正在进行研究的药物 18 923 种,多靶点制剂 26 459 种,退出市场的药物 158 种,临床停 止使用的药物 2349 种,前期临床实验药物 417 种,在未指定研究阶段终止的药物 1929 种,有效的小分 子药物 21 936 种,被批准的具有有效结构的药物 2326 种,可用于临床试验结构的药物 4258 种,对现有 结构研究的药物 15 352 种；此外,更新后的数据库还增加了双特异性抗体 21 种,干细胞药物 10 种。该 数据库提供已知或探索中治疗蛋白靶点和核酸靶点相关信息,此类靶点针对的疾病、通路信息和对应的 药物配体分子等。TTD 数据库还提供相关数据库的链接,其中包含靶标功能、序列、三维结构、配体结 合特性、酶命名法和药物结构、治疗类别、临床发展状况等信息[25]。在网络药理学研究中,TTD 数据库 中包含的已知药物结构和靶标信息可作为未知药物靶标预测的阳性对照数据集,通过化合物结构和功 能相似性的比对,获得未知药物的候选靶标谱。

1. 数据结构

　　为了解针对不同靶标的不同分子支架而开发的 QSAR 模型对于促进药物开发和优化工作非常有 用。目前,针对 121 种靶标和 228 种活性化合物,TTD 构建了 841 种基于配体的 QSAR 模型,并可在相 关页面访问和了解模型的具体架构。

2. 功能介绍

随着生物信息学的快速发展,数据库技术在生物信息学中发挥了重要作用。药物研究的困难在于靶点的发现和确定,TTD 收集三种类型的验证数据:通过实验确定药物对其主要靶点的效力,观察药物对与其主要靶点相关的疾病模型(细胞系、体外、体内模型)的效力或效果,以及目标敲除、RNA 干扰、转基因等治疗的体内模型的观察效果。

3. 特性

TTD 数据库架构和接口设计,便于用户访问更新数据和以往版本数据。使用 Drupal 作为增强数据存储和提取的数据库平台。在新的 TTD 界面中,可以通过患者数据手册栏访问新添加的耐药性突变和目标表达数据,并且可以通过目标药物手册栏访问目标组合信息。Drugs Group 手册栏还包括多靶向制剂和自然衍生药物搜索选项。高级搜索手动栏包括自定义搜索、目标相似性搜索、药物相似性搜索和路径搜索选项。此外,添加了 JSME 分子编辑器,以方便用户绘制分子并随后搜索结构与输入分子相似的 TTD 药物条目。目前,该数据库还在不断地更新完善中,收录越来越多的靶点信息不仅扩大了靶点的信息量,对于药物新靶点发现、药物筛选、疾病治疗以及药理学机制的研究均具有重大意义。

3.3.2　PDB:蛋白质晶体结构数据库

PDB(Protein Data Bank)数据库是一个生物大分子结构数据库,最初由美国 Brookhaven 国家实验室的 Walter Hamilton 博士于 1971 年建立,并于 1973 年正式向全世界有关实验室提供数据[26]。1998年 10 月,PDB 被移交给了结构生物信息学研究合作组织(RCSB),并于 1999 年 6 月移交完毕。直到现在,PDB 数据库的维护都由 RCSB 负责。RCSB 的主服务器和世界各地的镜像服务器提供数据库的检索和下载服务。PDB 收集了通过实验(X 射线晶体衍射、核磁共振、电子显微等方法)测定的 153 085 个生物大分子的三维结构数据,主要是蛋白质,还包括核酸、多糖、蛋白质与核酸复合物和各类由 X 射线晶体衍射、核磁共振分析方法测定的合成物。无论是通过哪种途径获得的结构数据,在 PDB 中均以相同的格式存储在一个空间结构数据库中,称为一个 Entry。每一个 Entry 都有其唯一的 PDB-ID,由 4 个字符(大写字母 A~Z 和数字 0~9 中的 4 个)组合而成,如:6A21。用户可以通过输入 PDB-ID 在 PDB中查询到相关信息,包括分子名、该分子的收录日期、样品来源、作者姓名、ID 号、序列、一级结构、二级结构(α-螺旋,β-折叠及 β-转角)、异质(对非标准氨基酸残基的说明)、连接部分(二硫键及其他一些化学连接情况)、原子的空间坐标及末端组成、测定结构所用的实验方法、衍射数据的分辨率、相关文献等信息,如图 3-22 所示[27]。PDB 中所有的数据都可以通过网络免费访问,还可以从发行的光盘获得,为网络靶标的结构解析和功能挖掘提供数据支持。

1. 数据结构

PDB 中生物大分子的结构是通过特定的格式,以原子空间坐标值和对于其连接形式、连接顺序等的描述来表示的。通过特定的软件,如 PyMol、RasMol、Chimera、VMD、Swiss-PdbViewer 等,在计算机上按 PDB 文件实现生物大分子的三维立体结构可视化,对结构进行详细的查看、编辑,从而应用于进一步的研究。

用户通过 PDB 基于万维网的 AutoDep 设施,以 mmCIF 或 PDB 的格式向 PDB 提交数据(如图 3-23 所

图 3-22 PDB 中 6GS6 查询结果截图

图 3-23 基于万维网 AutoDep 的分层提交方法

示）。然后 AutoDep 调用一套验证程序，在数据发送到 PDB 后几分钟内通过万维网将输出的诊断文件返回给用户。其中通过验证的条目将被标识为 LAYER-1（层-1）发布。然后，PDB 工作人员对需要验证的条目和输出文件进行评估后，完成注释并返回给用户以征求意见和批准。在用户批准和进行更正后，最终的条目将被指定为 LAYER-2（层-2）发布。

PDB 中的三维结构记录，可分为两种：显性序列信息和隐性序列信息。两者都可用于重构生物高聚体的化学图像。显性序列在 PDB 文件中以关键词 SEQRES 开头逐行存储。不同于其他序列数据库，PDB 记录使用三字母氨基酸编码（如图 3-24 所示）。PDB 记录中的隐性序列，即为立体化学信息，蕴涵在 PDB 文件中的 ATOM 记录及相应的(X,Y,Z)三维坐标立体结构中。ATOM 记录列出了每一原子的原子名，所属残基名，残基顺序号，原子的 X、Y、Z 坐标，占有率及温度因子等信息（如图 3-25 所示），约占每一数据文件中全部记录总数的 90％以上[28]。

```
SEQRES   1 A  273   MET ARG GLN ILE ALA ILE TYR GLY LYS GLY GLY ILE GLY
SEQRES   2 A  273   LYS SER THR THR THR GLN ASN LEU THR ALA ALA LEU SER
SEQRES   3 A  273   THR MET GLY ASN ASN ILE LEU LEU VAL GLY CYS ASP PRO
SEQRES   4 A  273   LYS ALA ASP SER THR ARG MET LEU LEU GLY GLY LEU ASN
SEQRES   5 A  273   GLN LYS THR VAL LEU ASP THR LEU ARG SER GLU GLY ASP
SEQRES   6 A  273   GLU GLY ILE ASP LEU ASP THR VAL LEU GLN PRO GLY PHE
SEQRES   7 A  273   GLY GLY ILE LYS CYS VAL GLU SER GLY GLY PRO GLU PRO
SEQRES   8 A  273   GLY VAL GLY CYS ALA GLY ARG GLY ILE ILE THR SER ILE
SEQRES   9 A  273   GLY LEU LEU GLU ASN LEU GLY ALA TYR THR ASP ASP LEU
SEQRES  10 A  273   ASP TYR VAL PHE TYR ASP VAL LEU GLY ASP VAL VAL CYS
SEQRES  11 A  273   GLY GLY PHE ALA MET PRO ILE ARG GLU GLY LYS ALA LYS
SEQRES  12 A  273   GLU ILE TYR ILE VAL ALA SER GLY GLU LEU MET ALA ILE
SEQRES  13 A  273   TYR ALA ALA ASN ASN ILE CYS LYS GLY LEU ALA LYS PHE
SEQRES  14 A  273   ALA LYS GLY GLY ALA ARG LEU GLY GLY ILE ILE CYS ASN
SEQRES  15 A  273   SER ARG LYS VAL ASP GLY GLU ARG GLU LEU LEU GLU ALA
SEQRES  16 A  273   PHE ALA LYS LYS LEU GLY SER HIS LEU ILE HIS PHE VAL
SEQRES  17 A  273   PRO ARG ASP ASN ILE VAL GLN ARG ALA GLU ILE ASN ARG
SEQRES  18 A  273   LYS THR VAL ILE ASP PHE ASP ARG GLU SER ASP GLN ALA
SEQRES  19 A  273   LYS GLU TYR LEU THR LEU ALA ASP ASN VAL GLN ASN ASN
SEQRES  20 A  273   ASN LYS LEU VAL VAL PRO THR PRO LEU PRO MET GLU GLU
SEQRES  21 A  273   LEU GLU ALA MET MET MET VAL GLU PHE GLY ILE VAL GLU LEU
SEQRES   1 B  273   MET ARG GLN ILE ALA ILE TYR GLY LYS GLY GLY ILE GLY
SEQRES   2 B  273   LYS SER THR THR THR GLN ASN LEU THR ALA ALA LEU SER
SEQRES   3 B  273   THR MET GLY ASN ASN ILE LEU LEU VAL GLY CYS ASP PRO
SEQRES   4 B  273   LYS ALA ASP SER THR ARG MET LEU LEU GLY GLY LEU ASN
```

图 3-24 6QA8 的 PDB 文件显性序列部分截图

2. 功能介绍

1）蛋白质二级结构的预测

有些研究者利用 PDB 中已搜集的蛋白质二级结构信息，试图归纳出更可靠的二级结构预测方法，已有很多结果发表。随着技术的不断进步和越来越多成果的出现，也许在不久的将来会有所突破。

2）蛋白质进化的研究

以前主要是从一级结构出发，分析序列的异同。随着 PDB 中蛋白质立体结构信息的大量增加，目前，某些研究人员正试图从立体结构的结构相关性出发来研究蛋白质进化问题。

3）模拟蛋白质的卷曲过程

研究人员提出了各种可能的卷曲路径，并在理论上模拟了卷曲过程，但这些假设的正确性，必须与已经明确的蛋白质空间结构比较才能确定。PDB 就提供了这样的一个比较标准，使研究人员可根据比

ATOM	1	N	MET A	1	-27.296	10.466	-9.085	1.00	60.81	N
ATOM	2	CA	MET A	1	-27.129	11.862	-8.690	1.00	58.02	C
ATOM	3	C	MET A	1	-28.472	12.594	-8.599	1.00	51.30	C
ATOM	4	O	MET A	1	-29.247	12.587	-9.549	1.00	54.67	O
ATOM	5	CB	MET A	1	-26.209	12.589	-9.676	1.00	45.14	C
ATOM	6	CG	MET A	1	-25.956	14.046	-9.312	1.00	50.94	C
ATOM	7	SD	MET A	1	-25.155	15.037	-10.600	1.00	60.91	S
ATOM	8	CE	MET A	1	-26.378	14.949	-11.908	1.00	57.37	C
ATOM	9	N	ARG A	2	-28.747	13.225	-7.459	1.00	48.49	N
ATOM	10	CA	ARG A	2	-29.942	14.053	-7.342	1.00	50.60	C
ATOM	11	C	ARG A	2	-29.745	15.367	-8.092	1.00	51.85	C
ATOM	12	O	ARG A	2	-28.657	15.957	-8.073	1.00	48.99	O
ATOM	13	CB	ARG A	2	-30.268	14.335	-5.873	1.00	48.21	C
ATOM	14	CG	ARG A	2	-30.578	13.104	-5.033	1.00	47.54	C
ATOM	15	CD	ARG A	2	-32.058	12.706	-5.111	1.00	49.73	C
ATOM	16	NE	ARG A	2	-32.934	13.548	-4.293	1.00	47.36	N
ATOM	17	CZ	ARG A	2	-33.068	13.440	-2.972	1.00	49.01	C
ATOM	18	NH1	ARG A	2	-32.372	12.531	-2.303	1.00	48.83	N
ATOM	19	NH2	ARG A	2	-33.902	14.242	-2.313	1.00	50.05	N
ATOM	20	N	GLN A	3	-30.808	15.830	-8.749	1.00	45.05	N
ATOM	21	CA	GLN A	3	-30.766	17.026	-9.590	1.00	44.03	C
ATOM	22	C	GLN A	3	-31.820	18.016	-9.095	1.00	45.48	C
ATOM	23	O	GLN A	3	-32.992	17.957	-9.479	1.00	40.95	O
ATOM	24	CB	GLN A	3	-30.975	16.651	-11.040	1.00	46.05	C
ATOM	25	CG	GLN A	3	-30.129	15.472	-11.466	1.00	45.26	C
ATOM	26	CD	GLN A	3	-30.345	15.109	-12.911	1.00	51.08	C

图 3-25　6QA8 的 PDB 文件隐性序列部分截图

较结果有目的地修改假设,使之更符合实际情况。

3. 特性与不足

与其他关于分子立体结构的数据库不同,PDB 搜集的数据绝大部分未经公开发表,是直接由各实验室向 PDB 提供的;而其他数据库中的数据则主要来自于公开的出版物[29]。

尽管 PDB 的处理程序已经有了很大的改进,但仍然存在许多不被系统发现的错误,需要对所有条目进行人工检查。且某些类型的问题仍然需要人工干预和处理,如:涉及处理异质(结构复杂的小分子)和解决晶体堆积的问题,提交的氨基酸序列和数据库中查到的氨基酸序列之间存在冲突等问题。有时需要参考其他的出版物和资料来明确事实信息,如晶体数据、生物细节等。需要进一步扩展和完善 AutoDep 的录入和验证程序组件,以适应储户和用户之间有些冲突的需求,同时确保信息保持最高标准的准确性。

3.3.3　GeneCards:基因信息数据库

GeneCards 数据库基本覆盖了各种专业数据库对人类基因的分析数据[30],是一个较为全面、好用的人类基因组注释数据库。GeneCards 数据库于 1997 年由以色列的 Weizmann 科学研究所的皇冠人类基因组中心建立,该数据库建立之初目标是将分散在各种数据库中的片段信息合理地、系统地整合到一起。通过二十多年的研发和维护,GeneCards 数据库克服了不同数据库自身格式的局限,自动挖掘并集成了 190 余个数据库的成千上万个人类基因表达、功能、位置、通路、变异、同源基因、疾病和相关参考文献等各种信息整合成基因网络卡片以供研究人员参考应用。截至 2019 年 11 月,GeneCards 数据库已收录并整理了 268 549 个人类基因的数据。该数据库中的数据不仅及时更新,还可以免费浏览。

GeneCards 数据库作为一种人类基因纲要,包括基因组、转录组、蛋白质组、遗传、临床、功能等以基因为中心的信息[31]。为了使数据库页面更加紧凑,GeneCards 数据库中部分条目的详细内容、图、表及参考文献等通过单击超链接形式即可查看到相关基因的所有可用信息。

1. 数据结构

GeneCards 数据库中的每个基因条目都以电子化的网页卡片形式分为 17 个主要章节进行描述。GeneCards 数据库中每个基因卡片通过编制各种数据库中的基因信息,定期自动整合并注释原数据库基因信息到该数据库中的相应章节。GeneCards 数据库自改版到 4.0 版本以后在保留传统内容与功能的基础上,通过整合数据与信息达到更好地用户体验。

2. 在分子生物领域的应用/功能

GeneCards 数据库中对每个基因的描述非常详细。基因功能方面,①分子功能:GeneCards 数据库中分子功能来源于其他数据库,基因本体分子功能表中展示了 GO IDs、GO 术语、证据和 PubMed IDs,此外超链接允许用户查看其他共享这个基因本体的基因。②表型和动物模型:此部分列出了人和小鼠基因相关表型,超链接不仅可以允许用户查看到其他共享这个基因表型的基因,还可以导航至动物模型,如敲除该基因的鼠模型。③功能相关产品:此部分内容提供了与该基因相关动物模型、克隆和细胞系等产品链接。通路与相互作用方面,①超级代谢途径:超级代谢途径表格中展示了该基因可能涉及的通路与动态链接,其中 G 为 KEGG 通路信息,R 为 REACTOME 通路信息。②通路来源:此部分内容按照通路信息来源数据库进行分类,每个数据库单元中仅显示 5 条相关通路,通过单击上方链接可查看全部通路信息。③相互作用蛋白质:蛋白质相互作用网络以图片形式展示,单击链接可查看更复杂、更多相互作用信息的网络图片。此外,以表格形式列出了相互作用蛋白质信息,包括每个相互作用蛋白质的基因名称与基因卡片链接、相互作用蛋白质的 ID 与外部数据库的链接,以及蛋白质相互作用网络中的相互作用信息链接。④相互作用信号网络开放资源(the Signaling Network Open Resource,SIGNOR):呈现了相互作用信号网络开放资源链接,以及相互作用基因列表与基因卡片链接。⑤基因本体生物过程:此部分展示了基因本体生物过程,包括该基因 GO ID、GO 术语、证据和 PubMed ID[32]。

3. 特性与不足

GeneCards 数据库经过二十多年的发展与数十次的改版,目前该数据库收录了 190 余个数据库的 268 549 个人类基因表达、功能、位置、通路、变异、同源基因、疾病和相关参考文献等各种信息,并整合成基因网络卡片供研究人员参考应用,是集成了多种专业数据库功能的人类基因综合数据库。

GeneCards 数据库中基因信息虽然丰富多样,但为了使数据库网页更加紧凑,数据中部分条目的详细内容、图、表及参考文献等通过单击超链接形式可查看到相关基因的所有可用信息,这就意味着用户需要频繁单击超链接或导航至其他数据库中获取基因的全面信息,间接地浪费了用户的研究时间。

3.3.4　KEGG:京都基因与基因组百科全书

如何借助计算机全面地展示细胞和生物所包含的生物学信息是后基因组时代的重大挑战之一。科学家们期望能够根据基因组中的信息,计算或者预测复杂的细胞通路或者生物学反应。为此,日本京都大学生物信息学中心的 Kanehisa 实验室于 1995 年建立了京都基因与基因组百科全书(Kyoto Encyclopedia of Genes and Genomes),即 KEGG 数据库。该数据库最新更新时间为 2022 年 1 月 1 日,最新发布的版本为 101.0。KEGG 是一个集成的数据库资源,分为系统信息、基因组信息、化学信息和健康信息等。KEGG 将基因、基因组信息以及更高层次的功能信息结合起来,通过对细胞内已知生物学过程的计算机化和将现有的基因功能信息解释标准化,对基因的功能进行系统化分析[17],且具有描述代谢途径预测基因功能获取基因组信息同源性识别以及解析蛋白质和其他大分子相互作用等诸多功能。研究人员不仅可以免费获取该数据库的数据,还可以使用 Java 图形工具访问基因组图谱,比较基因组图谱和转录组表达图谱。

1. 数据结构

迄今,KEGG 数据库共有 18 个子数据库,其中 4 个主要数据库为 PATHWAY、GENES、LIGAND、BRITE,其他子数据库是在这 4 个数据库基础上衍生而来的。PATHWAY 数据库提供发生在细胞内各种反应的人工绘制途径图,以网络形式呈现。GENES 数据库储存 KEGG 中注册的已测序的基因组信息。LIGAND 数据库可用于查询化合物、多糖及酶促反应等信息。BRITE 是将生物信息按等级层次分类归纳的数据库,其中所包含的 KEGG ORTHOLOGY(KO)是用于基因同源性识别的系统[18]。

2. 功能介绍

KEGG 作为一个参考知识库,被广泛地用于基因组测序和其他高通量实验技术得到的大规模数据集的整合和解释[19]。其在生物信息学中的应用包括:①代谢网络的分析。KEGG 通路图、BRITE 分层条目和 KEGG modules 构成了 KEGG 参考信息。用 KEGG mapper 来标记通路,就可以对代谢通路中需要的化合物或酶着色显示,有利于代谢途径的分析。另外,还可以对基因芯片数据进行分析,例如,在 KEGG Expression 数据库中分析基因芯片数据时,KegArray 可以使用不同颜色表示通路中各基因表达的变化,红色表示上调,绿色表示下调。②疾病及药物代谢网络分析应用。KEGG Mapping 整合疾病和药物信息广泛用于相关研究。收集在 KEGG DISEASE 的所有已知疾病基因以及收集在 KEGG DRUG 的所有药物靶点都合并在 KEGG PATHWAY 和 BRITE 数据库中,可以在代谢图中使用 KEGG Mapping 用不同颜色标出对应基因。在疾病的代谢路径图里的疾病/药物图中,粉色框里是与疾病有关基因,亮蓝色框里是药物靶点。③基因组比较以及合并。在 KEGG GENOME 页面不仅可以用 Mapping 比较不同物种的代谢能力,还可以来检查人-病原体以及人-微生物代谢关系互补性,检查物种之间的共同特征。④重构代谢网络以及目标物种酶数据库的构建。从 LIGAND 数据库中能够获取重建目标物种的代谢网络中的所有基因-酶以及酶-反应列表,其中,酶在连接基因和相应代谢反应中起到关键作用,由于酶的 EC 号是唯一的,可以据此建立一个包含参与细胞新陈代谢的所有代谢组分及其代谢反应的列表。再通过其他数据库的信息辅助参考优化,就可以构建出该目标物种全部酶及反应数据库。得到高质量数据库后,即可用相关软件对代谢网络进行重构[20]。因此,KEGG 数据库可被广泛运用于代谢网络的构建。

3. 特性与不足

KEGG 数据库作为一个联系了基因、酶和反应构建代谢网络的大型综合数据库,它以善于分析解读的图形界面为独特优势,对基因、酶以及其代谢网络的研究提供了很好的平台。在生物合成方面,能够通过控制代谢流量来提高目标产物产量。不仅如此,KEGG 着重发展的疾病代谢网络有助于研究疾病致病机理以及药物作用靶点。

KECG 是一个较全面的数据库,包含了代谢通路、基因信息、化合物反应等数据,但是也有一些疏忽之处,比如,着色输入框区分大小写;KegArray 启动时数据不对;有些酶促反应在 LIGAND 库中虽有记录但在指定物种中并不发生,因而导致重构的网络包含虚假边;在重构多个代谢网络的情况下,为读取数据不得不频繁访问 KEGG 的远程服务器,非常耗时等问题。

3.4　网络药理学常用蛋白相互作用数据库

3.4.1　BioGRID:生物学通用相互作用数据库

BioGRID(Biological General Repository for Interaction Database)数据库是一个免费开放的交互存储库,致力于蛋白质信息的管理和储存、所有生物物种及人类的遗传物质和化学相互作用。BioGRID创建于 2003 年,最初为一般的交互数据集存储库,后更名为 BioGRID[34]。当前 BioGRID 的版本为 3.5.173。该版本从 69 644 篇文献中整理出了 1 690 901 个蛋白质-基因相互作用信息,与 28 093 个化学关联以及 726 378 个蛋白转录后修饰信息,并覆盖动物类(包括人、斑马鱼、小鼠、果蝇、冈比亚按蚊、欧洲蜜蜂、牛、犬、豚鼠、猴、马、鸡、兔、羊、猩猩、猪、非洲爪蟾、海胆等),植物类(包括拟南芥、金银花、大豆、稻、番茄、马铃薯、葡萄、玉米、蓖麻等),细菌病毒类(包括枯草杆菌、白色念珠菌、大肠杆菌、肝炎病毒、疱疹病毒、HIV 病毒、人乳头瘤病毒、结核分枝杆菌、粗糙脉胞霉、烟草花叶病毒、玉米黑粉菌、牛痘病毒),其他包括秀丽隐杆线虫、阿米巴虫、虱子、疟原虫、酵母、地衣类等。所有信息都可以通过网站提供的搜索引擎免费查看和下载,数据库还提供了多个在线分析和可视化工具。

BioGRID 网站的主页如图 3-26 所示,使用起来也比较简单,只需要输入一个基因 ID、关键词或基因名,选择物种,单击搜索即可获得基因互作的结果。检索结果主要由三部分内容组成。①基本信息的描述:包括检索的蛋白质名词、别名,转录后修饰,GO 注释信息以及和其他数据库的链接;②信息统计:统计每种互作用类型和比例;③详细结果显示:提供蛋白相互作用信息、该蛋白质的相互作用网络等。

图 3-26　BioGRID 网站的主页

1. 数据结构

BioGRID 还在生物医学科学特别相关的领域进行相关项目开发,例如泛素-蛋白酶体系统和各种人类疾病相关的相互作用网络。BioGRID 策略通过交互管理系统(Interactive Multimedia Service,IMS)进行协调,该系统通过结构化证据代码,表型本体和基因注释促进编译交互记录。BioGRID 结构已得到改进,以支持更广泛的相互作用和翻译后修饰类型,允许更复杂的多基因/蛋白质相互作用的表示。

2. 功能介绍

随着后基因组时代的发展,蛋白质研究越来越广泛和深入。BioGRID 持续扩大从生物医学文献中筛选蛋白质和遗传相互作用,以及相关属性,如蛋白质变异、表型和化学或药物相互作用等。这些网络数据集与其他数据类型(包括表达数据、定量表型数据和高分辨率序列数据)的集成将推动药物发现研究工作。

3. 特性

当前侧重于生物学的特定领域,目前正在努力扩大对多种后生动物的管理,以便深入了解与人类健康相关的保守网络和路径。BioGRID 3.5 Web 界面包含新的搜索和显示功能,可以跨多种数据类型和来源进行快速查询。BioGRID 为几个模型生物数据库提供交互数据,如 Entrez-Gene,SGD,TAIR 等资源,FlyBase 和其他交互元数据库。整个 BioGRID 3.2 数据集可以以多种文件格式下载,包括 IMEx 兼容的 PSI MI XML。对于开发人员,BioGRID 交互也可通过基于 REST 的 Web 服务和 Cytoscape 插件获得。所有 BioGRID 文档均可在 BioGRID Wiki 中在线获取。

3.4.2　DIP：蛋白质相互作用数据库

DIP(Database of Interacting Proteins)数据库是 1999 年 8 月由加州大学洛杉矶分校分子生物学研究所的结构生物学和分子医学实验室创立的,旨在将蛋白质相互作用(Protein-Protein Interaction,PPI)的各种实验证据整合到一个易于访问的在线数据库中,建立一个简单、易用的 PPI 公共数据库。此外,DIP 数据库还是 IMEx 联盟(International Molecular Exchange Consortium)的成员数据库之一。

1. 数据结构

DIP 数据库收录了经实验证实的 PPI 信息以及来自 PDB(Protein Data Bank)数据库的蛋白质复合物,属于经过专家手工挖掘或通过计算方法获得最可靠的 PPI 数据[35-38]。截至最近更新时间 2017 年 2 月 13 日,DIP 收集归类了涵盖 834 种物种来源的 28 850 种蛋白参与的 81 923 个 PPI,覆盖了 8234 个数据源共 82 143 项实验。

DIP 数据库提供多种查询方式,用户可直接基于蛋白质、生物物种、蛋白质超家族、关键词、实验技术或引用文献查询 PPI,也可基于序列相似性的 BLAST 搜索、pattern 搜索和 motif 搜索查询 PPI。查询的结果列出节点(Node)与连接(Link)两项,节点用于描述所查询的蛋白质的特性,包括蛋白质的功能域(Domain)、指纹(Fingerprint)等,有的还批注酶的代码或出现在细胞中的位置;连接指两个节点之间的相互作用关系。DIP 对每一个 PPI 都会说明证据(实验的方法)、提供文献,也记录除巨量分析外的支持此 PPI 的实验数量。查询结果的示例如图 3-27 所示。DIP 数据库提供的标准数据集包括 HiTHR 高通量(基因组规模)数据集、FULL(完整的 DIP 数据集)、SPECIES(特定物种集)、FASTA(DIP 序列)等和 DIP-IMEx 数据集[39,40]。

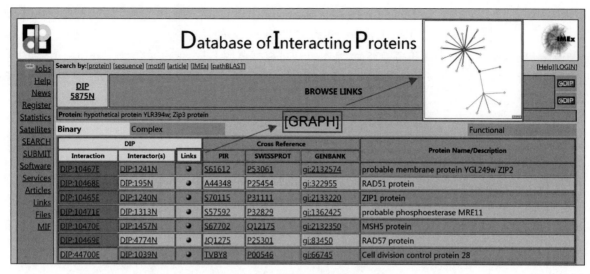

图 3-27　DIP 数据库查询结果示例

2. 功能介绍

MiSink 是 DIP 数据库用于 Cytoscape(一个用于生物交互数据可视化和集成的开源平台)的一个插件,可将其转换为 DIP 的交互式图形界面。JDIP 是 DIP 数据库提供的一个基于 Java 语言的可视化应用工具,可将 PPI 数据以网络形式更加直观地展现出来,并允许用户将其实验信息如 mRNA 表达数据、功能结构域的功能、蛋白质翻译后修饰等整合到蛋白质之间相互作用的网络中。此外,DIP 数据库还发展了 3 个子数据库[35,40]:蛋白质配体与受体数据库(The Database of Ligand-Receptor Partners,DLRP),实时 PPI 数据库(The LiveDIP Database,LiveDIP),用基因融合法、系统发生谱法等预测的 PPI 数据库(Inferring Functional Linkages Between Proteins,Prolink)。

3. 特性

DIP 数据均为经过专家手工挖掘或通过计算方法获得最可靠的 PPI 数据,它被选为评估高通量筛选和计算机预测得到的 PPIs 的黄金标准集,并且提供 PPIs 真实性评估服务,包括基于平行同源关系的 PVM(Paralogous Verification Method)、基于表达谱分析的 EPR 法(Expression Profile Reliability)以及基于结构域相互作用的 DPV 法(Domain Pair Verification)。但相应地,必要的人工干预和处理使该数据库更新相对缓慢。

3.4.3　IntAct：分子相互作用数据库

IntAct(Molecular Interaction Database)数据库是由欧洲生物信息学研究所于 2003 年创立[41,42]的,主要目标是帮助研究人员充分利用公共 PPI 数据,减少冗余并提供一个统一的查询工具,最大化提升数据存储和检索的效率。IntAct 数据库是 IMEx 联盟的成员数据库之一,目前该数据也整合了 IMEx 的所有数据。IntAct 数据库为分子间相互作用提供了一个免费的、有开源数据库的分析工具,所有的数据来源于已经发表的文献报道结果,并由生物学专家人工注释,保证高精确性,包括实验方法、实验条件和相互作用的功能结构域等[42]。IntAct 数据库的最新版本为 4.2.17,涵盖物种有人、酵母、果蝇、大肠杆菌、拟南芥(鼠耳芥)和秀丽隐杆线虫,包含了 110 643 个蛋白或分子的 585 731 个相互作用和 889 774 个二元相互作用的证据,覆盖了 20 585 个出版物、67 624 项实验,共有 3829 个受控词(Controlled Vocabularies)对用于生成数据的实验细节进行一致的描述。

IntAct 数据库分基本查询和高级查询,基本查询可根据基因名称、蛋白质名称、PubMed ID 和生物学作用等进行简单搜索;高级查询可根据实验方法和 IntAct 自定义的受控词进行查询,结果展示工具可以显示图形化的 PPI 网络。

1. 数据结构

IntAct 数据库支持包括 PSI-MI XML,PSI-MITAB,RDF/XML,RDF/XML-ABBREV,N3,N-Triples 和 Turtle 在内的多种格式。IntAct 研究小组建议生物学家在文献发表之前向该数据库直接提交 PPI 信息(格式不限,推荐 IMEx 格式),这一过程如同向 GenBank 数据库直接提交核苷酸序列一样,可以方便数据的增加和管理。IntAct 数据可通过 PSICQUIC 服务以及许多其他数据类型获得,包括预测性交互,基因组和用于推断分子相互作用的基于文本挖掘方法的结果。

2. 功能介绍

IntAct 数据库提供 PPI 网络的可视化在线分析,同时支持 Cytoscape,Proviz 等第三方网络构建软件。除了存储并查询相互作用蛋白质信息,IntAct 数据库还提供基于"Pay-As-You-Go"算法预测下拉实验(Pull-Down)的最佳诱饵蛋白信息。

3.4.4 STRING:基因/蛋白相互作用关系数据库

STRING(Search tool for the retrieval of interacting genes/proteins)数据库由欧洲分子生物学实验室于 2009 年创建[43~46],旨在收集和整合已知和预测的大量生物蛋白质-蛋白质关联数据信息。它是一个免费、开源的 PPI 检索与预测信息数据库,整合了来源于高通量实验、文本挖掘、生物信息预测和相互作用数据库(如 BioGRID 和 IntAct 等)的 PPI,同时利用打分系统对不同方法得到的相互作用分配不同权重,提供每对 PPI 的可靠性评分[35,36]。目前最新版本为 2019 年 1 月 19 日发布的 11.0 版,涵盖 5090 种有机体的约 24 600 000 个蛋白和超过 2 000 000 000 个相互作用。

1. 数据结构

STRING 数据库中的关联包括具有特定性和生物学意义的直接(物理)相互作用以及间接(功能)相互作用,同时利用打分系统对不同方法得到的相互作用分配不同权重,提供每对 PPI 的可靠性评分。除收集和重新评估 PPI 的现有数据(来源有:KEGG,EcoCyc,BIioCyc,GO,Reactome,Biocarta,NCI-Nature Pathway Interaction Database,MINT,HPRD,BIND,DIP,PID,BioGRID),以及用数据集导入已知途径和蛋白质复合物外,相互作用预测有以下来源:①系统共表达分析;②共有选择性检测跨基因组的信号;③科学文献的自动文本挖掘(来源有:SGD,OMIM,FlyBase,PubMed);④基于基因直系学的生物之间相互作用知识的计算转移(Neighborhood,Co-occurrence,Co-expression,Gene Fusion)。

用户可根据蛋白质名称(可同时输入多个)、序列名称(可同时输入多个)、生物体或蛋白质家族进行查询,结果以由节点(Node)和边(Edge)组成的可单击的互动网络图进行展示,节点表示蛋白,节点之间的连线表示两个蛋白之间的相互作用,也可根据需要选取特定来源的数据或扩展的网络图进行重新绘图。结果的导航选项包括 Viewers,Legend,Settings,Analysis,Exports,Clusters 和用于调整互动网络图中显示节点数量的 More/Less,选中一个节点处的蛋白,可在弹出窗口中显示其结晶蛋白(来自 PDB)的图像以及蛋白质模型(来自 SwissModel)的图像等,并允许进行以下操作:①查找 STRING 中与窗口蛋白质相互作用的所有蛋白质;②向网络添加与窗口蛋白质相互作用的蛋白质;③显示蛋白质序列;④STRING 中的同系物;⑤重定向到 GeneCards 数据库中的相应条目(仅适用于人类蛋白质);⑥重定向到 SMART 数据库中的相应条目。在 Viewers 页面中,用户可获得 Network,Neighborhood,Co-occurrence,Co-expression,Fusion,Experiments,Databases 和 Textmining 等相关信息。在 Legend 页面中,显示了每个蛋白的颜色和对应的与查询 PPI 的 score 值。在 Settings 页面中,用户可对结果中的 PPI 类型和呈现方式进行设置。在 Analysis 页面中,对于 PPI 网络中的基因,提供了 GO 和 KEGG 富集分析的结果。在 Clusters 页面中,用户可对基因进行聚类分析,支持 K-Means 和 MCL 聚类,聚类的结果为 TSV 格式。查询结果示例如图 3-28 所示。

图 3-28　STRING 数据库查询结果示例

2. 功能介绍

STRING 数据库的主要目的是构建 PPI 网络。它可以用于过滤和评估功能性基因组学的数据,并为注释蛋白质的结构、功能和进化性提供一个比较直观的平台。用于探索预测 PPI 网络,为实验研究提供新方向,并且能够为相互作用的映射提供物跨物种预测。所有的 PPI 数据都被加权、整合,并且都有一个计算得到的可靠值。

3. 特性

STRING 数据库完全是预先计算好的,因此高层次的网络或单个 PPI 的界面的所有信息都可以被迅速获取。支持单独选择各种证据类型,可在运行的时候进行定制搜索,同时也会有专门的查看器来对所有的关联证据进行查看。STRING 数据库是一项探索性的资源,比基本的 PPI 数据库包含了更多的关联数据。推荐用于快速、初步地获取要查询的蛋白的 PPI 信息,尤其是未有良好表征的蛋白。

参 考 文 献

[1] XU H Y,ZHANG Y Q,LIU Z M,et al. ETCM:an encyclopaedia of traditional Chinese medicine[J]. Nucleic Acids Research,2019,47(D1):976-982.

[2] HUANG L,XIE D L,YU Y R,et al. TCMID 2. 0:a comprehensive resource for TCM[J]. Nucleic Acids Research,2018,46(D1):1117-1120.

[3] XUE R C,FANG Z,ZHANG M X,et al. TCMID:Traditional Chinese Medicine integrative database for herb molecular mechanism analysis[J]. Nucleic Acids Research,2013,41(D1):1089-1095.

[4] WU Y,ZHANG F L,YANG K,et al. SymMap:an integrative database of traditional Chinese medicine enhanced by symptom mapping[J]. Nucleic Acids Research,2019,47(D1):1110-1117.

[5] FANG Y C,HUANG H C,CHEN H H,et al. TCMGeneDIT:a data-base for associated traditional Chinese medicine,gene and disease information using text mining[J]. BMC Complementary and Alternative Medicine,2008,8(1):58.

[6] RU J L,LI P,WANG J N,et al. TCMSP:a database of systems pharmacology for drug discovery from herbal medicines[J]. Journal of Cheminformatics,2014,6(1):13.

[7] LIU Z Y,GUO F F,WANG Y,et al. BATMAN-TCM:a bioinformatics analy-sis tool for molecular mechanism of traditional chinese medicine[J]. Scientific Reports,2016,6(1):82-83.

[8] YOAV B,YOSEF H. Controlling the false discovery rate:a practical and powerful approach to multiple testing[J]. Journal of the Royal Statistical Society,Series B (Methodological),1995,57(1):289-300.

[9] WANG J F,ZHOU H,HAN L Y,et al. Traditional Chinese medicine information database [J]. Clinical Pharmacology & Therapeutics,2005,103(3):501-501.

[10] WHEELER D L,CHURCH D M,FEDERHEN S,et al. Database resources of the National Center for Biotechnology[J]. Nucleic Acids Research,2003,31(1):28-33.

[11] HAMOSH A,SCOTT A F,AMBERGER J S,et al. Online Mendelian Inheritance in Man (OMIM),a knowledgebase of human genes and genetic disorders[J]. Nucleic Acids Research,2005,33:D514-517.

[12] AMBERGER J S,BOCCHINI C A,SCHIETTECATTE F,et al. OMIM. org:Online Mendelian Inheritance in Man (OMIM®),an online catalog of human genes and genetic disorders[J]. Nucleic Acids Research,2015,43:D789-798.

[13] GROZA T,KOHLER S,MOLDENHAUER D,et al. The human phenotype ontology:semantic unification of common and rare disease[J]. The American Journal of Human Genetics,2015,97(1):111-124.

[14] KOHLER S,VASILEVSKY N A,ENGELSTAD M,et al. The human phenotype ontology in 2017[J]. Nucleic Acids Research,2016,45(D1)：D865-D876.

[15] KOHLER S,DOELKEN S C,MUNGALL C J,et al. The Human Phenotype Ontology project：linking molecular biology and disease through phenotype data[J]. Nucleic Acids Research,2014,42：D966-974.

[16] ROBINSON P N,MUNDLOS S. The human phenotype ontology[J]. Clinical Genetics,2010,77(6)：525-534.

[17] KANEHISA M,FURUMICHI M,TANABE M,et al. KEGG：new perspectives on genomes,pathways,diseases and drugs[J]. Nucleic Acids Research,2016,45(D1)：D353-D361.

[18] 韩增叶,田平芳. KEGG 数据库在生物合成研究中的应用[J]. 生物技术通报,2011(01)：76-82.

[19] KANEHISA M,SATO Y,FURUMICHI M,et al. New approach for understanding genome variations in KEGG [J]. Nucleic Acids Research,2018,47(D1)：D590-D595.

[20] 李向真,刘子朋,李娟,等. KEGG 数据库的进展及其在生物信息学中的应用[J]. 药物生物技术,2012,19(06)：535-539.

[21] JANET P,ÀLEX B,NURIA Q R,et al. DisGeNET：a comprehensive platform integrating information on human disease-associated genes and variants[J]. Nucleic Acids Research. 2017,45(D1)：D833-D839.

[22] PINERO J,QUERALT R N,BRAVO À,et al. DisGeNET：a discovery platform for the dynamical exploration of human diseases and their genes [J]. Database：the Journal of Biological Databases and Curation, 2015, 2015：bav028.

[23] QUERALT R N,PINERO J,BRAVO À,et al. DisGeNET-RDF：harnessing the innovative power of the Semantic Web to explore the genetic basis of diseases[J]. Bioinformatics,2016,32(14)：2236-2238.

[24] BRAVO À,PINERO J,QUERALT R N,et al. Extraction of relations between genes and diseases from text and large-scale data analysis：implications for translational research[J]. BMC Bioinformatics,2015,16(1)：55.

[25] Li Y H,Yu C Y,Li X X,et al. Therapeutic target database update 2018：enriched resource for facilitating bench-to-clinic research of targeted therapeutics[J]. Nucleic Acids Research,2017,46(D1)：D1121-D1127.

[26] BERNSTEIn F C,KOETZLE T F,WILLIAMS G J,et al. The Protein Data Bank：A computer-based archival file for macromolecular structures[J]. European Journal of Biochemistry,1977,185(2)：584-591.

[27] SUSSMAN J L,LIN D,JIANG J, et al. Protein Data Bank (PDB)：Database of three-dimensional structural information of biological macromolecules[J]. Acta Crystallographica Section D Biological Crystallography,1998, 54：1078-1084.

[28] 王三山. 生物大分子空间结构数据库(PDB)简介[J]. 生命的化学(中国生物化学会通讯),1991(2)：13-15.

[29] BREITKREUTZ B J,STARK C,TYERS M. The GRID：the general repository for interaction datasets[J]. Genome Biol. 2003,4(3)：R23.

[30] SAFRAN M,SOLOMON I,SHMUELI O,et al. GeneCards ™2002：towards a complete,object-oriented,human gene compendium[J]. Bioinformatics,2002,18(11)：1542-1543.

[31] SAFRAN M,DALAH I,ALEXANDER J,et al. GeneCards Version 3：the human gene integrator[J]. Database, 2010：baq020-baq020.

[32] STELZER G,ROSEN N,PLASCHKES I,et al. The GeneCards suite：from gene data mining to disease genome sequence analyses[J]. Current Protocols in Bioinformatics,2016,54(1)：1.30. 1-1.30. 33.

[33] RAPPAPORT N,TWIK M,PLASCHKES I,et al. MalaCards：an amalgamated human disease compendium with diverse clinical and genetic annotation and structured search [J]. Nucleic Acids Research, 2017, 45 (D1)：D877-D887.

[34] STARK C,BREITKREUTZ B J,REGULY T,et al. BioGRID：a general repository for interaction datasets[J]. Nucleic Acids Research. 2006,34：D535-D539.

[35] 王建. 蛋白质相互作用数据库[J]. 中国生物化学与分子生物学报,2017,33(08)：760-767.

[36] 余鑫煜,许正平. 蛋白质相互作用数据库及其应用[J]. 中国生物化学与分子生物学报,2008(03)：189-196.

[37] SALWINSKI L,EISENBERG D. Computational methods of analysis of protein-protein interactions[J]. Current

Opinion in Structural Biology,2003,13(3):377-382.

[38] XENARIOS I,EISENBERG D. Protein interaction databases & search[J]. Protein Technologies and Commercial Enzymes,2010,145:334-339.

[39] XENARIOS I,RICE D W,SALWINSKI L,et al. DIP:the database of interacting proteins[J]. Nucleic Acids Research,2000,28(1):289-291.

[40] SALWINSKI L,MILLER C S,SMITH A J,et al. The database of interacting proteins:2004 update[J]. Nucleic Acids Research,2004,32(suppl_1):D449-D451.

[41] KERRIEN S,ARANDA B,BREUZA L,et al. The IntAct molecular interaction database in 2012[J]. Nucleic Acids Research,2011,40(D1):D841-D846.

[42] HERMJAKOB H,MONTECCHI P L,LEWINGTON C,et al. IntAct:an open source molecular interaction database[J]. Nucleic Acids Research,2004,32(suppl_1):D452-D455.

[43] VON M C,JENSEN L J,SNEL B,et al. STRING:known and predicted protein-protein associations,integrated and transferred across organisms[J]. Nucleic Acids Research,2005,33(suppl_1):D433-D437.

[44] VON M C,JENSEN L J,KUHN M,et al. STRING 7—recent developments in the integration and prediction of protein interactions[J]. Nucleic Acids Research,2006,35(suppl_1):D358-D362.

[45] SZKLARCZYK D,MORRIS J H,COOK H,et al. The STRING database in 2017:quality-controlled protein-protein association networks,made broadly accessible[J]. Nucleic Acids Research,2017,45(D1):D362-D368.

[46] ENSEN L J,KUHN M,STARK M,et al. STRING 8—a global view on proteins and their functional interactions in 630 organisms[J]. Nucleic Acids Research,2008,37(suppl_1):D412-D416.

第 4 章　网络药理学常用软件

本章导读：

网络药理学作为当前药理学研究的热门方向和网络科学研究的重要医学应用，随着大规模药理学和疾病分子网络数据的积累与整合，已经成为传统药理学研究不可或缺的补充组成部分。除了不断涌现的新方法和新技术之外，将大量的分析技术和方法如网络分析和分子功能分析等固化成相关软件或程序，并以免费或开放的形式提供研究者使用，是促成该方向蓬勃发展的重要因素和支撑条件。本章从信息处理和计算机系统的视角，通过提炼网络药理学相关软件或程序的总体功能流程，对常用的网络药理学软件进行归类介绍，并结合实际数据的处理、分析和可视化等操作，进行示范性的应用实例讲解。本章的实际操作步骤和内容，结合其他章节的网络药理学理论分析、分析方法和研究案例等，将给相关研究人员或学生提供可以借鉴的软件工具和实际操作方法，为实际开展网络药理学研究提供便捷的软件工具选择和实用指导。

4.1　网络药理学软件功能框架及分类

4.1.1　总体软件功能需求

网络药理学[1]是利用药物靶点关系、相互作用组网络和表型基因型关联等网络关系数据，以药物干预在分子网络中的调控作用分析为目标，采用相应的数据分析模型和方法如复杂网络（Complex Network）、机器学习（Machine Learning）和分子功能特性分析等进行药物分子机制的阐释和发掘的研究学科。发现药物的靶点以及以何种形式调控相应的靶点，从而达到疾病治疗的效果是药理学研究的重点；网络药理学研究重点则在于发现和确认药物的多靶点效应及其网络药效机制，并通过分析网络调控的整体效应，解析和发现药物及其组合对疾病的系统性治疗效果。

一般情况下，经典的网络药理学研究案例涉及网络数据收集与集成、网络结构分析与预测、分子及网络功能分析、药物靶点（靶标）关系分析、药物相互作用或者组合分析和药物适应症分析等主要环节。前三个环节是经典网络药理学研究的共性步骤和方法，而后三个环节是结合具体应用的典型任务。相关环节涉及的核心数据在本书的其他相关章节有详细阐述，主要包括药物的临床药效信息、药物成分结构及其相互作用、药物靶点关系、相互作用组网络、表型基因型关联、药物副作用和药物适应症等内容。

1) 网络数据收集与集成

针对特定药物的作用机理研究问题，主要目标关系数据如药物靶点关系缺乏是较为常见的情况。除了通过湿性试验产生相应的目标数据之外，网络药理学研究还常常应用自动化的数据抽取或者产生方法进行目标关系数据的收集。同时,往往通过融合不同来源(医学文献、结构化数据库等)、不同类型(药物靶点关系、药物副作用关系和疾病基因关系等)的网络数据,进行数据集成获得面向特定研究目标的整合型网络数据资源。例如,作为网络药理学的核心研究任务,药物靶点关系预测在早期往往采用相对单一的数据类型如药物化学结构信息、药物靶点关系信息等,但由于各类型信息的不完整性和相互补充的特性,近年来利用多源网络数据集成构建网络药理学的基本数据资源,已经成为导向性的研究方向。在未来可见的研究工作中,网络数据集成将成为基本的研究方法,因此网络数据集成是网络药理学研究或者软件的基本需求之一。

2) 网络结构分析与预测

从网络科学或者复杂网络[2,3]学科方向的角度,网络药理学是复杂网络在药理学领域的一个经典应用,其更加广泛的医学应用可以认为是网络医学[4](Network Medicine)。因此,基于复杂网络的分析方法与模型如节点或边的中心性度量(Node or Edge Centrality Measure)、最短路径(Shortest Path)、链接预测(Link Prediction)、社团分析[5,6](Community Detection)和各种统计图生成模型(如随机图[7]、小世界网络[8]和无尺度网络[9]等)等是网络药理学的主要分析方法。例如,利用网络的邻接结构、网络的路径连接模式或者节点的属性信息等进行的边的预测问题,称为链接预测,其最直接的应用就是药物靶点预测(判定特定药物节点与靶点节点之间的关系边是否存在)问题。而从整体网络中获得内部具有相对稠密的联系,外部具有相对稀疏联系的子网络结构的社团分析的直接应用是疾病模块[10](Disease Module)或者药物靶点模块的发现和确认。因此,以上两种方法很自然地成为网络药理学的核心复杂网络分析方法。另外,以上两类网络分析的问题,还可以直接建模成典型的机器学习[11]问题,如可以将药物靶点关系问题看成信息推荐[12]问题、边判定的二分类问题或者是相应的排序学习[13]问题等;而疾病模块的分析则可以看成在网络数据上的聚类问题。所以,机器学习方法如回归分析、支持向量机、贝叶斯网络和深度神经网络等有监督学习方法[11]可以用于药物靶点预测问题。而无监督学习方法,如:K-Means、谱聚类和层次聚类等都可应用于疾病模块的发现,各种社团分析方法如基于图划分的方法和基于模块度评估的优化方法等,都可以认为是基于网络数据的聚类方法。由此可见,常见的复杂网络分析,甚至部分基于网络数据的机器学习软件等都是可用于网络药理学研究的工具和方法。

3) 分子及网络功能分析

确定药物靶点及其分子网络的具体生物学功能是解析药物分子机理及其药效作用的重要任务。因此,系统性的分子功能分析方法成为网络药理学从分子、细胞、组织、器官和系统等多层次水平,以及药物不良反应和副作用等多角度,进一步阐释药效及药代动力学机理的重要技术手段。其中基因或者蛋白质水平的功能分析以基因本体(Gene Ontology,GO)分析为主,分子通路分析则可结合相应的通路数据库如 KEGG、Reactome 等进行代谢通路、信号转导通路和蛋白质复合体等分子功能分析。

4) 药物靶点关系分析与预测

药物靶点分析是网络药理学的核心分析任务和目标。从涉及的药物种类和研究范围来看,可以分为两类主要的研究途径。第一类关注特定药物(或中药复方)或者病种的药物靶点发现,该任务旨在利用特定药物的临床功效或针对的表型信息,通过虚拟筛选、文献人工编审和信息抽取或者湿性实验等手段,确认药物(相对应的小分子化学成分)与靶点的新颖绑定关系,并通过分子网络中的靶点与疾病关联基因或者生物标记物的相互作用信息,形成相对可靠的研究结果。第二类关注利用整合的网络药理学数据或者药物的关联属性信息,研发大规模的药物靶点关系预测方法。第一类研究实际上是基于网络药理学的案例性药物靶点关系研究,有望对临床上具有实效的药物和处方的机理进行解析,形成药理机制的认识和阐释,并为药物靶点关系数据资源提供了新的记录。该类研究在中药网络药理学方面有广泛的应用,特别是针对中药复方的靶点及其分子网络研究具有实际成效和研究价值。第二类研究以新分析方法和模型的研制为主要目标,也是网络药理学研究的核心研究任务之一。该方面的方法主要以复杂网络分析和机器学习两类模型为主。截至目前,研究人员实现的相关药物靶点预测算法与模型多种多样,推动了网络药理学研究的进展。鉴于深度表示学习和深度神经网络模型等在数据量充分情况下的显著性能优势,当前的算法及其软件研发形成了以深度学习模型为主的潮流和趋势。

5）药物相互作用和组合分析

药物相互作用（Drug-Drug Interaction）是在药物使用过程中同时使用的食物、饮料、食品补充剂和其他药物等造成的成分之间的相互影响和作用,这些相互作用往往导致副作用、不良反应,但也可能引起良性药效作用[14]。药物组合（Drug Combinations）分析是针对临床实际中合并疾病、并发疾病等复杂性疾病,以及复杂性慢性疾病如癌症和复杂传染性疾病如 HIV 等,需要对同一患者（特别是老年人）同时开列并服用多个药物的情况进行分析和研究,以发现优效的药物组合,确认导致严重副作用的药物组合等。因此,鉴于组合药物（甚至复方药物）的普遍使用,使药物的相互作用分析成为重要的研究方向,而药物的相互作用分析也是在网络药理学框架之内进行组合药物研发的重要交叉性研究内容。以上两个研究任务相辅相成,鉴于网络药理学关注药物的多靶点及分子网络效应,因此,药物相互作用及组合分析成为网络药理学方法的重要应用,能够发现和确认更加系统性的药物相互作用和优效的组合药物。同时,中药网络药理学研究本身就是面向复方的药理学研究,其复方各药物成分的多样性,使药物相互作用以及组合药物机制的系统性研究成为重要并有希望获得突破的研究任务及科学问题。优效组合药物网络效应指标[15]乃至体现君臣佐使组方配伍规律的复方网络药效指标的发现和确认将是中药网络药理学研究的重要基础性研究任务。

6）药物适应症分析与预测

药物适应症（Drug Indication）分析是网络药理学研究的终极目标,即确定药物最终能够有效治疗的疾病或者临床表型。从分析方法的角度而言,药物适应症分析与预测及新药研发中非常关注的药物重定位（Drug Repurposing 或 Drug Repositioning）[16]是同一个问题。因为,对给定药物预测其全部的药效表型谱（所治疗或产生作用的疾病或者表型）,发现新颖的适应症是药物重定向分析的重要目标[16]。另外,在此种意义上,药物的副作用和不良反应也可认为是药物广义上的效应表型,只是药物副作用和不良反应是非预期的药物效应表型。鉴于网络药理学基于广泛系统数据整合和网络调控的药物作用理念,在整体分析药物的适应症方面具有天然的优势和特色。因此,基于网络方法和网络药理学的药物重定向研究成为新药研发的广泛认可的新思路和新方法。

4.1.2　网络药理学软件功能框架及分类

上节对网络药理学研究的数据处理和分析需求进行了简要总结,网络药理学研究涉及数据资源整合和集成、网络构建与分析和药物靶点关系预测等多样化的方法和软件功能需求。从其功能框架及分类来看,基本囊括图 4-1 所示的数据处理和分析功能模块。实际上当前的网络药理学方法和软件研发也主体围绕以下四大方面的功能需求。例如,在网络药理学数据资源的形成和集成方面,构建了网络药理学数据库如 DrugBank[17]、STITCH[18]、SIDER[19]、PubChem,以及功能基因组和相互作用组的大量高质量数据库等。特别的,在中药网络药理学领域,也构建了包含中药-化学成分-靶点等关系的数据库资源平台,此类数据平台为中药网络药理学的研究和发展提供了很大助力。另外,针对特定病种如稀有疾病、精神类疾病、癌症等的药物靶点预测方法和 Web 软件,药物相互作用预测、药物组合分析药物重定向和药物副作用分析软件也在逐步研发中形成热潮。同时,复杂网络、机器学习软件和面向大数据分析的编程语言(如 Python 等)的进一步成熟及生物学领域应用也为网络药理学的研究提供了强大的技术支撑。后续章节将围绕以上方面进行典型方法、软件和实际编程操作的示范。

图 4-1 网络药理学软件功能模块框架

4.2　网络药理学常用的 Web 软件

　　根据上节介绍的网络药理学分析需求,可知药物靶标、药物适应症等研究是其重要应用。研制方便快捷的 Web 软件是促进药物靶点、适应症分析等药理学研究的重要途径,尤其对初识网络药理学技术和方法的研究者非常重要。目前,面向研究者开发了优秀的系列 Web 分析工具,本节将从成型的 Web 软件方面对分析类工具进行介绍。

4.2.1　药物靶标预测 Web 软件

　　一直以来,新药的设计与开发是一个复杂、昂贵而耗时的过程。在美国新药的研发成功率非常低,通常每年只有少量的药物最终通过美国 FDA 的评估,而成为临床被使用的上市药物。药物研究面临着药物开发效率低下、治疗需求不断上升,同时现有治疗药物严重不足的问题。新药研发中药物靶标关系的确定是重要环节,但基于湿性实验的筛选方法仍极具挑战和难度,因此,药物靶标预测分析是相关领域研究的热点。全球多个研究机构和科研院所的团队在这方面做了大量的研究,已经开发了多种计算模型大规模地预测潜在的药物靶标关系。第 2 章介绍的预测分析方法以算法为主,除此之外还有便捷实用的 Web 端服务工具,可以提供在线的药物靶标预测服务,比如 DINIES(Drug-target Interaction Network Inference Engine based on Supervised analysis)[20]、SuperPred[21] 和 SwissTargetPrediction[22] 等。

　　DINIES(基于有监督分析的药物-靶标交互网络推理机)是一个用于推断潜在药物-靶标交互网络的 Web 服务。DINIES 可以接受多种输入数据,比如化学结构、副作用、氨基酸或蛋白质域。此外,每个数据集将转化为一个核相似性,并使用多种最新的机器学习方法来实现药物-靶标相互作用的预测。

　　SuperPred 是用于预测小分子靶点结构的 Web 服务。在 SuperPred 中,药物靶点预测是基于相似性分布,其通过四个输入选项(包括在 PubChem 数据库中搜索的化合物名称,通过 Simplified Molecular Input Line Entry Specification(SMILES)创建的化合物结构,使用 ChemDoodle 绘制的结构图和上传的分子文件)来估计特定靶点的个体阈值和概率。

　　SwissTargetPrediction 是根据已知配体的二维和三维相似值来推断生物活性小分子靶标的 Web 服务。此外,它还可以为五种不同的生物组织(人类、家鼠、大鼠、黄牛和马)提供预测结果。

　　下面将以 SwissTargetPrediction 作为示例展示具体的操作。首先用户自定义要分析的物种(以人类为例,选定 Homo sapiens)(如图 4-2 所示);接着用户输入化合物的分子结构,用户可以在 ChEMBL 网站搜索得到化合物具体的 SMILES 字符串作为输入,在此以 GINSENOSIDE RG1 为例(如图 4-3 所示);最后单击"Predict targets"按钮,用户需等待网站运行计算,最后在预测界面得到相应的靶点预测分析结果(如图 4-4 所示)。

4.2.2　药物适应症分析 Web 软件

　　适应症(Indication)是药物所主治的疾病表型谱,药物适应症预测的主要目标是建立药物与适应症谱之间的关系,即确定特定药物所主治的完整疾病表型谱。鉴于疾病分类的不同粒度问题,药物适应症分析存在已有所主治疾病分类的优化和新疾病的预测两方面问题,当强调所预测的疾病表型谱中包含

图 4-2　SwissTargetPrediction 首页界面

图 4-3　ChEMBL 搜索页面

图 4-4　预测结果页面

新的主治疾病时,即为广泛研究的药物重定位(Drug Repurposing 或 Drug Repositioning)问题。药物重定位方法已成功应用于多种疾病治疗药物的药物研发[23],其可以缩短药物研发时间、降低研发成本和风险。药物重定位不仅能够拓展药物的适用范围,延长药物使用寿命,而且能够使撤市药物得以重新利用。例如,研发西地那非的初衷是治疗心绞痛、高血压等心血管疾病,然而在临床测试时意外地发现它可以用来治疗男性勃起功能障碍[24]。后续的研究表明,低剂量的西地那非还可以用于罕见疾病肺动脉高血压的治疗[24]。上述已知药物新用途的发现多出于偶然,并不是理性设计的结果。由于疾病种类和已知药物的数量繁多,完全通过实验筛选已知药物的新用途成本太高。随着组学数据的积累,以及各种药物相关数据库,如 DrugBank[17],SIDER[25] 等的快速发展,通过计算方法进行药物重定位预测成为近年来计算生物学和系统生物学研究的热点[23]。通过计算方法辅助药物重定位临床研究方案的理性设计,可以为大规模实验筛选提供线索,进一步降低成本,使得药物重定位进入理性设计和实验筛选相结合的阶段。

近年来,药物适应症分析相关的软件研发工作也已经形成一定趋势,比如 MeSHDD(MeSH-based Drug-Drug Similarity and Repositioning)[26] 和'RE:fine Drugs'[27]。本节主要介绍典型的 Web 工具:MeSHDD[26]。利用以上软件,研究者可以通过在线方法分析已有药物的性质,以明确相关药物能否安全有效地应用于特定疾病。

　　MeSHDD 是基于医学主题词 Medical Subject Heading(MeSH)的药物-药物相似性对药物进行聚类,进而预测药物新的适应症。具体而言,MeSHDD 使用超几何分布计算在 MeSH 中药物术语的共现程度,并进行了 Bonferroni 校正,然后通过将上述计算结果(以 P 值表示)转换为二进制表示得到的逐位距离来计算药物-药物相似性,最后,采用成对距离和聚类方法对药物进行聚类。通过与来自 TTD 的数据进行比较评估多个类中疾病适应症的富集情况。在验证实验中,作者发现 MeSHDD 预测糖尿病药物二甲双胍可能具有治疗囊性纤维化的功效。该软件具体操作如下,首先进入官网首页(如图 4-5 所示),在以药物为中心的页面从下拉列表中选定要重定向的药物,以奎宁为例,可以得到药物对应的适应症(如图 4-6 所示),同时也可以得到与其相关的相似药物(如图 4-7 所示)。

图 4-5　MeSHDD 官网首页

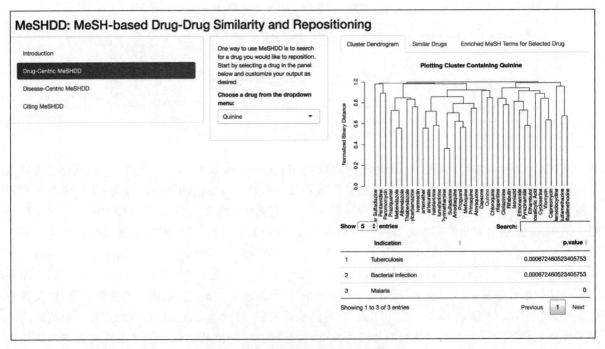

图 4-6　MeSHDD 预测药物适应症页面

4.2.3　基因功能富集分析 Web 软件

　　高通量测序产生的大量相关基因表达和相互作用组数据,为表型基因型关联研究提供了丰富的功能型数据资源,但同时也对高效的分子功能分析提出了新的要求。在已有的基因功能属性数据库、表型

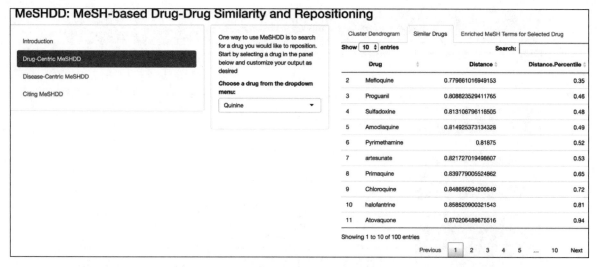

图 4-7　MeSHDD 预测相关药物页面

基因型关联数据和相互作用组数据库(如分子通路数据库)的支持下,进行功能富集分析(Enrichment Analysis)[28]是确定批量差异或者相关基因的共性生物学机制和医学表型联系的主要方法。根据利用的关联分子功能数据不同,主要分为 GO 富集分析、通路分析和差异基因富集分析等。通过对基因功能的富集分析,可能发现基因集参与的生物学过程中的关键生物通路,是帮助我们从庞杂的组学数据中发掘共性规律的重要分析环节。

　　简而言之,基因富集分析是在一组基因中找到具有一定基因功能特征和生物过程的基因集,在研究差异表达基因、筛选基因的后续分析中经常使用。目前富集分析的工具有将近百种,来自多个研究单位。目前已有多个开源网站集成了 GO 富集和 KEGG 通路分析功能,如 DAVID[29]、KOBAS(KEGG Orthology Based Annotation System)[30]和 STRING 等。本节选取在领域内熟知、常用的富集分析工具 DAVID 进行介绍。

　　下面以 DAVID 为例,对给定基因集进行 GO 富集和通路分析,网站首页如图 4-8 所示。第一步:用户进入 Start Analysis 页面,并在 Enter Gene List 下输入要分析的基因集,在 Select Identifier 下选择 Affy_ID,在 List Type 里选定 Gene List,单击 Submit List 按钮,如图 4-9 所示;第二步:用户在 Select Species 下选择基因集对应的物种 homo sapiens,在 Select List to 下选择 Use 按钮,单击 Functional Annotation Chart 进入下一步分析,如图 4-10 所示;第三步:用户选择要分析的内容,如图 4-11 所示,选择了 Gene_Ontology 和 Pathways,单击 Functional Annotation Chart 进入分析结果界面,如图 4-12 所示,在分析页面下方,可以得到相应的 GO 富集分析和 KEGG Pathway 分析结果,且单击合适的按钮可以下载以上分析结果。

4.2.4　蛋白相互作用网络构建 Web 软件

　　蛋白质以及蛋白之间相互作用是细胞机制的支柱,蛋白质是构成生物体的重要大分子,调节了生物体大量的生命基础活动和生物学行为[32]。蛋白相互作用网络由单独蛋白以及彼此之间的相互作用构成,其可以参与生物信号传递、基因表达调节、能量和物质代谢及细胞周期调控等生命过程的各个环节[33]。在网络药理学相关分析里,蛋白相互作用网络常常被用于药物靶点和基因富集分析等研究中,其对于了

图 4-8　DAVID 网站首页

图 4-9　输入数据界面展示

图 4-10　选择分析物种界面展示

图 4-11　选择分析内容界面展示

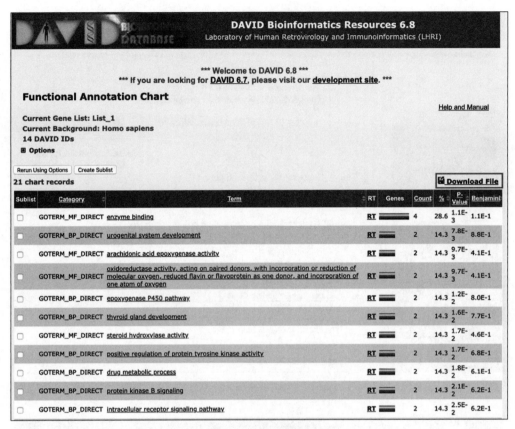

图 4-12　分析结果界面展示

解生物系统中蛋白质的工作原理、生物信号和能量物质代谢的反应机制以及蛋白之间的功能联系都有重要意义。目前已有多个数据库提供了蛋白相互作用关系，如 STRING、MINT（Molecular INTeraction database）[34] 和 BioGRID[35] 等。本节选取在研究中熟知、常用的 STRING 数据库进行介绍。

目前，STRING 数据库已更新到第 11 版，记录了已知和预测的蛋白之间相互作用关系。该数据库共包含了 5090 个物种、2458 万种蛋白和 312 305 万蛋白质之间的相互作用。其中相互作用关系来源于高通量实验、文本挖掘、其他数据库和生物信息预测。

用户可以对单个蛋白或多个蛋白构成的集合进行查询。对单个蛋白进行查询示例操作如下：首先用户进入网站首页，网页默认为查询单个蛋白，将要分析的基因（以 CASP3 为例）输入 Protein Name 文本框中，Organism 选择 Homo sapiens，单击检索按钮，如图 4-13 所示。在新的页面里（如图 4-14 所示）单击 Continue 按钮进入分析结果页面，可以得到与输入基因相关的蛋白相互作用关系，如图 4-15 所示。同时，用户也可单击 Exports 按钮，下载相应的分析结果，如图 4-16 所示。

对多个蛋白构成的集合进行查询操作示例如下：首先用户进入网站首页，单击 Multiple Proteins 按钮，将要分析的基因集或基因列表输入 List Of Names 文本框中，Organism 选择 Homo sapiens，单击检索按钮，如图 4-17 所示。在新的页面里（如图 4-18 所示）单击 Continue 按钮进入分析结果页面，可以得到与输入基因集相关的蛋白相互作用关系，如图 4-19 所示。同样地，用户也可单击 Exports 按钮，下载相应的分析结果，如图 4-20 所示。

图 4-13　单个基因查询首页

图 4-14　单个基因查询信息确认页面

图 4-15　单个基因查询结果页面

图 4-16　单个基因查询下载页面

图 4-17 多个基因查询首页

图 4-18 多个基因查询信息确认页面

图 4-19　多个基因查询结果页面

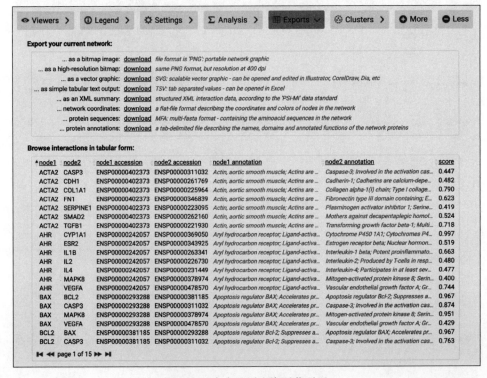

图 4-20　多个基因查询下载页面

4.3　基于图形化界面操作的软件

根据 4.1 节介绍的网络药理学分析需求,可知复杂网络是其重要方法之一。复杂网络既是一种形式化工具,也是一种科学研究手段,由于其对各领域问题的普适性,其在医学、社会学、物理学、信息学和生态学等领域都得到广泛应用。当前各领域网络数据如蛋白质相互作用网络[36]、疾病关系网络[37]、社交网络[38]、电力网络、航空网络、交通网络等的大量积累,进一步促进了复杂网络研究方法的发展。例如,社交网络研究中通过构建社交关系网,研究群体行为规律[39]和社交网络中的信息传播规律[40],而生物医学领域中,则通过复杂网络方法,研究药物的相互作用[41]和药靶关系[42]等。当前网络数据规模庞大,网络节点和边的数量众多,需要借助可视化的网络分析方法才能获得有效的结果。鉴于此,研究者开发了一系列可视化网络分析工具,包括基于图形化界面的可视化软件和可以进行编程调用的程序包软件(如:Python 包、R 包、Java 包等)。其中基于图形化界面的可视化工具,易于安装和操作,相对于编程语言包来说,操作起来更加直观。本节将从差异基因富集分析和网络分析两个方面对独立系统软件进行简要介绍及操作示范。

4.3.1　差异基因富集分析软件

4.2 节介绍的 GO 功能和 KEGG 通路的富集分析,其目标是对已经确定的基因集合,发现其特征性的分子功能与通路信息。除此之外,另外一类富集分析主要用于发现针对特定条件如表型的差异基因。例如:基因集富集分析(Gene Set Enrichment Analysis,GSEA[43])就是被广泛使用的该类方法,它可以用于评估一个基因集的基因在表型相关度排序中的分布趋势,进而判断它们与特定表型的关联。与 KEGG 通路分析不同的是,GSEA 可以考虑那些表达差异不大却功能重要的基因对通路的影响,相比 KEGG 通路分析能保留更多的关联信息。GSEA 的算法和软件由美国 Broad Institute 开发,下面介绍 GSEA 软件的安装及分析过程。

1. 软件安装

官方推荐两种方式,第一种为基于 Java 的 GSEA 桌面应用程序,单击右侧 Launch 图标下载(如图 4-21 所示),安装需要联网。第二种为基于 Java 的 GSEA 应用包,单击右侧 download 下载,安装不需联网、启动快,软件启动界面如图 4-22 所示,以下分析介绍以第二种方式为例。

2. 数据准备及导入

GSEA 在官方网站提供了样例数据集,如图 4-23 所示,用户可以选择下载基因表达矩阵文件和样品分组信息文件。

这里选择 GSEA 网站提供的基因表达矩阵 Diabetes_collapsed_symbols. gct、样品分组信息 Diabetes. cls 和基因功能分类数据 c5. all. v6. 2. symbols. gmt 为例进行分析。按照图 4-24 所示步骤依次单击 Load data→Browse for file→在弹出文件框中找到待导入的文件,选中单击打开即可导入数据。

图 4-21　GSEA 官方下载页面

图 4-22　GSEA 软件启动界面

图 4-23　GSEA 样例数据下载页面

图 4-24　导入数据界面

3. 参数设置和软件运行

单击软件左侧 Run GSEA，将弹出参数选择栏。参数设置分为三个部分：必要参数设置项、基本参数设置项和高级参数设置项。一般后面两个参数不做修改，使用默认值即可。下面对必要参数设置项中的字段进行简要说明（如图 4-25 所示）。

图 4-25　必要参数设置界面

在 Expression dataset 选项里导入表达数据集文件 Diabetes_collapsed_symbols. gct；在 Gene sets database 选项里导入基因功能集数据库 c5. all. v6. 2. symbols. gmt；Number of permutations 表示置换检验的次数，默认参数选择 1000；在 Phenotype labels 选项里选择比较方式，GSEA 会在分析过程中根据组别信息自动在表达数据集文件中提取对应的数据作比较；在 Collapse dataset to gene symbols 选项里选择 true；由于每组样本数目大于 7 个，所以 Permutation type 选项选择 phenotype；Chip platform 选项是为了对 ID 进行注释转换，本例不需要。

以上参数设置好后，单击参数设置栏下方的 Run 按钮，在软件左下方 GSEA reports 处会显示运行状态，若为 Running 表示运行成功，Error 表示运行错误，如图 4-26 所示，同时单击 Error 可以进一步查看错误报告。

图 4-26　运行状态界面

4. 查看结果

数据分析的结果会保存到设置的路径下，单击 index. html 就可以查看网页版的分析报告，如图 4-27 所示。

GSEA Report for Dataset Diabetes_collapsed_symbols

Enrichment in phenotype: NGT (17 samples)

- 1697 / 3953 gene sets are upregulated in phenotype NGT
- 51 gene sets are significant at FDR < 25%
- 26 gene sets are significantly enriched at nominal pvalue < 1%
- 117 gene sets are significantly enriched at nominal pvalue < 5%
- Snapshot of enrichment results
- Detailed enrichment results in html format
- Detailed enrichment results in excel format (tab delimited text)
- Guide to interpret results

Enrichment in phenotype: DMT (17 samples)

- 2256 / 3953 gene sets are upregulated in phenotype DMT
- 0 gene sets are significantly enriched at FDR < 25%
- 13 gene sets are significantly enriched at nominal pvalue < 1%
- 106 gene sets are significantly enriched at nominal pvalue < 5%
- Snapshot of enrichment results
- Detailed enrichment results in html format
- Detailed enrichment results in excel format (tab delimited text)
- Guide to interpret results

Dataset details

- The dataset has 15056 features (genes)
- No probe set => gene symbol collapsing was requested, so all 15056 features were used

Gene set details

- Gene set size filters (min=15, max=500) resulted in filtering out 1964 / 5917 gene sets
- The remaining 3953 gene sets were used in the analysis
- List of gene sets used and their sizes (restricted to features in the specified dataset)

Gene markers for the NGT *versus* DMT **comparison**

- The dataset has 15056 features (genes)
- # of markers for phenotype NGT: 7993 (53.1%) with correlation area 53.4%
- # of markers for phenotype DMT: 7063 (46.9%) with correlation area 46.6%
- Detailed rank ordered gene list for all features in the dataset
- Heat map and gene list correlation profile for all features in the dataset
- Butterfly plot of significant genes

Global statistics and plots

图 4-27　分析结果页面

4.3.2　网络分析软件

目前有很多的开源和商用的复杂网络构建与网络分析软件,如开源免费的有 Gephi[44]、Cytoscape[45]等,如表 4-1 所示。这些软件功能强大,不仅可以提供网络图的创建、可视化,丰富的网络图布局方法,同时还提供了较大规模的网络分析算法,如社团划分算法、中心性度量算法和最短路径计算方法等。目前 Cytoscape 引用次数高达 14 650 次,Gephi 引用次数 4704 次。Ruth 等通过 Cytoscape 分析哺乳动物及其肠道微生物的进化演变网络[46],Zhong 等使用 Cytoscape 分析酿酒酵母蛋白质复合物的总体分布[47],Barberán 等使用 Gephi 利用网络分析探讨土壤微生物群落的共生模式[48]等。本节将举例介绍两个常见的复杂网络可视化分析软件:Cytoscape 和 Gephi。为了更加直观和针对性地讲解软件数据处理和分析的基本功能,本节还利用少量的 Protein-Protein Interaction(PPI)网络数据集(如

表 4-2 所示），结合相应软件的功能进行实际操作和示范，形成较为直观的分析结果。

表 4-1　常用网络可视化软件

	Cytoscape	Gephi	Pajek[49]
开发者	UCSD	Mathieu Jacomy、Sebastien Heymann	eytanAdar
开发语言	Java	Java	Java
支持平台	Mac OS、Windows、Linux	Mac OS、Windows、Linux	Mac OS、Windows、Linux
支持语言	英语	英语、中文简体等	英语
开源、免费	是	是	是

表 4-2　PPI 网络数据示例

源 节 点	目 标 节 点	权　重
FKBP4	HSP90AA1	1
CFTR	HSPA8	1
CFTR	SLC9A3R1	1
CFTR	UBC	1
CYP51A1	LSS	1
USH1C	CDH23	1
RALA	RALBP1	1
RALA	EXOC2	1
RALA	EXOC8	1
CX3CL1	CX3CR1	1

1. Cytoscape

Cytoscape 是一个开放源码的软件平台（目前的最新版本为 3.7.1），用于可视化分子相互作用网络和生物途径，并将这些网络与注释、基因表达谱和其他状态数据集成。虽然 Cytoscape 最初是为生物学研究而设计的，但现在它已成为复杂网络分析和可视化的通用平台。它的优势功能是面向大规模蛋白质相互作用、蛋白质-DNA 和遗传交互作用等关系的分析。Cytoscape 的核心功能为数据集成、分析和可视化提供了相应的基本组件。其他更多的扩展功能以小程序（App，以前称为插件）的形式提供。各种 App 可用于网络结构分析、新布局、额外的文件格式支持、脚本编写以及与数据库的连接等。支持使用基于 Java 技术的开放式 API 开发，并发布到 Cytoscape 应用程序商店，以支持用户的免费下载或安装使用。因为该软件基于 Java 开发和运行，因此，需要预先安装好 Java 的相应运行库才能正常使用。Cytoscape 运行后主界面如图 4-28 所示。

1）基本使用

打开软件可以看到上方菜单栏，从 File 中可以选择 import 导入网络，Cytoscape 导入数据格式如表 4-3 所示，其中 interaction 表示节点之间的关系，该选项可以根据实际数据自行定义，Layout 可以选择网络布局，有网格布局、分层布局和圆形布局等布局方式。除了软件的一些基本功能，也可以根据用户需要，在 Apps 搜索安装相应的插件，Cytoscape 核心功能也以插件的形式提供。导入网络图后可以选择布局方式，设置节点的颜色、大小和形状等，操作流程如图 4-29 所示。

图 4-28　Cytoscape 软件首页

(a) 导入文件

图 4-29　Cytoscape 可视化网络

(b) 导入网络

(c) 选择Circle布局

图 4-29 （续）

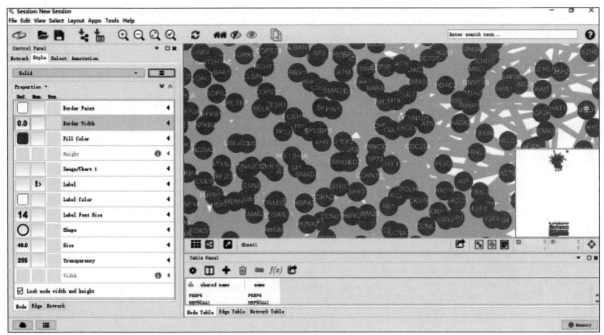

(d) 设置节点颜色等

图 4-29　（续）

2）示范性功能组件

生物网络分析中常见的需求是网络拓扑特性分析、社团分析等，为了更清晰地介绍 Cytoscape 的功能，本章分别用 CentiScaPe[50] 和 MCODE[51] 等 App 的实际操作进行示范。本节采用的数据是 PPI 网络数据，如表 4-3 所示。下面分别用以上两个组件结合 PPI 数据进行实际操作，具体如下：

表 4-3　Cytoscape 导入数据格式

源节点	相互作用关系类型	目标节点
FKBP4	pp	HSP90AA1
CFTR	pp	HSPA8
CFTR	pp	SLC9A3R1
CFTR	pp	UBC
CYP51A1	pp	LSS
USH1C	pp	CDH23
RALA	pp	RALBP1
RALA	pp	EXOC2
RALA	pp	EXOC8
CX3CL1	pp	CX3CR1
TRAPPC6A	pp	TRAPPC3
NDUFAB1	pp	NDUFB7

（1）采用 CentiScaPe 进行中心性度量分析。

CentiScaPe 是专门进行网络中心性度量计算的 App，可以用于无向网络和有向网络的分析，支持的中心性度量可以分为三个方面，网络、节点和边，包括网络直径（Diameter）、度（Degree）、强度（Strength）、中介性（Betweenness）、紧密度（Closeness）、离心值（Eccentricity）等。CentiScaPe 简单操作示范如图 4-30 所示。

(a) 在Apps中选择CentiScaPe

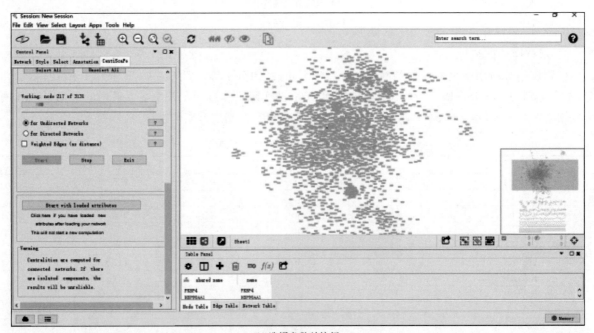

(b) 选择参数并执行

图 4-30　Centiscape 插件的使用

　　打开 Cytoscape 软件,在菜单栏中 Apps 中选择 CentiScaPe 出现 CentiScaPe 菜单,这个菜单中可以选择需要计算的网络特性,如网络直径、节点度等。然后选择无向图或者有向图,执行 start 按钮开始计算。每个指标都有相应的含义和作用,单击指标右边的按钮就可以查看这个指标的详细介绍。

　　(2) 采用 MCODE 进行社团分析。

　　MCODE 插件采用的是 Molecular Complex Detection 算法,用于检测网络中紧密连接的子网结构

（相互之间高度连接的局部网络结构），这个紧密连接的子网也称为社团。社团在不同的网络中通常具有不同的实际含义，蛋白质相互作用网络中的社团通常是蛋白质复合物和分子通路的一部分，而蛋白质结构相似网络中的社团则通常代表蛋白质家族。在社团提取的基础上，MCODE 也支持对社团结构的可视化分析。MCODE 简单操作示范如图 4-31 所示。

(a) 选择插件MCODE

(b) 调整参数

图 4-31　MCODE 插件使用

(c) 聚类结果

(d) 第一个类

图 4-31　（续）

　　打开 Cytoscape 软件并导入网络,在菜单栏 Apps 中选择 MCODE 插件(a),会出现相关参数例如度系数等的选择和设置,单击聚类(b),右边菜单栏会出现相应的聚类结果(c),单击某个类可以在图中显示具体的社团分析结果(d)。

2. Gephi 可视化软件

Gephi 是基于 Java 开发的免费开源网络分析与可视化软件。它支持 Mac OS、Windows、Linux 三种不同的操作系统，同时支持英语、中文简体、法语等不同语言的界面。Gephi 最早发布于 2006 年，目前最新版本是 V0.92。Gephi 可以可视化任何节点和边表示的网络数据，如社交网络、电力网络、疾病传播网络、蛋白质相互作用网络等。同时 Gephi 以扩展库的形式实现了几十种算法，可以计算网络的平均度、图密度、平均聚类系数等，并可按照各种准则如边的权重、节点度等进行网络的筛选。Gephi 也可以用于网络的社团划分和可视化，划分算法包括 BGLL[52] 等。表 4-4 展示了 Gephi 导入的数据格式。其中的节点名称字段需要严格采用 Source 和 Target 命名，是否为有向图则可通过指定 Type 字段的值，如无向图为 Undirected，有向图则为 Directed，进行设定。

表 4-4　Gehpi 数据格式

源　节　点	目标节点	权　　重
FKBP4	HSP90AA1	1
CFTR	HSPA8	1
CFTR	SLC9A3R1	1
CFTR	UBC	1
CYP51A1	LSS	1
USH1C	CDH23	1
RALA	RALBP1	1
RALA	EXOC2	1
RALA	EXOC8	1
CX3CL1	CX3CR1	1

下面以表 4-4 的 PPI 网络数据导入和分析为例，示范 Gephi 软件的相应功能。网络数据导入是分析的第一步，可以通过选择 Gephi 软件的文件菜单，依据不同文件格式，按照各主要功能界面进行网络数据导入（数据格式如表 4-4，图 4-32 所示）。导入数据后，在 Gephi 主界面可以通过相应的属性选择，灵活浏览网络图，如网络的布局和样式可以进行多种选择，然后运行获得相应的可视化效果。另外，网络的节点颜色和大小、边的颜色和大小都可进行相应调整和处理（如图 4-33 所示）。网络的各种拓扑统

(a) 打开软件首页　　　　　　　　　　　　(b) 单击文件

图 4-32　Gephi 导入网络

(c) 打开文件

(d) 下一步

(e) 单击完成并选择无向图

(f) 确定

图 4-32 （续）

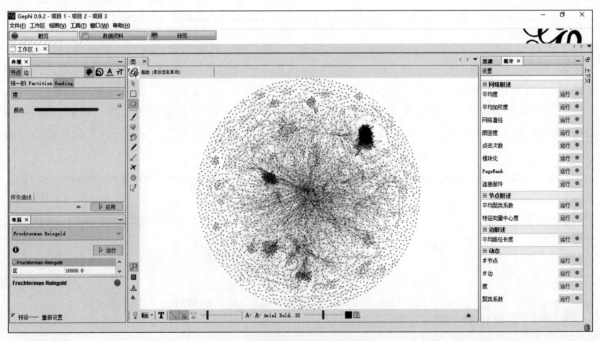

图 4-33 网络布局和节点边设置

计特征如平均度、网络直径和 Betweenness 等都可以进行方便的计算和展示（如图 4-34 所示）。作为复杂网络分析的重要算法，社团分析也是基本功能之一。Gephi 将经典的社团分析方法集成在称为"统计"的工具栏中，进行点选运行后，便能获得网络中的社团结构分析结果。具体社团结构的可视化，可通过主界面左侧菜单中的节点颜色渲染方式（选择以模块为依据）进行分类展示（如图 4-35 所示）。值得注意的是，Gephi 的更多分析功能以插件的形式集成，用户可以通过菜单加载相应的插件获得新的分析功能。

(a) 网络平均度

(b) 网络直径

(c) 图密度

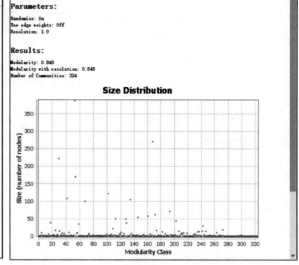

(d) 模块度

图 4-34　Gephi 计算图的统计指标

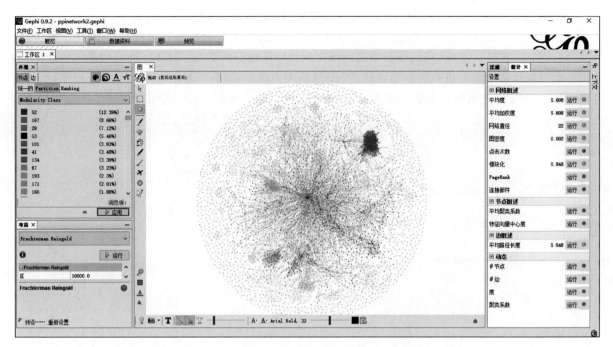

图 4-35　Gephi 模块渲染

3. Pajek 复杂网络可视化软件

在诸多复杂网络分析软件中，Pajek 是具有二十余年（自 1996 年开始）研发历史的免费大规模复杂网络分析工具。相比其他软件而言，Pajek 实现的大部分网络分析算法都具有较低的计算时间复杂度，因此，能够处理上亿节点的超大规模网络，是开展各种大规模复杂非线性网络的有力分析工具。Pajek 目前已经研发到最新的 V5.08 版（分别支持 32 和 64 位操作系统），具有 Windows、Linux 和 Mac OS 等多种运行版本。Pajek 的版本更新活跃，具备了中心性度量和社团分析等网络探索性分析方法，但可视化效果不是 Pajek 的优势。另外，通过近期（2019 年）研发 R 语言接口包，利用 R 语言的统计分析功能，形成强大的网络结构统计分析能力。

4.4　基于编程语言的工具包

目前基于编程语言调用的可视化工具包，基本都具备了网络的拓扑统计度量、经典图算法、社团划分和链接预测等分析方法，网络分析较为灵活，可以精确到节点和边的控制，同时也易于按照需求调整相应的计算功能。但一般情况下，基于编程语言调用的工具适合进行后台批量计算和系统整合。根据用户的编程语言习惯，我们从 C++、Java、Python、R 编程语言角度出发，各选定一种代表性的常见网络可视化包进行介绍。表 4-5 中列举了一些常用的可视化工具包。

首先对 C++、Java 工具包的使用进行简要的介绍。

1. C++ 网络可视化工具包（Boost Graph Library）

Boost Graph Library（BGL）图形库是一个 C++可视化工具包，它提供了一些通用的接口，可以访问图的内部结构，同时隐藏了实现细节。它的接口是开放的，实现这个接口的图形库都可以与 BGL 算法

表 4-5　常见网络可视化工具包

名　　称	NetworkX[53]	Igraph[54]	Boost Graph Library[55]	GraphStream[56]
开发者	Aric Hagberg、Pieter J. Swart	Szabolcs Horvát	Douglas Gregor Andrew Lumsdaine	Julien Baudry Antoine Dutot
编程语言	Python	R、Python、C/C++	C++	Java
开源、免费	是	是	是	是
最新版本	2.3	1.0.0	1.70.0	1.3

相互操作。它的数据格式有三种,邻接表、邻接矩阵和边表。BGL 支持可视化分析,还提供了很多图分析算法,如:Dijkstra 算法,Kruskal 算法、拓扑排序等。

2. Java 网络可视化工具包(GraphStream)

GraphStream 是一个基于 Java 的图形库,它重点关注图的动态表示。其主要研究对象是各种规模的动态交互网络的建模,该库的目标是提供一种表示图形并对其进行处理的方法。为此,GraphStream 提出了几个图类,这些图类允许对有向图和无向图、多重图(即在两个节点之间具有多个边的图)进行建模。GraphStream 允许在图形元素上存储任何类型的数据属性:数字、字符串或任何对象。此外,图形流还提供了一种及时处理图形演化的方法。

下面将结合实际案例,着重对 Python、R 工具包的使用进行简要地介绍和操作示范。

4.4.1　NetworkX

NetworkX 在 2002 年 5 月发布第一个版本,当前引用次数达到 2149 次,它是一个用 Python 语言开发的图论与复杂网络建模工具,内置常用的图与复杂网络分析算法,可以方便地进行复杂网络数据分析、仿真建模等工作。NetworkX 可以很方便地生成经典图和随机图,例如生成无尺度网络(少数的节点拥有大量的连接,而大部分节点却有很少的连接),便于在没有数据的情况下,进行网络分析。NetworkX 支持创建简单无向图、有向图和多重图;内置许多标准的图论算法,节点可为任意数据;功能丰富,简单易用。对于熟悉 Python 用户来说,NetworkX 是一个非常方便的工具,操作简单高效。表 4-6 中展示的是在 Python 环境下 NetworkX 的一些基本函数,详细功能可以查看官方文档。

表 4-6　NetworkX 功能函数

函　　数	描　　述
add_node(node)	向图中加入一个节点
get_node_attributes(G,name)	从图中获取节点属性
all_neighbors(G,node)	返回节点的相邻节点
common_neighbors(G,u,v)	返回两个节点的共有邻居
is_directed(G)	判断图是否是有向图
nodes(G)	返回图的节点
number_of_nodes(G)	求图节点数量
add_edge(node1,node2)	增加一条边
get_edge_attributes(G,name)	获取边的属性
number_of_edges(G)	返回边的数量
clear()	删除图中的节点和边

为了更加形象地展示 NetworkX 的可视化效果,本章使用少量来自临床的疾病合并关系数据,采用 Python 代码编写生成可视化的网络图,以进行示范。该疾病合并关系网络数据包含 51 个疾病节点,150 条疾病合并关系边(如表 4-7 所示)。核心代码如表 4-8 所示。可视化结果如图 4-36 所示,案例图采用圆形布局,网络中节点度越大节点越大,颜色也是根据节点度来设置的,节点度越大,节点颜色越靠近蓝色,两个节点之间的边的权重越大,边的线条越宽,合并疾病网络中高血压和肾功能不全之间的边宽度最宽,因为高血压和肾功能不全作为合并疾病出现概率较高。

表 4-7　糖尿病合并疾病数据集

疾病 1(节点 1)	疾病 2(节点 2)	权重(Weight)
高血压	肾功能不全	1
脂代谢紊乱	高血压	0.995283019
高血压	心脏病	0.872641509
脑梗塞	高血压	0.613207547
高血压	肝脏疾病	0.514150943
脂代谢紊乱	肝脏疾病	0.504716981
脂代谢紊乱	肾功能不全	0.367924528
胃肠病变	高血压	0.29245283
脂代谢紊乱	脑梗塞	0.245283019
视网膜病变	肾功能不全	0.240566038
高血压	颈椎病	0.240566038
心脏病	肾功能不全	0.231132075
神经病变	高血压	0.202830189
脑梗塞	心脏病	0.202830189

表 4-8　NetworkX 绘图核心代码

NetworkX 绘制网络图的核心代码

```
import networkx as nx                              # 导入 networkx 包
import matplotlib. pyplot as plt                   # 导入画图工具包
G = nx. Graph()                                     # 创建一个图
G. add_nodes_from(nodes)                            # 向图中加入节点,nodes 是图的节点列表
G. add_weighted_edges_from(edges)                   # 向图中加入边,edges 是图的边表
de = G. degree()                                    # 计算图的度
node_color = [convert_to_hex(de[i]) for i in nodes] # 根据度设置节点颜色
node_size = [de[i] * 30 for i in nodes]             # 根据度设置节点大小
widths = [int(line[2])/50 for line in data]         # 设置边的宽度,根据边的权重
nx. draw(G,pos=nx. spring_layout(nodes),with_labels=True,font_size=10,
        node_size=node_size,width=widths,node_color=node_color)
plt. rcParams['font. sans-serif'] = ['SimHei']      # 显示中文标签
plt. savefig("ba. png")                             # 保存图片
plt. show()                                         # 显示
```

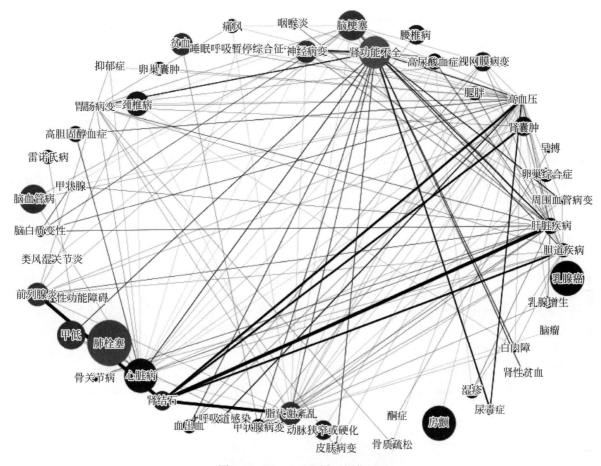

图 4-36　NetworkX 图可视化展示

4.4.2　igraph

　　igraph 目标是建立一个简单、易用的网络分析工具，其很多功能是使用 C 语言开发的，运算效率很高，十分适合解决大型复杂网络分析问题。可以使用 R、Python、C/C++ 调用相应的包来进行可视化，目前最新版本为 V1.0.0。igraph 网络图可以设置节点颜色、计算节点度、边密度和聚类系数等统计量及其分布，也可以对网络进行聚类并对每个类可视化。本节将首先使用 R 语言调用 igraph R 语言包，以此为可视化示例，表 4-9 列举了 igraph R 语言包的基本函数。

表 4-9　igraph 基本函数

函　　数	描　　述
nodes ＜－ read. table("nodes. txt")	读取节点信息
links ＜－ read. table("links. txt")	读取边信息
net ＜－ graph_from_data_frame(d ＝ links, vertices ＝ nodes, directed ＝ F)	创建网络
E(net) $ color ＜－　"red"	指定节点颜色
plot(net, vertex. color＝"gray50", edge. color ＝ E(net) $ color)	图可视化

续表

函　　　数	描　　　述
plot(net,layout ＝ layout_in_circle)	布局
degree(g,mode＝"all")	计算图中所有节点度
edge_density(net)	计算边密度
transitivity(g,type＝"global")	计算聚集系数
cfg <− cluster_fast_greedy(net)	聚类,挖掘网络中的社团

　　为了展示 igraph 的可视化效果,采用疾病网络数据集进行简单的操作示范。首先需要安装 RStudio,然后安装 igraph R 包。表 4-10 展示的是案例的核心代码(基于 R 语言),图 4-37 展示了案例的可视化效果,图中不同颜色代表不同的社团,每个社团表示关系紧密的疾病集合。

表 4-10　igraph 可视化核心代码

核心代码：igraph 可视化	
library(igraph)	♯ 载入 igraph 包
net <− graph_from_data_frame(relation,directed＝FALSE)	♯ 构建图
cfg <− cluster_fast_greedy(net)	♯ 社团划分算法
plot(cfg,net)	♯ 可视化
Degree(net)	♯ 统计节点度
edge_density(net)	♯ 计算边密度
transitivity(net,type＝"global")	♯ 计算聚类系数

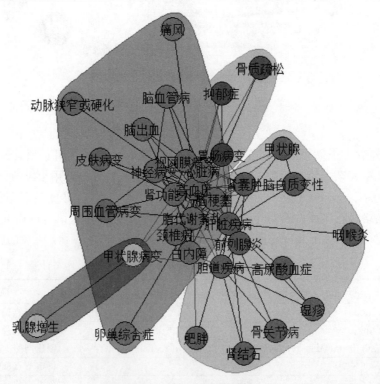

图 4-37　igraph 疾病网络

　　网络药理学的应用十分广泛,本章的内容仅就网络药理学目前主要环节的方法和软件信息进行了简单介绍。重点介绍了网络药理学特有的共性复杂网络分析和可视化、分子及网络功能分析、药物靶标预测、药物适应症预测等常见软件及方法。传统的计算药理学软件如虚拟筛选(Docking)类软件并未涉及[57]。同时,网络药理学涉及的技术和应用范围也日渐扩展。网络药理学相关资源的构建方法如药物靶标和药物副作用关系的信息抽取方法[58]、临床与基础相结合的转化网络药理学方法[59],基于深度学习的网络药理学预测方法均已经成为新的研究热点[60]。本章在前面未进行详述,特别是在药物不良反应与药物副作用的预测分析,以及药物相互作用关系预测方法方面存在很多重要的研究工作,且相关研究在网络药理学研究占有重要地位。但本章较少涉及该方面的方法和软件信息,感兴趣的读者可参考相关文献[61,62]。

　　另一方面,当前的网络药理学软件和分析处理算法都集中在各独立技术环节的功能如网络分析和可视化、药物靶标关系预测等,由于网络药理学研究涉及上下游技术和功能环节较多,研究人员需要通过组合应用不同的软件和算法形成相应的研究结果。因此,为提高网络药理学研究成效,亟待研发集成式、高性能和服务性的网络药理学软件平台,该平台在功能上需要囊括网络数据集成、网络分析与预测、可视化处理、功能富集分析和关联文献验证等,从而支持一体化的网络药理学研究过程。

参 考 文 献

[1] HOPKINS A L. Network pharmacology: the next paradigm in drug discovery[J]. Nature Chemical Biology,2008, 4(11): 682-690.

[2] NEWMAN M E J. Networks: An Introduction[J]. Astronomische Nachrichten,2010,327(8): 741-743.

[3] BARABASI A L. Network science: Luck or reason[J]. Nature,2012,489(7417): 507-508.

[4] BARABASI A L,GULBAHCE N,LOSCALZO J. Network medicine: a network-based approach to human disease [J]. Nature Reviews Genetics,2011,12(1): 56-68.

[5] LU L Y. Link Prediction on Complex Networks[J]. Journal of University of Electronic Science and Technology of China,2010,39(5): 651-661.

[6] WATTS D J. DODDS P S,NEWMAN M E J. Identity and Search in Social Networks[J]. Science, 2002, 296 (5571): 1302-1305.

[7] BARABASI A L,ALBERT R. Emergence of scaling in random networks[J]. Science,1999,286(5439): 509-512.

[8] WATTS D J,STROGATZ S H. Collective Dynamics of 'Small World' Networks[J]. Nature, 1998, 393(6684): 440-442.

[9] BARABASI A L. Scale-Free Networks: A Decade and Beyond[J]. Science,2009,325(5939): 412-413.

[10] MENCHE J,SHARMA A,KITSAK M,et al. Uncovering disease-disease relationships through the incomplete interactome[J]. Science,2015,347(6224): 1257601.

[11] 周志华. 机器学习[M]. 北京: 清华大学出版社,2016.

[12] DUAN H,ZHAI C X. Mining Coordinated Intent Representation for Entity Search and Recommendation[C]. ACM,2015.

[13] DENG J,YUAN Q,MAMITSUKA H,et al. DrugE-Rank: Predicting Drug-Target Interactions by Learning to Rank[J]. Data Mining for Systems Biology,2018,1807: 195-202.

[14] JUURLINK D N,MAMDANI M,KOPP A,et al. Drug-Drug Interactions Among Elderly Patients Hospitalized for Drug Toxicity[J]. JAMA,2003,289(13): 1652.

[15] CHENG F X,KOVACS I A,BARABASI A L. Network-based prediction of drug combinations[J]. Nature Communications,2019,10(1): 1197.

［16］ GOVINDARAJ R G，NADERI M，SINGHA M，et al. Large-scale computational drug repositioning to find treatments for rare diseases［J］. NPJ Systems Biology and Applications，2018，4(1)：13.

［17］ LAW V，KNOX C，DJOUMBOU Y，et al. DrugBank 4.0：shedding new light on drug metabolism［J］. Nucleic Acids Res，2014，42(D1)：1091-1097.

［18］ KUHN M，MERING C V，CAMPILLOS M，et al. STITCH：interaction networks of chemicals and proteins［J］. Nucleic Acids Res，2007，36(Database issue)：D684-D688.

［19］ KUHN M，LETUNIC I，JENSEN L J，et al. The SIDER database of drugs and side effects［J］. Nucleic Acids Res，2016，44(D1)：1075-1079.

［20］ YAMANISHI Y，KOTERA M，MORIYA Y，et al. DINIES：drug-target interaction network inference engine based on supervised analysis［J］. Nucleic Acids Res，2014，42(W1)：39-45.

［21］ NICKEL J，GOHLKE B O，EREHMAN J，et al. SuperPred：update on drug classification and target prediction ［J］. Nucleic Acids Res，2014，42(W1)：26-31.

［22］ GFELLER D，GROSDIDIER A，WIRTH M，et al. SwissTargetPrediction：a web server for target prediction of bioactive small molecules［J］. Nucleic Acids Res，2014，42(W1)：32-38.

［23］ VANHAELEN Q. Computational methods for drug repurposing［M］. New York，NY：Springer Science Business Media，2018.

［24］ 谢达菲，李鹏，李非，等. 药物重定位的计算分析方法［J］. 生物化学与生物物理进展，2012，39(11)：1029-1036.

［25］ KUHN M，LETUNIC I，JENSEN L J，et al. The SIDER database of drugs and side effects［J］. Nucleic Acids Res，2016，44(D1)：1075-1079.

［26］ BROWN A S，PATEL C J. MeSHDD：literature-based drug-drug similarity for drug repositioning［J］. J Am Med Inform Assoc，2016，24(3)：614-618.

［27］ MOOSAVINASAB S，PATTERSON J，STROUSE R，et al. 'RE：fine drugs'：an interactive dashboard to access drug repurposing opportunities［J］. Database，2016，pii：baw083.

［28］ 王潇，尹天舒，李柏逸，等. 基因功能富集分析的研究进展［J］. 中国科学：生命科学，2016，46(4)：363.

［29］ HUANG D W，SHERMAN B T，LEMPICKI R A. Bioinformatics enrichment tools：paths toward the comprehensive functional analysis of large gene lists［J］. Nucleic Acids Res，2009，37(1)：1-13.

［30］ WU J，MAO X，CAI T，et al. KOBAS server：a web-based platform for automated annotation and pathway identification［J］. Nucleic Acids Res，2006，34：W720-W724.

［31］ SZKLARCZYK D，GABLE A L，LYON D，et al. STRING v11：protein-protein association networks with increased coverage，supporting functional discovery in genome-wide experimental datasets［J］. Nucleic Acids Res，2018，47(D1)：D607-D613.

［32］ 王建. 蛋白质相互作用数据库［J］. 中国生物化学与分子生物学报，2017，2017(33)：767.

［33］ 郜金荣. 分子生物学［M］. 北京：化学工业出版社，2011.

［34］ LICATA L，BRIGANTI L，PELUSO D，et al. MINT，the molecular interaction database：2012 update［J］. Nucleic Acids Res，2012，40(Database issue)：857-861.

［35］ STARK C，BREITKREUTZ B J，REGULY T，et al. BioGRID：a general repository for interaction datasets［J］. Nucleic Acids Res，2006，34(Database issue)：535-539.

［36］ STELZL U，WORM U，LALOWSKI M，et al. A human protein-protein interaction network：a resource for annotating the proteome［J］. Cell，2005，122(6)：957-968.

［37］ GOH K I，CUSICK M E，VALLE D，et al. The human disease network［J］. PNAS，2007，104(21)：8685-8690.

［38］ SCOTT J. Trend report social network analysis［J］. Sociology，1988，22(1)：109-127.

［39］ DHOLAKIA U M，BAGOZZI R P，PEARO L K. A social influence model of consumer participation in network- and small-group-based virtual communities［J］. International Journal of Research in Marketing，2004，21(3)：241-263.

［40］ CHA M，MISLOVE A，GUMMADI K P. A measurement-driven analysis of information propagation in the flickr social network[C]. Proceedings of the 18th international conference on World wide web. 2009,721-730.

[41] JOHNELL K,KLARIN I. The Relationship between Number of Drugs and Potential Drug-Drug Interactions in the Elderly[J]. Drug Safety,2007,30(10): 911-918.

[42] YILDIRIM M A,GOH K I,CUSICK M E,et al. Drug-target network[J]. Nature Biotechnology,2007,25(10): 1119-1126.

[43] SUBRAMANIAN A,KUEHN H,GOULD J,et al. GSEA-P: A desktop application for Gene Set Enrichment Analysis[J]. Bioinformatics,2007,23(23): 3251-3253.

[44] BASTIAN M,HEYMANN S,JACOMY M. Gephi: an open source software for exploring and manipulating networks[C]. International AAAI Conference on Weblogs and Social Media,2009.

[45] SHANNON P,MARKIEL A,OZIER O,et al. Cytoscape: A Software Environment for Integrated Models of Biomolecular Interaction Networks[J]. Genome Research,2003,13(11): 2498-2504.

[46] LEY R E,HAMADY M,LOZUPONE C,et al. Evolution of mammals and their gut microbes[J]. Science,2008, 320(5883): 1647-1651.

[47] KROGAN N J,CAGNEY G,YU H,et al. Global landscape of protein complexes in the yeast Saccharomyces cerevisiae[J]. Nature,2006,440(7084): 637-643.

[48] BARBERAN A,BATES S T,CASAMAYOR E O,et al. Using network analysis to explore co-occurrence patterns in soil microbial communities[J]. ISME Journal,2012,6(2): 343-351.

[49] BATAGELJ V,MRVAR A. Pajek-Analysis and Visualization of Large Networks[J]. Lecture Notes in Computer Science,2004,77-103.

[50] SCARDONI G,TOSADORI G,FAIZAN M,et al. Biological network analysis with CentiScaPe: centralities and experimental dataset integration[J]. F1000research,2014,3: 139.

[51] BADER G D,HOGUE C W. An automated method for finding molecular complexes in large protein interaction networks[J]. BMC Bioinformatics,2003,4(1): 2.

[52] BLONDEL V D,GUILLAUME J L,LAMBIOTTE R,et al. Fast unfolding of community hierarchies in large networks[J]. Journal of Statistical Mechanics: Theory and Experiment,2008(10): P10008.

[53] HAGBERG A,SCHULT D,SWART P,et al. Exploring Network Structure,Dynamics,and Function using NetworkX[C]. Proceedings of the 7th Python in Science Conference (SciPy),2008,11-15.

[54] CSARDI G,NEPUSZ T. The igraph software package for complex network research[J]. Interjournal Complex Systems,2006: 1695: 1-9.

[55] GREGOR D,LUMSDAINE A. The Parallel BGL: A Generic Library for Distributed Graph Computations[J]. 2005,2: 1-18.

[56] Dutot A,Guinand F,Olivier D,et al. GraphStream: A Tool for bridging the gap between Complex Systems and Dynamic Graphs[C]. ECCS 2007.

[57] PAGADALA N S,SYED K,TUSZYNSKI J. Software for molecular docking: a review[J]. Biophysical Reviews, 2017,9(2): 91-102.

[58] XUE H,LI J,XIE H,et al. Review of Drug Repositioning Approaches and Resources[J]. International Journal of Biological Sciences,2018,14(10): 1232-1244.

[59] MESSINIS D E,MELAS I N,HUR J,et al. Translational Systems Pharmacology-based Predictive Assessment of Drug-induced Cardiomyopathy[J]. CPT: Pharmacometrics Systems Pharmacology,2018,7(3): 166-174.

[60] GEOFFREY H. Deep learning-a technology with the potential to transform health care[J]. JAMA,2018,320 (11): 1101-1102.

[61] LOUNKINE E,KEISER M J,WHITEBREAD S,et al. Large-scale prediction and testing of drug activity on side-effect targets[J]. Nature,2012,486(7403): 361.

[62] ZITNIK M,AGRAWAL M,LESKOVEC J. Modeling polypharmacy side effects with graph convolutional networks[J]. Bioinformatics,2018,34(13): 457-466.

第5章 网络药理学和中医药现代化研究案例

本章导读:

网络药理学在前期开创性工作[1,2]的基础上,结合传统中医药理论和现代化学、系统生物学与信息学等,在中医药现代化研究中展开了广泛探索。近十余年来发展迅速,方兴未艾,取得了一批高质量的学术成果。

网络药理学遵循"系统论和还原论相结合、宏观与微观研究相结合、体内研究和体外研究相结合"的原则,其基本研究思路与中医药哲学体系契合。纵观当前已开展的研究,网络药理学无疑将会给中医药的发展带来新的机遇[3],尤其是在中医证候研究、中药方剂(配伍机制、药效机制)、基于中药的新药创制、民族药及国际传统医药研究等领域。本章将近年来的相关研究进行梳理、归纳与总结,旨在通过具体的应用实例,帮助读者熟悉网络药理学在中医药现代化各个主要方面的研究思路和研究方法,并增强对基于网络分析的中医药科学内涵的认识。对于每一项代表成果,本章均从研究目的、数据来源、网络构建及可视化、分析指标与算法、实验验证、主要结论多个方面进行剖析。这样便于读者更加清晰地结构化理解案例,同时也有利于案例间的对比。

5.1 网络药理学与中医证候研究案例

疾病的临床表现千变万化、错综复杂,证候是疾病发生和演变过程中某阶段本质的反映,它以四诊信息为基础,不同程度的揭示病因、病机、病位、病势等,为治疗提供依据[4]。在长期的临床实践中,中医总结出了一套特色的方法论:八纲辨证,根据人体正气的盛衰、病邪的性质、疾病所在的部位深浅等情况,通过四诊(望、闻、问、切)得来的信息,进行综合、分析归纳,可分为阴、阳、表、里、寒、热、虚、实八类证候。从八纲辨证来看,任何一种病症都可用阴阳确定类别,用寒热阐发性质,用表里反映其病位深浅,用虚实说明邪正盛衰的强弱。

中医药的核心思想在于整体观和辨证论治,其主要干预对象为证候,以"病—证—方"结合的整体诊疗模式为特色,即病证结合、方证相应。证候作为中医特色诊疗体系的核心内容,是对疾病复杂性和中医药长期临床实践的经验归纳。理解证候的生物学基础,是从现代医学的角度阐释中医传统理念、中药传统功效的关键。长久以来,中医临床实践缺乏科学客观的标准和依据,中药研究也常遵循西药研究的"还原论"思维方式,即使用某个或某几个简单指标模型来表征一个方剂,难以体现中医的整体作用特点。疾病和中药的复杂特性,使得证候理论的科学诠释、方剂的物质基础与作用机制成为制约中医药现代化发展的关键难题。

　　尚不明确的证候生物机制,阻碍了中药方剂在现代医学体系下的拓展和应用。从分子层面和复杂生物系统的角度来看,生物分子网络是整体维护机体稳态的重要物质体系,而中医的非特异性整体调节理论与现代医学中的生物分子网络调节有着异曲同工之妙。因此,利用网络分析的方法开展证候研究、分析"病—证—方"关联机制可能是一个符合中医整体特色的新研究策略[5]。

　　2002 年 11 月,国家自然科学基金委员会启动了中医药研究重大计划——"中医药几个关键科学问题的现代研究"。其中重点资助项目之一为"证候基因组学和证候蛋白质组学的研究",预示着以证候基因组学和证候蛋白质组学为基础的系统生物学研究将进入一个新的阶段[6]。随着以系统生物学为主要技术支撑的"网络药理学"的提出,它将复杂网络分析方法应用于中医药系统生物学的研究中,有利于从现代科学角度理解中医证候。

　　系统生物学、生物信息学和网络药理学等的发展,为中医药复杂系统研究提供了可行性条件。复杂网络是客观复杂系统的抽象模型,本质上是具有系统特质的大数据集合,由于契合中医药复杂性、整体性、涌现性的特质,可成为连接传统中医药和现代科学的桥梁。近年来,网络分析在中医证候研究方面得到应用,并取得了一定进展。李梢[7,8]课题组较早运用网络药理学方法,开展证候相关研究。从生物分子网络的视角,探索证候的生物学基础,基于**神经-内分泌-免疫**(Neuro-Endocrine-Immune,NEI)系统构建寒、热候的生物分子网络,并进行网络分析。研究结果显示:寒证表现在以激素功能模块为主,热证表现为以细胞因子功能模块为主,而神经递质功能模块则同时分布于寒、热两个网络内。同时网络拓扑结构分析显示:寒、热证生物分子网络存在无标度的属性,即网络的功能实现主要是依赖于某些关键节点,这些关键节点有望成为生物分子网络的证候分型标识。中药方剂乌头汤(WTD)对**类风湿性关节炎**(**Rheumatic Arthritis,RA**)寒证模型具有较好的治疗效果,其可能的机制为调节 PPAR-γ 共激活因子的产热作用通路,反映了中医理论中"寒证热治"的原则。苏式兵[9]课题组以**慢性乙型肝炎致肝纤维化**(**HBV Caused Cirrhosis,HBC**)为研究对象,基于网络药理学及临床转录组数据发现了一些 miRNAs 与慢乙肝虚实证候的演化相关,为 HBC"同病异治"奠定了基础。吕爱平[10]课题组通过分析 RA 热证相关的药物靶标网络和生物分子网络,发现 RA 热证的分子网络和对证中药靶点的分子网络所涉及的共同生物学通路:GM-CSF 信号通路、CTLA4 信号通路、T 细胞受体信号通路及辅助 T 细胞中的 CD28 信号通路可能是对证中药治疗 RA 热证"药-证对应"的分子生物学机制之一,网络药理学在其他疾病的证候学研究中也取得了一定成果,如 RA 虚证[11]、肝癌虚证[12]等方面。生物分子网络及药物靶标网络是以数据库和算法为基石的预测性研究,为中医辨证论治和"药-证对应"的生物学基础研究提供新的渠道。

　　部分相关研究简要总结如表 5-1 所示。

　　网络药理学在中医证候方向的研究,通过探索不同证候在分子层面的差异,将中医传统理论从现代科学的角度进行阐述;通过建立不同证候的特征基因表达谱或者功能基因调控网络,将不同证候类型的差异蛋白质组学和关键功能蛋白的鉴定结合中医药传统理论,则可能从多个层次阐明中医辨证论治的科学内涵,同时也有可能发现与证候相对应的特异性基因和功能蛋白标志物,进而为中医临床辨证,中药"方-证对应"模型的建立提供科学依据。

　　以下选取两个具体的研究案例进行分析。

表 5-1　典型中医证候的网络药理学研究

中医证候	对应中药/方剂	对应疾病	数据来源	研究方法	研究结论	参考文献
寒证/热证	温络方/清络方	RA	文献	基于共现文献挖掘的蛋白质间相互联系构建网络，实验验证网络分析结果	激素在寒证网络中占主导地位，免疫因子在热证网络中占主导地位。此外，与疾病相关的基因主要参与神经通路，这两个网络通过神经通路相连。而寒证、热证相关基因都与配体-细胞受体相互作用通路相关。因子-细胞受体与神经相关基因都与神经相关通路相关	[7]
寒证	乌头汤(WTD)	RA	中药化学数据库drugCIPHER-CS	PPI网络，"WTD中药-靶点"网络和"中药-通路-中药靶点-RA通路"网络的拓扑结构分析，动物药理实验，WB验证重要靶点	WTD对寒证的RA模型具有较好的治疗效果，其可能的机制为调节PPAR-γ共激活因子的产热作用通路，反映了中医理论中"寒证热治"的原则	[8]
寒证/热证		慢性浅表性胃炎/慢性萎缩性胃炎	文献临床	基于共现文献及基因芯片表达谱挖掘的蛋白间相互联系构建网络，ELISA，免疫组织化学	寒证胃炎患者，以瘦素(Leptin)为标志物，表明寒证患者的能量代谢水平较低；热证胃炎患者，以CCL2/MCP1为标志物，表明热证患者的免疫调节功能增加	[13]
脾气虚证	黄芪	—	drugCIPHER CIPHER，GEO数据库	PPI网络，巨噬细胞增殖实验，动物实验	脾气虚证相关的生物分子与免疫和代谢相关的生物学过程有较大的联系。黄芪作为其中一种补气虚的中药，其化合物可以促进巨噬细胞增殖及肿小鼠淋巴细胞增殖	[14]
虚证	—	RA	临床	芯片表达谱，PPI网络	Toll样受体激活NF-κB调节转录通路和细胞凋亡(Apoptosis)和核苷酸代谢相关细胞凋亡通路可能是RA虚证患者相关的通路	[11]
肝胆湿热证(LGDHS)/肝肾阴虚证(LKYDS)/肝郁脾虚证(LDSDS)	—	肝癌	临床	芯片表达谱，"miRNA-靶点"网络，SVM	肝胆湿热证(LGDHS)、肝肾阴虚证(LKYDS)的miRNA表达谱存在差异；同为虚证的LDSDS和LKYDS的miRNA表达谱较为相似	[12]

续表

中医证候	对应中药/方剂	对应疾病	数据来源	研究方法	研究结论	参考文献
肝胆湿热证(LGDHS)/肝肾阴虚证(LKYDS)/肝郁脾虚证(LDSDS)	—	HBC	临床	芯片表达谱，"miRNA-靶点"网络	同病异证研究：LDSDS 是慢乙肝肝纤维化发展过程中重要的环节，一定条件下 LDSDS 可向 LGDHS 或 LKYDS 互相转化。基于显著的统计分析结果，发现 LKYDS 发展为 LDSDS 的过程中四个重要的 miRNAs，包括：hsa-miR-17-3p,-377-3p,-410-3p 和-495；在 LDSDS 发展为 LKYDS 过程中有五个重要的 miRNAs，包括：hsa-miR-377-3p,-410-3p,-149-5p,27a-3p 和-940	[9]
湿热瘀结证(DHAS)/肝郁脾虚证(LDSDS)	—	HBC	临床	芯片表达谱	同病异证研究：慢乙肝肝纤维化湿热瘀结证(DHAS)和肝郁脾虚证(LDSDS)患者样本的转录谱，基因共表达特征和功能特征不同；PNP，AQP7，PSMD2 明显差异，可为 DHAS 和 LDSDS 的临床辨证提供参考	[15]
血瘀证	—	急性缺血性中风，心绞痛	临床	芯片表达谱	miR-146b-5p,-199a-5p 和其相关的 23 个 mRNA 可作为血瘀证的诊断标记物	[16]
血瘀证	—	心绞痛	临床	芯片表达谱	miR-146b-5p 的上调可能引起 CALR 的下调进而降低炎症反应，miR-199a-5p 的上调反应可能引起 TP53 的下调，从而抑制细胞凋亡	[17]

5.1.1　寒、热证候及对证方剂的网络药理学研究案例分析

在中医诊疗临床实践中,同一种疾病的治疗,需根据该疾病不同的证候,使用不同的中药方剂治疗。例如:针对寒证,使用热性的中药治疗;而针对热证,则使用寒性中药治疗。即中医传统理论所描述:寒证热治,热证寒治。寒、热证候的辨别主要反映了疾病的不同性质,虽然长期的中医临床经验可以较准确地辨别这两种证候,然而这种以经验为基础的辨别方式较难被现代科学所理解。

目前已经有较多关于寒、热证候的研究,并且这些研究还在不断积累。这些研究结果大部分以文献形式存在,然而这些研究中大多是孤立的研究结果,例如:单个基因的功能或少数的相互作用。文献挖掘技术结合网络分析可以挖掘隐藏在孤立研究中的潜在整体、共性的特点。基于以上研究基础,李梢课题组[7]使用文献共出现挖掘方法、网络分析方法研究了基于 NEI 系统背景下的寒、热证候的分子特征。

1. 研究目的

寒证和热证是临床常见的两种证候。从西医角度看,大部分炎症、感染、压力和自身免疫性疾病等疾病与神经、内分泌和免疫系统之间的相互作用有关。NEI 系统在各种疾病的发生、发展过程中扮演着重要的角色,其异常是引起相关疾病的重要原因。因此,可将 NEI 作为探索证候机制的现代医学突破口,沟通传统中医药理念与现代医学理念。

已有研究表明,寒证和热证患者 NEI 系统存在功能的异常。在中医诊疗过程中,大多数 RA 患者可分为寒、热证候,相应的通过热性或者寒性中药治疗。因此,该研究旨在基于网络分析探索证候在 NEI 系统背景下的寒、热证候分子特征,从而为寒、热证候的现代化研究提供参考。

2. 数据来源

在现代西方医学的理念中,激素、细胞因子和神经递质等**化学信使（Chemical Messengers, CMs）**在 NEI 系统中,通过在彼此复杂作用过程中充当调节宿主的枢纽,维持 NEI 系统的稳态及机体的健康。如果将 CMs 视为 NEI 系统的成分,那些(直接或间接)编码这些 CMs 的基因被认为是 NEI 系统的相关基因。这些基因和 CMs 便是该研究中网络构建的基础,该研究的数据获取及处理方式如下。

(1) 通过查询**医学主题词** MeSH 确定 NEI 的同义词,然后在 PubMed 数据库中检索并下载相关摘要,作为 NEI PubMed 文献摘要集合;在 HUGO 数据库中检索 NEI 的相关基因并获取基因间的相互联系;另外,从英文文献中(发表于 2000 年 9 月 30 日—2005 年 9 月 30 日)人工收集 NEI 相关的 CMs,关键词包括“hormone”“cytokine”“neuro-transmitter”;加上以“disease”为关键词搜索 NEI PubMed 文献摘要库,查找相关 CMs。综合数据库 HUGO 和文献中的 NEI 相关基因和 CMs。

(2) 根据标准中医术语定义的证候、症状概况收集寒、热证候的关键词。根据寒、热证候的关键词,在 NEI PubMed 文献摘要库里面分别检索寒、热证候的相关文献,分别建立寒证和热证的文献集合。

(3) 证候相关疾病数据集及证候相关 NEI 通路:采用中国中医科学院建立的中医药在线数据库(包含 4000 多种疾病信息),该研究选择可被诊断为典型的寒证或者热证的疾病。从 OMIM 数据库中获取和寒证相关疾病、热证相关疾病的相关基因,通过 DAVID 对这些基因进行富集,筛选出其中的 NEI 相关的 KEGG 通路信息(在 DAVID 基因注释系统中,用 Fisher 检验来衡量富集结果中特定通路

的基因比例是否显著地高于人类基因组背景基因)。

3. 网络构建及可视化

通过文献共现挖掘方法构建 NEI 相关的基因/CMs 网络。节点为生物分子(基因或者 CMs),边为基于文献共现关系的联系。即假设两个生物分子同时出现在同一篇文献中,那么这两个生物分子存在可能的联系,并通过人工进行网络相互联系的核查。采用 Graphviz 软件进行网络可视化。

4. 分析指标与算法

对上述方法构建的网络进行分析。网络中节点 i 的拓扑结构特征用式(5.1)中的拓扑向量表示:

$$\boldsymbol{v}_{i(W)} = [c_{i1}, c_{i2}, \cdots, c_{in}]^{\mathrm{T}} \tag{5.1}$$

式中,n 代表寒证特殊节点和热证特殊节点的总和;$W = \{C, H\}$ 代表寒证和热证的网络;c_{ij} 代表节点 i 和节点 j 之间的指示变量(若 $c_{ij} = 1, i \neq j$,则表示 i 和 j 之间有联系;反之 $c_{ij} = 0, i \neq j$,则代表 i 和 j 之间没有联系)。

寒证和热证之间的拓扑距离定义为

$$\boldsymbol{d}_i = [\boldsymbol{v}_{i(H)} - \boldsymbol{v}_{i(C)}]^{\mathrm{T}} \cdot \boldsymbol{e} \tag{5.2}$$

式中,$\boldsymbol{v}_i$ 为节点 i 的拓扑向量,$\boldsymbol{e}$ 为单位向量。通过下面公式将拓扑距离标准化,使其值的范围为 $[-1, 1]$。

$$\overline{\boldsymbol{d}_i} = \frac{\boldsymbol{d}_i}{[\boldsymbol{v}_{i(H)} + \boldsymbol{v}_{i(C)}]^{\mathrm{T}} \cdot \boldsymbol{e}} = \frac{[\boldsymbol{v}_{i(H)} - \boldsymbol{v}_{i(C)}]^{\mathrm{T}} \cdot \boldsymbol{e}}{[\boldsymbol{v}_{i(H)} + \boldsymbol{v}_{i(C)}]^{\mathrm{T}} \cdot \boldsymbol{e}} \tag{5.3}$$

式中,若 $\overline{\boldsymbol{d}_i} > 0$,节点 i 被划分为热证节点;$\overline{\boldsymbol{d}_i} < 0$,则认为节点 i 为寒证节点。然后,使用累积二项分布评估在每个 NEI 类别下观察到的寒、热证节点的比例:

$$P(C \leqslant C_0) = \sum_{C=0}^{C_0} \binom{N}{C} \left(\frac{1}{2}\right)^N \tag{5.4}$$

式中,N 为寒证或者热证中节点的数量,排除 $\overline{\boldsymbol{d}_i} = 0$ 的节点;C_0 为寒证节点数量和热证节点数量中较小的一个数。

5. 实验验证

选择 RA 为疾病模型,因为 RA 在中西医领域都有广泛的研究,并且具有典型寒、热证候。在 CIA (Collagen Induced Arthritis)大鼠模型(最广泛使用的 RA 模型)上进行实验,研究温络方(HCHF,由中药附子、白术、桂枝和卷柏组成)、清络方(CWHF,由中药苦参、黄柏、青风藤和萆薢组成)在 NEI 网络的中心节点上的治疗效果。

通过验证 CWHF 和 HCHF 这两个已经被证明对 RA 有效的方剂,分别对寒证和热证的 NEI 网络的中心节点作用,探索其对证方剂的治疗效果。实验中,将大鼠随机分成四组,即正常组、CIA 模型组、HCHF 治疗组和 CWHF 治疗组。使用放射免疫测定法,测定四组大鼠的寒证、热证网络中重要 CMs 的浓度水平,从 0:00(凌晨)到 24:00 每 6 小时测定一次。CIA 大鼠与正常大鼠之间的差异、CIA 大鼠和两组治疗大鼠之间,使用单边方差分析检验,然后进行 Bonferroni 事后检验,$P < 0.05$ 可视为差异显著。

6. 主要结论

（1）网络拓扑结构分析显示：寒、热证生物分子网络存在无标度的属性，即网络的功能实现主要是依赖于某些中心节点，这些中心节点有望成为生物分子网络的证候分型标识。

（2）热证与寒证相比较，热证相关的生物分子更显著地富集在细胞因子-细胞因子受体相互作用通路。整体而言，寒证表现在以激素功能模块为主，热证表现为以细胞因子功能模块为主，而神经递质功能模块则同时分布于寒证、热证两个网络内。

（3）寒方侧重于干预热证网络关键节点，热方侧重于干预寒证网络关键节点，从网络调节角度阐释了"寒者热之，热者寒之"的科学内涵。

5.1.2　慢性乙型肝炎致肝纤维化的"同病异证"研究案例分析

乙肝肝硬化（Hepatitis Bcaused Cirrhosis，HBC）是慢乙肝发展为肝硬化或肝癌的必经阶段，也是严重影响慢乙肝疾病预后的重要环节。HBC 严重患者的 5 年生存率仅为 50%，尤其是肝细胞癌（Hepatocellular Carcinoma，HCC）几乎全部发生在 HBC 患者中。在过去的几十年中，西医临床上缺乏治疗 HBC 的有效方法，中药对 HBC 治疗具有较好的治疗效果。相关研究发现 PNP（Purine Nucleoside Phosphorylase）、AQP7（Aquaporin-7）和 PSMD2（26S Proteasome non-ATPase Regulatory Subunit 2）与 HBC 的中医辨证分型有联系。然而，HBC 中医证候发展的特征尚不清楚，特别是从肝胆湿热证（LGDHS）到肝郁脾虚证（LDSDS），LDSDS 发展为肝肾阴虚证（LKYDS）。

miRNA 与许多肝脏疾病，包括肝脏代谢、纤维化、再生和 HCC 都相关。miRNA 在血清或血浆中出色的稳定性，使其具有较好的临床研究价值，例如作为生物标记物区分慢乙肝、肝硬化和 HCC。本节介绍苏式兵课题组[9]基于 HBC 不同证候开展的相关网络分析研究。

1. 研究目的

在 HBC 的中医临床诊疗中，证候有助于了解人体内稳态并指导个性化治疗，但是慢乙肝证候分型的科学依据及"同病异证"的发展机制尚不清楚。该研究通过分析慢乙肝发展过程中不同证候样本的转录谱 miRNA 的表达水平，进而探索慢乙肝肝纤维化的中医辨证分型的生物学基础及慢乙肝证候发展过程的特征。

2. 数据来源

从医院收集 162 份临床血清样本，其中包括 LGDHS（$n=36$）、LDSDS（$n=62$）、LKYDS（$n=34$）和正常对照（$n=30$）。HBC 西医诊断标准遵循中国肝病学会和中国传染病学会 2005 年制定的指导原则。研究 miRNA 谱，9 份 HBC 血清（LGDHS，$n=3$；LDSDS，$n=3$；LKYDS，$n=3$）和 7 份健康样本进行 miRNA 微阵列分析，并进一步用 Human miRNA microarray V3 进行差异表达分析。

通过数据库 TarBase（v7.0），miRecords 和 miRTarBase 预测 miRNA 靶点。此外，miRanda、miRDB、miRWalk 和 RNAhybrid 程序用于预测非实验靶点。通过 DAVID 在线富集分析获取靶点相关基因的基因本体、通路和疾病信息。

3. 网络构建及可视化

差异表达 miRNAs 和其预测的靶点之间的联系用于构建"miRNA-靶点"网络；构建的网络中，

miRNA 通过差异倍数加权,基于度分布对靶基因进行加权;随后,根据权重对所有节点进行排序并测试相似度,再将获得的节点用于重新构建网络。在新的网络中,节点代表 miRNA 或靶点,边代表连接强度。

4. 分析指标与算法

1) 网络分析

将共网络(共网络是指 LGDHS、LDSDS 和 LKYDS 的"miRNA-靶点"网络的相同部分)从原始网络中敲除,用鲁棒性评价网络的稳定性,如式(5.5)所示:

$$R = \frac{C}{(N - N\tau)} \tag{5.5}$$

式中,C 是网络敲除后的最大连通量;N 是原始网络节点数量;$N\tau$ 是敲除节点的数量。此外,网络的连续参数还包括中介中心性(BC)、紧密度中心性(CC)和度(DC)等。网络分析过程中,网络的核心节点被定义为 BC $\geq \overline{\mathrm{BC}}$,CC $\geq \overline{\mathrm{CC}}$ 和 DC $\geq \overline{\mathrm{DC}}$ 的节点。核心节点 miRNA 被认为是重要的 miRNA,并且在不同的 HBC 证候中起重要作用。

2) 临床实验数据分析

用 RT-qPCR 检测 162 份血清样品的共表达 miRNA 和重要的 miRNA。对 RT-qPCR 数据进行逐步逻辑回归模型以筛选诊断 miRNA 组(即被认为是 HBC 证候发展过程中的潜在标志物)。

5. 主要结论

(1) HBC 不同证候 LGDHS、LDSDS 和 LKYDS 的"miRNA-靶点"网络(后简称"原网络")如图 5-1(a)～(c)所示,三种证候的共网络如图 5-1(d)所示,三种证候的原网络敲除共网络后,如图 5-1(g)～(f)所示。比较三种证候的原网络敲除共网络前后,**网络中心性特征路径长度(Characteristic Path Length,CPL)和网络异质性(Network Heterogeneity,NH)**。结果显示:在 LGDHS 和 LKYDS 网络中,NC 的变化率分别为 30.57% 和 38.52%,CPL 分别为 3.79% 和 4.58%,NH 分别为 8.26% 和 8.30%,而 LDSDS 网络的相关参数仅为 1.50%、0.17% 和 0.26%,如图 5-1(h)所示。此外,鲁棒性计算结果显示:LDSDS 网络($R = 0.87$)比 LGDHS($R = 0.68$)和 LKYDS 网络($R = 0.64$)更稳定,如图 5-1(i)所示。结果表明,三种证候的共表达 miRNA 可能与 HBC 证候发展过程中的 LGDHS 和 LKYDS 两种证候联系较密切。

(2) 调节干细胞多能性的信号通路和 TGF-β(Transforming Growth Factor-β)信号通路与 HBC 的证候(LGDHS、LDSDS 和 LKYDS)发展有较大的联系。前期已有研究表明:作为中枢调节剂,TGF-β 参与慢性肝病的许多相关疾病进展,从最初的肝损伤到炎症/纤维化,再到肝硬化或肝细胞癌。TGF-β 过度表达也与肿瘤的发展、转移、血管新生和预后不良有关。表明这些通路对于理解 HBC 证候发展的机制非常重要。

(3) 在 HBC 证候,包括 LGDHS、LDSDS 和 LKYDS 的六个共表达的 miRNA 可能与 HBC 证候发展有较大的联系。

(4) LDSDS 是慢乙肝肝纤维化发展过程中重要的环节,一定条件下 LDSDS 可向 LGDHS 或者 LKYDS 互相转化。基于显著的统计分析结果,发现 LKYDS 发展为 LDSDS 的过程中 4 个重要的 miRNAs,包括 hsa-miR-17-3p、-377-3p、-410-3p 和-495;在 LDSDS 发展为 LKYDS 过程中有 5 个重要的 miRNAs,包括 hsa-miR-377-3p、-410-3p、-149-5p、27a-3p 和-940。

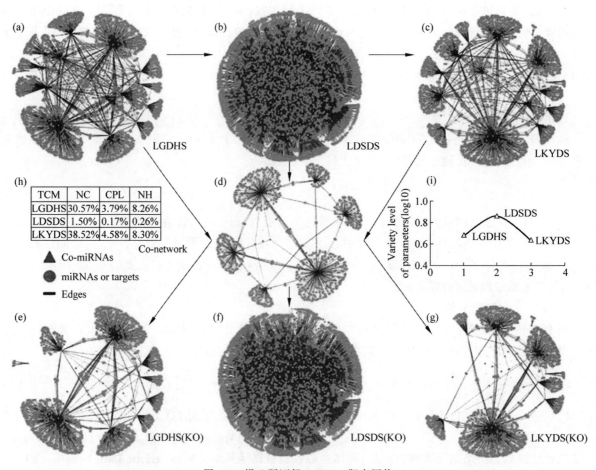

图 5-1　慢乙肝证候 miRNA-靶点网络

（a）LGDHS 全局网络；（b）LDSDS 全局网络；（c）LKYDS 全局网络；（d）共网络；（e）LGDHS，共网络敲除后的网络；
（f）LDSDS，共网络敲除后的网络；（g）LKYDS，共网络敲除后的网络；（h）敲除前后网络参数的变化率；（i）网络的鲁棒性

5.2　网络药理学与中药方剂研究案例

　　中药方剂是中医防治疾病的主要形式，它是依据中医传统理论（例如中药药性、方剂配伍等），由多味中药组成的具有特定主治功效的中医处方。中药方剂在治疗复杂疾病方面具有确切的疗效和较小的副作用。与西药相比，中药方剂包含了诸多成分及其相互作用，并且存在药靶点和机制不清的问题。因此，阐明中药方剂配伍的科学基础是中医药现代化的一个关键问题。中药方剂是以个性化治疗、从整体上调节患者机体功能为特点，分析方剂中的药效物质与机体内生物分子之间的相互作用网络，挖掘方剂的综合效应、整体调节机制，从网络调控的角度设计组方用药的新原则，是此领域研究所关注的重点和难点。在现代科学背景下，阐明中药的作用机制仍然是一个巨大的挑战。

　　近年来，随着多靶点药物发现理念的兴起及研究的深入，网络药理学逐渐成为一个热门的研究模式，将对中药方剂的研究产生深远影响。方剂组成物质的数量、比例及其与患者机体的关系等均具有高度的复杂性，从网络的角度有助于理解这种复杂关系。将网络思想和网络分析方法应用于中药方剂研

究,在多靶点协同作用的理念下研究中药的配伍机制和在分子调控的背景下研究中药方剂的作用机制已成为一种新的趋势,并积累了丰富的研究成果。

中药方剂遵循的"君臣佐使""七情和合"等配伍原则,体现了中医整体调节机体的思想,与系统生物学、网络药理学的研究思路基本一致。方剂为网络分析中医药相关理论的研究提供了应用的载体。立足中医药研究,李梢于 2011 首次提出"网络靶标"和"中医药网络药理学"的概念,并基于此概念研究复方作用的分子机制[18,19]。"网络靶标"是以"病-证"生物分子网络的核心环节为靶标,通过衡量方剂成分的靶标谱与病证分子网络关键环节的关系,发现中药方剂的药效物质及其作用机制;通过分析方剂所含成分的靶标在网络上的分布规律探索药性,探究"君臣佐使"等方剂特色内涵的网络特征;进一步利用这种网络特征预测组方用药的临床生物标志,并利用所发现的规律进行组方用药的理性设计。目前,网络靶标已应用于中药方剂的多个研究领域。例如,李梢课题组通过分析"中药网络-靶标网络-疾病网络"的共模块来剖析传统中药方剂配伍的规律。该研究首先建立了中药复方 DMIM(Distance-based Mutual Information Model,基于距离的交互信息模型),该模型能联合交互信息的平均信息量,以及中药在处方中的君臣佐使间距来辨别众多方剂中功效相近的中药组合。采用 DMIM 方法分析 3865 个传统方剂的中药网络,较好诠释了传统的中药配伍药对及其治疗特点,同时还发现了新的具有协同或拮抗作用的药对[20]。进而以六味地黄丸(LWDH)为例,提出一个新颖的"共模块"(Co-module)概念,即通过"中药-靶标-疾病"的多层网络共模块分析,探讨中药传统方剂的配伍机制,在对 LWDH 药方和 LWDH 治疗的疾病表型分析中发现,LWDH 治疗的疾病统计上具有显著的相似表型,且这些共模块富集于代谢和免疫等多种通路,由此对 LWDH 滋阴的传统功效,以及临床上"异病同治"的机制给出了新的阐释[21]。

白钢课题组[23]利用 UPLC-MS 分析清肺消炎丸的主要化学成分,然后基于数据库对其作用靶点进行模拟预测,再通过动物模型及细胞模型实验观察其对肺炎相关基因表达的影响。研究结果表明,清肺消炎丸中的某些代表性成分通过参与 Fc epsilon RI 信号通路、Toll 样受体信号通路,NK 细胞(Natural Killer Cell)介导的细胞毒性以及 ERK/MAPK 等信号通路发挥抗炎效应。胡元佳课题组[24]通过构建冠心病方剂化学成分网络,探索基于方剂配伍频次建立化学成分相互关系的可能性,为进一步优化"成分-靶点-效应"复杂网络提供依据;同时应用网络模转换,将二模网络转为一模网络,然后通过新网络挖掘中药相关数据的深层内涵。例如:以"同病异治"的冠心病临床常用方剂血府逐瘀汤(XZD)和瓜蒌薤白半夏汤(GXBD)为例,以靶点为网络结点成分为边构建一模网络,同时参考已批准的治疗冠心病的药物靶点,发现两个方剂的共同靶点成药靶的可能性较大[25];以玉屏风散(YPF)为例,构建以靶点为节点,靶点间共同通路关系为边的靶点网络,进行网络模块划分后,并建立评分算法用以评价每个模块与疾病的关系强弱,从而挖掘出与玉屏风散免疫相关作用联系较为密切的靶点模块[26]。

近年来,与网络药理学相近的一些概念也相继被提出,如网络毒理学[27]、网络方剂学[28]、整合药理学[29]和模块药理学[30]等。其特点均是采用网络分析的思路与方法,通过与其他方法的有机结合,对中药方剂的物质基础、生物效应及其药效机制开展网格化、系统化的整合研究。可见,将网络药理学运用于中药方剂的相关研究,能有效结合宏观整体与微观机制揭示方剂的科学内涵,为中药的临床合理使用、创新中药的研制提供科学依据,也有利于丰富中药方剂的研究内容,促进方剂关键科学问题的解决,并开拓现代药物研发思路。

部分相关研究简要总结如表 5-2 所示。

表 5-2　典型网络药理学在中药方剂研究中的应用

中药方剂	对应疾病	数据来源	研究方法	研究结论	参考文献
3865 方剂、六味地黄丸	—	处方信息来自上海中医中药数据中心建立的 SIRC-TCM 中医药信息系统	DMIM	DMIM 是一种探索中药配伍规律的有效方法。以 LWDH 方剂为例,通过"中药-靶标-疾病"的多层网络共模块分析和 LWDH 治疗的疾病表型分析中发现,LWDH 治疗的疾病具有统计上显著的相似表型,且这些共模块富集于代谢和免疫等多种通路,由此对 LWDH 滋阴的传统功效,以及临床上"异病同治"的机制给出了新的阐释	[20]
清络饮(QLY)	RA	数据库 drugCIPHER	DMIM;主成分分析,"化合物-靶点"网络分析,富集分析等	QLY 抗 RA 的靶点网络及相关机制,包括血管新生、炎症反应和免疫反应;预测了 QLY 的活性和协同成分及配伍规律。君药苦参在 RA 的治疗过程中起主要作用(主要反映在炎症反应、免疫反应和血管新生方面)。臣药青风藤有助于增强君药的抗炎和抗血管新生作用。佐药黄柏和使药萆薢主要调节君、臣药的治疗效果,并且一定程度上还可以抑制苦参的副作用	[31]
六味地黄丸(LWDH)	—	数据库 drugCIPHER	通过 drugCIPHER 进行 LWDH 的靶标预测,基于"药物-靶点-通路-疾病"及蛋白质相互作用(PPI)的网络分析,分析结果的实验验证	网络分析结果表明 LWDH 主要作用于内分泌、免疫系统相关的通路,例如 PPAR 信号通路等,用于治疗骨质疏松症、关节炎等与阴虚证相关的疾病,且能够治疗食道癌、结肠癌等其他类型的疾病。该研究不仅阐释了 LWDH 传统药用功能的分子机制,而且还为老药新用提供依据	[21]
桂枝芍药知母散(GSZD)	RA	数据库	"中药-通路/药理效应"网络,"药物-靶点"网络及"中心靶点-通路"网络分析;实验验证	GSZD 可通过逆转炎症-免疫系统失衡和调节 HDAC1-HSP90AA1-NFKB2-IKBKB-TNF-α 信号来缓解 RA 症状	[32]

续表

中药方剂	对应疾病	数据来源	研究方法	研 究 结 论	参考文献
复方丹参滴丸（CDF）	心血管疾病（CVD）	数据库分子模拟	"化合物-靶点"网络、"化合物-通路"网络、"靶点-疾病"网络分析	从化学成分层面看：CDF 中一共有 101 个活性化合物，其中 56 个来自君药丹参，臣药三七中有 29 个活性分子，佐药冰片中仅有 9 个活性化合物，其他有 7 个活性的。从靶点层面看：CDF 通过靶点 eNOS、CYP2C9、HSP90s、PPAR α/γ 和 MIF 抑制发炎并阻止炎症因子对血管和心肌的损伤。也可调节 ACE、胃促胰酶、VDR、VEGFR2 等靶点，从而对心血管疾病起到一定的治疗效果。化合物和通路的网络分析提示：CDF 可能通过参与糖皮质激素和炎症信号通路、L-精氨酸/NO 信号通路治疗心血管疾病。"靶点-疾病"网络分析结果提示 CDF 疗效的多样性	[33]
8 个治疗冠心病的方剂	冠心病（CHD）	数据库	基于中药配伍关系的化学成分网络分析	该研究建立了一种基于中药配伍频率的化学成分及其集群划分的方法，从治疗 CHD 的 8 个主要方剂共 36 味药中获取 1588 个化学成分，以成分为节点，基于方剂间的配伍关系构建化学成分网络。通过网络分析发现，在这个网络中，有 9 个集群与 14 种化学结构有显著关联且联系紧密。通过网络分析确定的重要成分，成分组和中药值得进一步药理学研究。例如，乳香中的 3α-O-乙酰基紫杉酸	[24]
血府逐瘀汤（XZD）、瓜蒌薤白半夏汤（GXBD）	CHD	数据库	基于共同靶点关系的"化合物-化合物"网络构建及分析	作为 CHD"同病异治"的中药方剂 XZD 和 GXBD，从化学成分层面看，差异较大，但是从靶点层面看相似性较高；以已批准上市的冠心病药物靶点作为参考，并进行统计学分析，结果提示两个方剂的共同靶点成药的可能性较大，包括 NOS3、PTPN1、GABRA1 等	[25]
玉屏风散（YPF）	免疫疾病	数据库	基于共同通路关系的"靶点-靶点"网络构建及其集群的功能倾向性分析	通过构建以共同通路关系的"靶点-靶点"网络并对网络集群进行划分。统计学分析表明，每个靶点集群具有一定的功能倾向性。以 YPF 的临床应用（免疫相关疾病的治疗）作为参考，筛选出对免疫相关疾病贡献最大的集群中的、网络中心性较高的靶点作为 YPF 潜在的治疗靶点，包括 PRKCA、MAPK3、PRKACA 等	[26]

网络药理学在中药方剂领域的研究较为丰富,通过有效地结合宏观整体与微观机制探索方剂活性成分、潜在作用靶点、作用机制、配伍机制等。试图用网络分析的方法,从现代科学的角度进行阐述中药复杂体系有助于揭示方剂的科学内涵,为方剂的临床应用、中药新药的创制提供科学依据,也有利于丰富中药方剂的研究内容,促进方剂关键科学问题的解决,进而拓展现代药物研发思路。

以下选取两个具体的研究案例进行分析。

5.2.1 中药复方距离的交互信息模型 DMIM 研究分析

中药长期以来的临床实践已经证明中药之间、中药成分之间具有潜在的相互作用,包括相互协同或者拮抗等。中药方剂在传统应用中,不同中药扮演不同的配伍角色:君药、臣药、佐药、使药。理解中药配伍机制不仅有利于中医现代化,也可助力于现代药物研发。

中医药经过长期的传统应用,有些中药已经明确对抑制血管新生有效,这种病理性血管新生与各种疾病尤其是癌症和类风湿性关节炎等有较密切的内在联系。60%以上的癌症化学治疗剂是天然产物或基于天然产物的小分子。许多促血管新生和抗血管新生植物成分可能用于治疗血管新生障碍,并且耐受性良好。尤其是,中医中的"活络"中药已被发现对血管新生障碍有效[34]。基于这些研究基础,李梢课题组[20]建立了复杂网络结合互信息的 DMIM 方法,针对血管新生的活性筛选出有效的中药组合,以下是相关研究的具体介绍。

1. 研究目的

中药方剂是多组分疗法的经验系统,复杂的中药在一定的配伍规律下联合使用,使得它可以满足治疗复杂疾病需求。为了探索中药组方剂和复杂疾病之间的关系,目前重要的是建立一种方法来弥合中医药传统认识和现代科学。在这项研究中,研究团队建立了 DMIM 模型,以从丰富的中药方剂中获知中药之间的配伍关系。并以经典方剂六味地黄丸(LWDH)为例,进行网络分析,然后进行体外实验,旨在评估配伍网络中关系较密切的 LWDH 方剂对血管新生的药理作用和协同作用。进而提出了"共模块"的新概念,并进行了网络分析,以探索网络化中药方剂的潜在协同机制。

2. 数据来源

1) DMIM 分析相关数据

选用"collateral"(络)作为关键词,检索上海中医中药数据中心建立的 SIRC-TCM 中医药信息系统,共收集 3865 种具有名称、功能和"归经"信息的中药方剂。通过使用标准化的中药名称列表替换数据集中药的所有多义词、同义词和首字母缩略词。中药名称标准化后,3865 种方剂一共包含 737 种中药。

2) LWDH 的相关数据

被 LWDH 六味中药影响的靶点信息来源于 PubMed 和 CNKI,然后通过 HPRD 数据库获取这些靶点的 PPI 网络,一共 146 个 LWDH 相关靶点,其中 127 个靶点有相互作用关系。

3. 网络构建及可视化

(1) 通过 DMIM 算法计算出"距离较近"(联系较为紧密)的中药对,并依据这些中药对之间的联系构建网络。

（2）以 LWDH 为例的"中药-靶标-疾病"的多层网络。

为了进一步探索 DMIM 预测的方剂组合机制，提出"共模块"的概念，基于它们可能存在一致或者共同的生物模式，使得它们作为"共模块"，同时可作为阐释中药及治疗疾病的基础。经过 DMIM 分析，LWDH 的 6 味中药(山茱萸、泽泻、丹皮、地黄、茯苓、山药)均存在较紧密的联系，于是选择 LWDH 进行共模块分析。

中药共模块：如果两味中药有共同的作用靶点，中药和中药之间有联系，形成"共模块"；疾病模块：如果两个疾病之间有共同的相关基因；中药相关靶点及疾病基因通过 PPI 网络展现出来。"中药-靶标-疾病"多层网络基于中药、靶标，疾病间的相互联系进行可视化。

4. 分析指标与算法

1) 中药方剂的数学表达

首先将方剂进行矩阵化表达，假设有 n 种中药 m 种方剂，可用矩阵形式表示，$\boldsymbol{A}=(a_{ij})_{m\times n}$ 表示整个矩阵。中药编号从 $1\sim n$，方剂编号 $1\sim m$，i 表示特定的方剂，j 表示特定中药，a_{ij} 代表中药 j 在方剂 i 中的排列顺序位置，$a_{ij}=0$ 表示方剂 i 中，不含中药 j。为消除方剂的中药数量带来的影响，令矩阵 $\boldsymbol{B}=(b_{ij})$，$b_{ij}=\dfrac{a_{ij}}{\max\limits_{1\leqslant k\leqslant n} a_{ik}}$，$k$ 代表方剂的中药数量。这里 b_{ij} 代表中药 j 在方剂 i 中的相对距离。实际研究中，这些数据形成一个 3865×737 的矩阵。

为便于理解提供以下示例。如表 5-3 所示，矩阵中包含 10 味中药：中药$_1$，中药$_2$，…，中药$_{10}$（$j=1$，2，…，10），3 种方剂：方剂$_1$，方剂$_2$，方剂$_3$（$i=1,2,3$）。它们的配伍按照以下中药顺序：方剂$_1$（中药$_4$，中药$_2$，中药$_9$，中药$_6$，$k=4$）；方剂$_2$：（中药$_4$，中药$_8$，中药$_1$，中药$_{10}$，中药$_5$，中药$_6$，中药$_3$ 和中药$_7$，$k=8$）；方剂$_3$：（中药 1 和中药 6，$k=2$）。方剂 1 中，中药 4 排序为 1，$a_{14}=1$，一共有 4 味中药，故 $b_{14}=0.25$，即中药 4 在方剂 1 中的距离为 0.25，同理计算得中药在方剂 1、2、3 中的距离。

表 5-3　中药方剂的数学表达示例

b_{ij}	中药$_1$	中药$_2$	中药$_3$	中药$_4$	中药$_5$	中药$_6$	中药$_7$	中药$_8$	中药$_9$	中药$_{10}$
方剂$_1$	0	0.5	0	0.25	0	1	0	0	0.75	0
方剂$_2$	0.375	0.625	0.875	0.125	0.75	0	1	0.25	0	0.5
方剂$_3$	0.5	0	0	0	0	1	0	0	0	0

对于给定的两种中药 x 和 y，推断 x 和 y 形成药对的趋势取决于两个因素：互信息熵特征和中药之间的平均距离。

2) 互信息熵

中药 x 和 y 的互信息熵计算如下：

$$MI(x,y)=P(x,y)\cdot\log\left[\frac{P(x,y)}{P(x)\cdot P(y)}\right] \tag{5.6}$$

式中，$P(x,y)=\dfrac{\sum\limits_{i=1}^{m} I(x,y,i)}{m}$ 代表中药 x 和 y 共同出现的频次，函数 $I(x,y,i)=1$ 指的是 x 和 y 同时

出现在方剂 i 中,否则代表 x 和 y 不同时出现;$P(x) = \dfrac{\sum\limits_{i=1}^{m} I(x,i)}{m}$ 代表中药 x 出现的频次;同理,$P(y)$

$= \dfrac{\sum\limits_{i=1}^{m} I(y,i)}{m}$ 代表中药 y 出现的频次。$MI(x,y)$ 的值越高,代表中药 x 和中药 y 之间的联系越紧密。

3) 方剂间中药的距离

依据君臣佐使的配伍规律,在多味药组成的中药方剂中,排序较后的中药有着较小的重要性,因此,假设方剂中两味中药的距离越远,它们相关的可能性就越小。于是,定义方剂间中药距离:$d(x,y) = |B(x,i) - B(y,i)|$,在 x 和 y 同时出现的方剂中,它们的平均距离如式(5.7)所示:

$$d(x,y) = \frac{\sum\limits_{i=1}^{m} I(x,y,i) \cdot d(x,y,i)}{\sum\limits_{i=1}^{m} I(x,y,i)} \tag{5.7}$$

4) DMIM 评分系统

DMIM 评分综合了两个重要的评分,包括两中药的互信息熵评分和方剂间中药的距离评分:$\text{score}(x,y) = \dfrac{MI(x,y)}{d(x,y)}$,DMIM 评分反映了中药 x 和 y 形成药对的倾向的程度。

5. 实验验证

(1) 体外实验评价 DMIM 系统筛选出中药调节血管新生活性。

通过 DMIM 系统的评分结果,选择主要中药的成分来评估血管新生活性。两种内皮细胞增殖试验,即有或没有血管内皮生长因子(Vascular Endothelial Growth Factor,VEGF)刺激,分别用于评价中草药成分的抗血管新生或促血管新生活性。

(2) DMIM 系统预测的中药对相互作用实验。

验证 DMIM 系统预测的中药对是否产生协同效应,采用最高单一化合物模型[35]作为实验的参考模型,以测定中药相互作用,如协同作用或拮抗作用。

6. 主要结论

(1) 该研究建立的 DMIM 算法,考虑并平衡了中药在方剂配伍过程中的频次、相对独立性和方剂间的距离,是一种探索中药配伍规律的有效方法。

(2) 通过 DMIM 分析 3865 种与"活络"相关的中药方剂,从中选择联系较密切的药对,并构建网络,构建的网络不仅可以很好地重现传统应用的药对或者方剂,如图 5-2 所示,图中的中药网络由 DMIM 提取的前 100 种中药对构建而成,展示了具有不同药性(寒、凉、平、温、热)和组成六种经典复方的中药。还可发现新的具有协同作用或者拮抗作用的药对。

(3) 以 LWDH 方剂为例,通过"中药-靶标-疾病"的多层网络共模块分析(如图 5-3 所示)和 LWDH 治疗的疾病表型分析发现,LWDH 治疗的疾病具有统计上显著的相似表型,且这些共模块富集于代谢和免疫等多种通路。由此对 LWDH 滋阴的传统功效以及临床上"异病同治"的机制给出了新的阐释。

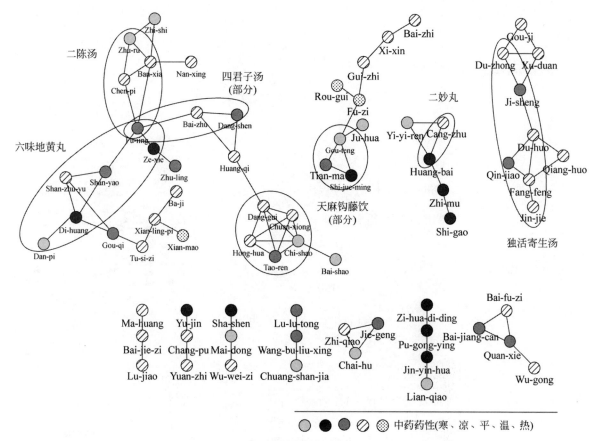

图 5-2 基于 3865 种中药方剂的 DMIM 算法提取的中药网络

5.2.2 六味地黄丸复方的网络药理学分析

方剂 LWDH 在传统中医理论及实践中是"补阴虚"的经典方剂,在现代临床治疗中主要治疗各种复杂疾病,如高血压、食道癌等。在之前的研究中,李梢课题组采用 DMIM 方法,通过多层"中药-靶标-疾病"网络分析对 LWDH 滋阴的传统功效给出了一定的阐释,在这项研究[21]中,李梢课题组基于网络药理学对 LWDH 的作用机制进一步地分析。

1. 研究目的

更好地了解中药方剂 LWDH 的治疗机制。

2. 数据来源

LWDH 的化合物数据来源于数据库 HerbBioMap、TCM Database@Taiwan 及文献;LWDH 的靶点信息来源 drugCIPHER 的预测;LWDH 的靶点相关通路及相关生物过程、疾病数据来源于 DAVID 在线工具。

图 5-3 六味地黄丸和疾病的共模块

在中药模块中,若中药之间具有共同的靶标,则六味地黄两种中药是相互关联的;对于疾病模块,若疾病之间具有共同的致病基因,则两种疾病之间有联系。实线宽度反映中药之间的相同靶标数量或致病基因数量的大小。所有中药靶标和疾病靶标都映射到蛋白-蛋白相互作用网络。虚线连接的部分为:中药模块和疾病模块相关联的共同网络靶标模块。

3. 网络构建及可视化

1)"化合物-靶点-疾病"网络

基于 LWDH 的化合物和靶点、靶点与疾病之间的联系,构建"化合物-靶点-疾病"多层网络。"化合物-靶点"联系的建立基于 DrugCIPHER,并通过相关算法进行优化(详见后文"4. 分析指标与算法"),"靶点-疾病"联系来源于 DAVID 在线分析工具。

2)"化合物-生物过程-疾病"网络

通过 DAVID 在线分析工具获取 LWDH 的靶点集合的生物过程信息,通过"化合物-靶点"联系和"靶点-生物过程"联系建立"化合物-生物过程"联系,再通过"疾病相关靶点-疾病"和"靶点-生物过程"联系建立"生物过程-疾病"联系,即生物过程和疾病有共有靶点的情况下,两者有联系。从而构建"化合物-生物过程-疾病"网络。

4. 分析指标与算法

1) 靶点筛选

前提假设：一些靶点可能会被中药方剂中众多成分作用。假设这种靶蛋白很有可能成为中药方剂药理作用的关键点，并且中药方剂的成分的协同作用多可能产生在这些靶点上。

经过 DrugCIPHER 预测 LWDH 成分的靶点，为了评估靶点与 LWDH 药理作用相关的概率，将 LWDH 中所有成分的靶点上每种靶蛋白的出现次数与 Poisson 二项式统计模型所代表的纯随机过程进行了比较。

$$Pr(K=k) = \sum_{A \in F_k} \prod_{i \in A} p_i \prod_{j \in A^c} (1-p_j) \tag{5.8}$$

式(5.8)中，$Pr(K=k)$ 是靶点在 k 成分的靶点集中出现的概率；F_k 是 k 成分的所有靶点子集的集合；A 是 k 成分的一个特定靶点子集；A^c 是 A 的补集；p_i 和 p_j 是靶点包含在一个成分靶点集中的概率。随机情况下，p 的值是 m/n，其中 m 是方剂成分靶点的数目，n 是 drugCIPHER 数据库中靶点总数。在通过 Bonferroni 方法调整后，随机条件下，P 值，$Pr(K>k)$ 表示靶点在超过 k 个成分的靶点集中发生的概率。该 P 值表示靶蛋白对 LWDH 的相对重要性（当 P 值<0.01 时显著）。

2) 成分评分

为了评价 LWDH 中成分的有效性，定义成分评分（Ingredient Score）如下：

$$\text{score}_{\text{ingredient } i} = \frac{1}{N_i} \sum_{j=1}^{N_i} -\frac{1}{r_{ij}} \lg[P(k)_j] \cdot I_j \tag{5.9}$$

式(5.9)中，N_i 是成分 i 的靶点数量；r_{ij} 是成分 i 的靶点 j 在所有的靶点中的等级；$Pr(k)_j$ 是使用 Poisson 二项式模型计算的靶点的 P 值。k 是可以作用靶点 j 的成分的数量，并且 I_j 是显示靶点 j 是否在所选靶点集中的指示函数：

$$I_j = \begin{cases} 1, & \text{第 } j \text{ 个靶点在选定的靶点集} \\ 0, & \text{第 } j \text{ 个靶点不在选定的靶点集} \end{cases}$$

该评分考虑了成分特异性及其与重要靶蛋白的关系。根据评分结果对成分进行了排名，发现前 25％的成分可以覆盖 90％的选定靶点。因此，后续选择这些化学成分作为 LWDH 中用于网络构建的代表性成分。

5. 实验验证

通过蛋白质免疫印迹法（Western Blot，WB）分析化合物对其相关蛋白质表达水平的影响。基于网络分析的结果，选择了四种蛋白质进行实验验证：包括过氧化酶活化增生受体 γ（Peroxisome Proliferator-Activated Receptor Gamma，PPARG）、维甲酸受体 α（Retinoic Acid Receptor Alpha，RARA）、化学趋化因子受体 2（C-C Chemokine Receptor Type 2，CCR2）和雌激素受体 1（Estrogen Receptor 1，ESR1）。选择 PPARG、RARA 和 CCR2 的理由是：它们有不同的功能，被不同的化合物群作用，并与食道癌、食道炎和结肠癌有关（这些疾病是 LWDH 的潜在和特殊治疗适应症）。ESR1 是网络中的核心节点，根据选定靶点的相关化合物，并通过它们的成分评分选择其中 6 个化合物用于实验验证。并且根据化合物在网络集群中的分布和不同中药来源分析它们对同一种蛋白的影响。

6. 主要结论

(1) 选定的 LWDH 的靶点，通过 PPI 网络，可发现靶点之间联系较紧密，意味着所选择的靶点反映了 LWDH 效应的核心分子基础。

(2) WB 实验证明：香豆素可降低 RARA 的表达，而咖啡酸则增加 RARA 的表达；咖啡酸增加 PPARG 的表达；桦木醇、α-淀粉酶、β-氨基酸和岩藻糖醇均下调 CCR2 的表达；桦木醇、岩藻糖醇和咖啡酸下调 ESR1 的表达。结果同时表明，中药方剂不同成分之间存在复杂的相互作用。

(3) 网络分析结果表明 LWDH 主要作用于内分泌、免疫系统相关的通路。例如 PPAR 信号通路等，用于治疗骨质疏松症。该研究不仅阐释了 LWDH 传统药用功能的分子机制，而且还为老药新用提供依据。不仅能治疗关节炎等与阴虚证相关的疾病，且能够治疗食道癌、结肠癌等其他类型的疾病。

5.3　网络药理学与中药创制研究案例

从 1981—2014 年，美国食品药品监督管理局(FDA)批准的 1211 个小分子新药中，6％是天然产物，26％源于天然产物。另外，大部分的抗癌药和抗感染药源于天然产物[36,37]，可见中药作为天然产物的重要来源，为新药研发提供了丰富的物质基础。

目前，中药的新药研发模式主要有两种：一是基于西药研发模式的还原分析法模式；二是整体研发模式。运用这两种模式开发出来的青蒿素、银杏叶提取物、茶多酚、PHY906(中医经方黄芩汤基础上研发的用于治疗化疗药物毒性反应的新药)等均已获得国际认可。以青蒿素的发现为典型案例的还原分析法，旨在从大量中药中筛选出有特定活性的单体化合物，这种研究模式工作量大、成功率低、可复制性较弱；因此，这种研发模式在现阶段的研究中越发具有挑战性，尤其是针对药味较多的中药方剂。

网络药理学作为一种从整体出发的研发模式，不同于传统的整体研发模式，它更加侧重采用计算的方法挖掘已有数据中有价值的信息，为进一步的整体研发提供参考，或者基于整理思路探索药物的复杂作用机制。目前该领域的研究主要涉及化合物相互作用(协同、拮抗等)、药效机制探索、活性成分筛选、新组方、药物重定位等。中药在临床上主要是通过多味中药的配伍使用达到治疗效果，探索中药间的"君臣佐使"配伍关系，有利于从现代医学的角度阐释传统中医药的概念。而进一步地探索中药成分间的相互作用一方面阐释了中药配伍使用的合理性，另一方面可为中药新药创制提供依据。网络药理学在化合物相互作用方面的探索以李梢课题组[19]基于 NIMS 识别方法为典型代表，该算法可大规模筛选和优化中药或复方中具有多成分协同作用的组合。

以青蒿素为代表探索中药成分的多靶点药效机制。青蒿素提取自传统中药，是目前最有效的抗疟疾药物，显著降低了疟疾患者的死亡率。但是青蒿素及其衍生物杀死疟原虫的机制尚不清晰。新加坡国立大学和南京大学的研究人员对此进行了深入研究，发现了青蒿素对抗恶性疟原虫的重要作用机制[38]。

中药有效成分的鉴定在中药现代化过程中尤为重要，范骁辉课题组[39]基于网络药理学分析，结合成分含量分析筛选有效成分，研究以血塞通(XST)注射液对心肌梗死的治疗作用为例进行分析，筛选出部分潜在活性成分并在心肌梗死大鼠模型中得到验证。

基于传统中药方剂的新组方探索的研究有：周文霞课题组[40]基于大量药理实验研究发现，六味地黄丸的有效活性成分能够通过整体调节、恢复和维护神经内分泌免疫调节网络的平衡，改善 AD 模型小鼠的行为及病理损伤，提示 LW-AFC 具有防治 AD 潜在的临床价值和良好的开发前景；周雪忠课题组[41]综合了倾向性病例匹配、复杂网络分析和中药集富集分析,提出一种多阶段分析方法,用于筛选治疗特定疾病的有效中药组合。

中药存在同一方剂对不同疾病均有治疗作用的特点,即"异病同治",是多成分、多靶点的整体辨证医疗,故中药及方剂是多靶点药物新药研发及药物重定位的丰富来源。高选择性单一靶点药物研发思路在中药新药研发有一定局限性,因此,对临床上疗效可靠的药物进行重定位,不仅可以有效地减少研发成本和缩短周期,而且对安全性和药代动力学等方面均可有效控制,是目前风险/效益比较好的药物研发策略。网络药理学的多层次的研究策略与中医整体医治平衡共调的认知异曲同工,为传统方剂及中成药探索新的药物配伍及其靶标提供了新的希望,以期落实"老药新用"。如程飞雄课题组[42]通过整合"药物-靶点"网络和已知的心血管疾病相关蛋白质的蛋白间相互作用,建立计算模型预测已批准的药物和天然产物在心血管疾病上的潜在关联,并基于此预测了中药化合物的潜在抗心血管疾病作用机制和抗心血管疾病药物的潜在副作用靶点。

部分相关研究简要总结如表 5-4 所示。

表 5-4　典型网络药理学在新药创制方面的应用

研究对象	对应疾病/功能	数据来源	研究方法	研 究 结 论	参考文献
药物协同作用	抗血管新生	文献数据库	基于网络的 NIMS 协同系数算法	NIMS 基于网络靶标的理念及生物分子网络,从大量药物分子中预测出具有协同作用的药物组合,定量表示药物组合的协同作用,同时对其协同效应的分子机制给出分子层面的阐释,可有效降低筛选有效药物组合的成本	[19]
扶正中药	肿瘤	数据库 drugCI-PHER 文献	高通量测序的基因表达高通量检测技术 HTS2,中药成分调节肿瘤和免疫相关生物网络的分子图谱	扶正中药成分的靶点主要富集在自然杀伤细胞介导的细胞毒性、抗原提呈等免疫相关通路,人参、黄芪、六味地黄丸所含成分能够显著上调自然杀伤细胞、T 细胞等免疫相关通路的基因表达;部分扶正中药成分能抑制细胞周期、凋亡等肿瘤信号通路的基因表达;该研究一定程度上揭示了扶正中药的作用机理,提示扶正中药在肿瘤预防、肿瘤免疫调节方面具有较大的研发价值,为中药现代化提供了方向	[43]
青蒿素	疟疾	共价结合法筛选青蒿素的潜在靶点	无偏好的化学蛋白质组分析	研究将炔烃标记的青蒿素与荧光染料结合起来,监控青蒿素与蛋白的结合,发现了 124 个与青蒿素共价结合的蛋白。经过网络分析,其中许多蛋白参与疟原虫的基本生命通路。结果提示血红素是青蒿素激活的主要原因,而不是游离的二价铁。血红素主要来自于疟原虫的血红素生物合成通路(早期的环状阶段),以及后来的血红蛋白消化	[38]

续表

研究对象	对应疾病/功能	数据来源	研究方法	研 究 结 论	参考文献
血塞通（XST）	CVD	实验文献 Pharm-Mapper	HPLC 进行成分鉴定及定量，PharMapper 预测成分的作用靶标，成分含量加权的"化合物-靶点"网络及网络效率分析，动物实验	研究血塞通（XST）注射液对心肌梗死的治疗作用进行成分含量测定，并将结果应用于网络分析，筛选出部分潜在活性成分：三七皂苷 R1、人参皂苷 Rg1、Rb1、Rd 和 Re。这些化合物的活性在心肌梗死大鼠模型中得到验证	[39]
中医临床处方	失眠	临床处方	倾向性病例匹配，核心中药网络提取，中药富集分析，药效为基础的用于判别中药-症状关系的交互信息算法	研究结果显示，与原始处方相比，经过优化后的中药处方具有更高效率。同时，研究还确定了具有症状表现的特定患者组，利于后续研究有效中药处方的适应症	[41]
已批准抗冠心病（CAD）药物和治疗 CAD 中药	CAD	数据库	"药物/化合物-靶点"网络，基于网络的药物重定位算法	通过整合药物-靶点网络和已知的 CAD 蛋白质和蛋白质相互作用，建立计算模型预测已批准的药物和天然产物在 CAD 上的潜在关联，并基于此预测中药化合物的潜在作用机制和抗 CAD 药物的潜在副作用靶点。重点包括：批准药物（法舒地尔、帕瑞考昔和地塞米松）和天然产物（白藜芦醇、木犀草素、大豆苷元和咖啡酸）的治疗 CAD 的作用机制	[42]
齐煎剂（黄芪、鬼箭羽、黄连、葛根）（QJM）	Ⅱ型糖尿病	CNKI 数据库	代谢组学，系统药理学，动物实验	具有 T2D（Type 2 Diabetes）治疗作用的中药方剂，经过 Epidata 3.1 分析后得到的新复方 QJM。动物实验结果表明 QJM 可安全有效地调节血糖水平，尽管其效果不如盐酸二甲双胍，但两者都表现出类似的降低血糖的趋势。基于代谢组学研究，确定了 QJM 治疗组中深度改变的代谢物。QJM 相关的 55 种蛋白质和 4 条信号通路，包括半乳糖代谢、缬氨酸、亮氨酸和异亮氨酸降解代谢、氨酰-tRNA 生物合成代谢和丙氨酸、天冬氨酸和谷氨酸代谢通路。肠道微生物群的 PCoA 分析结果显示，QJM 和盐酸二甲双胍组的肠道微生物群结构显示相似的趋势。系统药理学 QJM 可能通过 TP53、AKT1 和 PPARA 蛋白起作用	[44]

续表

研究对象	对应疾病/功能	数据来源	研究方法	研 究 结 论	参考文献
茵陈蒿汤（YCHT）	肝损伤	动物实验 IPA	免疫组织化学,生物化学,代谢组学和蛋白质组学	YCHT 中的主要活性成分组合 DRG（6,7-二甲氧基香豆素（D）,京尼平苷（G）和大黄酸（R）)可能通过在肝损伤的大鼠模型中作用多个靶点从而发挥比三种单独化合物中的任意一个或两个更强大的治疗效果。DGR 组合协同地引起代谢生物标志物的强烈动态变化,通过靶蛋白调节分子网络发挥协同效应	[45]
抗凝血化合物	凝血	文献数据库分子对接	通络网络构建及网络效率,网络通量算法,体外凝血实验验证	凝血通络网络是无标度网络,具有强大的鲁棒性;网络分析结果结合实验验证,对网络效率影响较大的化合物罂粟碱和水飞蓟宾抗血小板聚集活性值得重点关注	[46]
小柴胡汤（XCHT）	抗癌	数据库分子对接	"化合物-化合物"及"化合物-靶点"网络构建	"化合物-靶点"网络分析结果表明,XCHT 的潜在活性化合物具有多样性并且具有协同作用。"化合物-化合物"网络被分为四个集群,不同的集群包含作用于不同靶点的化合物组合。表明XCHT 在治疗癌症方面具有多种药理作用	[47]

5.3.1　基于网络靶标的多成分协同识别方法

中药和中药方剂存在着潜在的相互作用,包括协同、拮抗、相克等[48]。例如,当中药（或成分）的组合功效大于单独个体的总和响应时,发生协同作用。类似中药这样的成分组合可有效减少副作用,并改善适应性、减少耐药性,从而以协同方式增加治疗复杂疾病的可能性。中药是多成分复杂体系的典型代表,中药的多成分协同作用的治疗方式为复杂疾病的治疗提供了希望。如何从大量的化合物中筛选有潜在治疗作用的化合物组合仍然是一个很有挑战性的研究。

多组分协同作用的评估通常在个案研究中通过实验进行,然而,这样的方式适合对有协同作用的成分对进行深入地验证研究,对于像中药这样的复杂系统,即使在少量化合物的情况下,也会形成大量可能的成分组合,从而使实验方法的工作量陡增。因此,基于系统的网络药理学方法对化合物协同作用的高通量评价是值得关注的研究领域,李梢课题组[19]利用大量数据和快速积累的计算方法建立了基于网络靶标的多成分协同识别方法（Network target-based Identification of Multicomponent Synergy,NIMS）评分算法,为多组分药物研究提供了更有希望的方法。

1. 研究目的

该研究建立的 NIMS 方法,旨在提供一种评估多组分疗法和药物组合协同效应大小的方法,从而有效地识别多组分协同作用。计算的方法利用目前积累的研究数据可为多组分药物研究提供更有希望的方法。目前,用于评估多组分疗法的计算相关研究主要集中在两个方向上:一是通过建模信号通路或特定生物过程来识别和优化多个靶点的影响,通常用于解决小规模问题。局限性在于通路中的交叉反馈,反馈或相互作用广泛存在于复杂疾病中,而将通路孤立分析会造成一定程度上的偏差。二是通过网络分析方法预测药物,特别是多靶点药物的功效。

2. 数据来源

从中国药典中选择具有潜在抗炎、抗血管新生的 49 种或抗肿瘤活性的 12 种中药来源的化合物和两种西药成分:5-氟尿嘧啶和雷帕霉素,共计 63 种。将其中已有协同作用相关报道的 5 个药物对作为NIMS 算法的阳性对照。从 PubMed 和 CNKI 的 2000 多篇相关文献中手动收集药物的靶点和表型。

3. 网络构建及可视化

血管新生网络的构建采用该团队前期已经发表的 LMMA 方法[49]。使用关键词"angiogenesis"或者"neovascularization"检索 PubMed,得到 49 885 相关摘要(截至 2007 年 2 月 9 日),其中涉及 2707 个基因,这些基因作为网络节点,任意两个基因在 HPRD 数据库中有联系或者有通路上的联系,网络中形成一条边,由此建立 PPI 网络。研究中采用三种全局网络,即 PPI 网络和两种类型的全局通路网络,以评估 NIMS 的网络稳健性。在 KEGG 中,KO(KEGG Orthology)中的一个节点可以表示一组基因/蛋白质,一个基因可以属于不同的 KO。例如,K01090 含有 26 个人基因,基因 CDKN3 分类为 K01090 和K01104。因此,我们构建了两个不同的通路网络:**保持节点内容路径网络(Keep Node Content Pathway Network,KNC)**和**合并节点内容路径网络(Merge Node Content Pathway Network,MNC)**。在 KNC 网络中,原始节点保持一致,而在 MNC 网络中,具有一个或多个重叠基因的不同 KO 被合并到一个节点中。

4. 分析指标与算法

网络靶点的概念和 NIMS 的基本原理是在特定疾病或病理过程的生物网络的背景下,将药物之间的关系转移到靶点之间的相互作用或药物影响的基因产物。在 NIMS 中,被药物作用的一组基因或基因产物被称为药物靶标,特定疾病的生物网络作为进行 NIMS 评价的背景网络。因此提出基于 NIMS中的两个元素:**拓扑评分(Topology Score,TS)**和**药物评分(Agent Score,AS)**,评估药物的协同作用。

TS 主要考虑背景(特定疾病和药物作用相关)网络的拓扑特征。从网络靶点的角度,特定疾病生物网络的"致命弱点"(Achilles' Heel)更容易成为药物的作用位点。因此,药物相关靶点作为网络节点在网络中的拓扑性质越重要,那么该药物将产生的影响越大。为了确定药物靶点作为网络节点的重要性,综合网络节点的 DC、BC 和 CC 提出了一个节点重要性得分,$IP(v)$,v 是指网络节点。此外假设如果一对药物产生协同作用,它们的药物靶点在网络中相邻。因此,针对候选药物对:药物 1 和药物 2,定义拓扑评分 TS,以评估药物 1 靶点和药物 2 靶点的重要性得分($IP(v)$)和这两个靶点组之间的网络距离。

$$TS_{1,2} = \frac{1}{2} \times \left\{ \frac{\sum_i IP_1(i) \cdot \exp[-\min(d_{i,j})]}{\sum_i IP_1(i)} + \frac{\sum_j IP_2(j) \cdot \exp[-\min(d_{j,i})]}{\sum_j IP_2(j)} \right\} \quad (5.10)$$

式(5.10)中,$IP_1(i)$ 代表药物 1 的相关靶点的重要性,$IP_2(j)$ 代表药物 2 的相关靶点的重要性,$IP_1(i)$ 和 $IP_2(j)$ 通过主成分分析,综合 BC、CC、变异特征向量计算。负指数函数是用来衡量两个药物基于最短距离的相互作用。$\min(d_{i,j})$ 是从药物 1 的靶点到所有药物 2 靶点的最短路径,而 $\min(d_{j,i})$ 是从药物 2 的靶点到所有药物 1 靶点的最短路径。

具有独立作用机制且治疗疾病类似的药物之间,有较大的可能产生协同效应,因此该研究还引入了 AS 算法,AS 算法是从疾病表型相似性得到启发。若药物靶点被包含在 OMIM 某表型的靶点集合中,那么称这个表型为药物表型,两种药剂表型之间的相似性量化了它们的 OMIM 描述的重叠。参考 van Driel 等[50]的研究计算 AS,公式如下:

$$AS_{1,2} = \frac{\sum\limits_{i,j} P_{i,j}}{N} \tag{5.11}$$

式(5.11)中,$P_{i,j}$ 代表药物 1 的表型 i 和药物 2 的表型 j 之间的相似性,N 代表表型对的数量。

最终,基于网络的药物 1 和药物 2 之间的协同系数用 NIMS 算法计算如下

$$S_{1,2} = TS_{1,2} \cdot AS_{1,2} \tag{5.12}$$

该算法综合考虑了药物 1 和药物 2 的靶点在网络中的重要性,相邻网络节点的距离以及药物 1 和药物 2 的靶点在功能上的相似性。一般情况下,协同系数 S 的取值为 $0\sim0.9$,分数越高代表两个药物之间协同潜力越大。

NIMS 算法示意图如图 5-4 所示。

图 5-4　基于网络靶标的多成分协同识别方法示意图

5. 实验验证

研究采用内皮细胞增殖试验验证 NIMS 预测的药物组合对血管新生的协同作用,内皮细胞分裂与增殖是肿瘤血管新生的物质基础。该研究采用人脐静脉内皮细胞(Human Umbilical Vein Endothelial Cells,HUVEC)模型。

6. 主要结论

NIMS 是一种基于网络靶标理念及生物分子网络,从大量药物分子中预测出具有协同作用的药物组合,定量表示药物组合的协同作用方法。该研究将 NIMS 应用于 63 个药物的协同作用打数评价。基

于评价结果,首先根据 5 个已知存在协同效应的药物对的协同系数进行排序,5-氟尿嘧啶(5-FU)和长春碱、5-FU 和雷帕霉素、长春碱和喜树碱、染料木黄酮和喜树碱,以及染料木黄酮和雷帕霉素。然后用三个全局背景网络,包括全局 PPI 网络和两种 KNC 及 MNC 计算协同作用系数。结果表明 NIMS 在不同的背景网络下计算结果相对可靠、稳健。

基于血管新生网络靶标,应用 NIMS 计算三组药物协同作用评分,这三组药物包括:5-FU 和长春碱、青藤碱和苦参碱、青藤碱和芍药苷;NIMS 计算结果显示三组药物表现出不同的协同作用。从成分作用靶标的角度来看:5-FU 和长春碱可以作用 KDR 蛋白复合物、AKT1 和 MAPK1 通路之间的相互作用,PTEN 反馈回路,内皮细胞增殖和凋亡两个生物过程以及四个中枢节点(KDR、MAPK1、JUN 和 TP53)。受青藤碱和苦参碱影响的网络靶标包含与 EGFR、KDR 和 TNFRSF1A 通路的相互作用,PTEN 反馈回路以及与血管新生密切相关的四个生物过程和两个中枢节点(JUN 和 TP53)。然而,具有较低协同作用的青藤碱和芍药苷只能影响两个生物过程和一个中枢节点(TP53)。

详细结果分别如图 5-5 所示。

图 5-5　基于血管新生网络靶标的协同药物组合特征

红色或蓝色的节点分别表示不同药物/中药成分的靶标

　　从网络靶标的角度理解多组分协同作用机制。首先,在 NIMS 评分算法中,两种药物/中药成分作用靶标在网络中的最短路径距离是其中一个关键影响因素。如图 5-6(a)所示,左图中作用于蛋白质复合物的两个药物/中药成分,在网络中具有较小的最短路径距离,反之如右图,其他条件相同情况下,具有左图所示作用特点的药物/中药成分组合,NIMS 评分较高。其次,作用于中心节点或高紧密中心度节点的两种药物/中药成分,可能比作用于外围节点的组合产生更高的协同作用,如图 5-6(b)所示。另外,作用于同一种疾病或类似疾病相关的两个互补模块的两种药物/中药成分,可比作用于无关疾病的两个不相关模块的药物/中药成分产生更高的协同作用,如图 5-6(c)所示。

图 5-6　从网络靶标的角度理解多组分协同作用机制

(a)左图中作用于蛋白质复合物的两个药物/中药成分,在网络具有较小的最短路径距离,反之如右图;(b)作用于中心节点或高紧密中心度节点的两个药物/中药成分(左图)可能比作用于外围节点的组合产生更高的协同效应(右图);(c)作用于同一种疾病或类似疾病相关的两个互补模块的两种药物/中药成分(左图)可比作用于无关疾病的两个不相关模块的药物/中药成分产生更高的协同作用(右图)。虚线表示网络中的直接或间接连接;蓝色或红色节点分别表示两种药物/中药成分的作用靶标青藤碱和木犀草素、槲皮素、厚朴酚、苦参碱、芍药苷的协同作用强度在 HUVEC 模型上依次递减，与 NIMS 预测的结果一致。NIMS 的背景网络也为有协同效应的药物机制给出分子层面的阐释。

5.3.2 青蒿素抗恶性疟原虫的多靶点机制研究分析

恶性疟原虫感染是严重的公共卫生威胁。目前解决该问题最有效的治疗方式是使用抗疟疾药物——青蒿素及其衍生物。青蒿素，从化合物结构上看，属于倍半萜内酯，结构上具有内过氧化物桥。青蒿素活化的标志是通过内过氧化物裂解产生高反应性碳中心自由基。在过去几十年的探索中，青蒿素作用机制仍存在两个尚未解决的关键问题：①青蒿素活化所需铁源的来源。已有研究提出游离亚铁和血红素可能是其活化的主要铁源。②活化青蒿素的作用靶点。已报道几种蛋白质可能是其作用靶点，但都不能很好地解释青蒿素快速、高效的药理作用。由于自由基的复杂性，激活的青蒿素可能具有许多其他直接靶标。本节介绍林青松课题组和王继刚课题组基于网络药理学结合实验探索青蒿素的多靶点特性[38]。

1. 研究目的

探索并阐释青蒿素活化所需的铁源的来源和活化青蒿素的作用靶点。这对于明确青蒿素的作用机制有较大的意义。

2. 数据来源

为了探索青蒿素的潜在作用蛋白，设计并合成炔烃标记的青蒿素活性探针（AP1），进一步将其与荧光染料或者生物素结合，使得 AP1 共价结合靶点在 SDS-PAGE 上可以被观测到或亲和纯化用于质谱鉴定。

首先确定 AP1 和未修饰的青蒿素的活性一致，然后用 AP1 代替未修饰的青蒿素鉴定可与其共价结合的靶蛋白。将活寄生虫与 500nM 的 AP1（临床上可实现的青蒿素剂量）一起孵育 4 小时，制备蛋白质粗提取物，然后对炔烃生物素标记。通过链霉抗生物素蛋白珠子亲和纯化 API 靶蛋白并用串联质谱法鉴定。在三个独立实验中总共有 124 种寄生虫蛋白被鉴定为青蒿素的直接靶蛋白，包括已报道的青蒿素靶点：SERCA/PfATP6（Calcium-Transporting ATPase）。

3. 网络构建及可视化

基于研究发现的 124 个相关靶蛋白，采用 Cytoscape 的 ClueGO 插件进行相关的功能富集分析，并进行网络可视化。

4. 分析指标与算法

在 ClueGO 插件所构建的网络图中，每一个节点代表一个功能组，以功能组之间基于相同靶蛋白的 Kappa 统计量为指标，并作为节点之间连线的赋值。根据节点隶属的功能组，分析节点的富集分类情况，并用不同颜色的节点表示。

5. 实验验证

（1）WB 验证 AP1 潜在的作用靶点：鸟氨酸氨基转移酶（Ornithine Aminotransferase，OAT）、丙酮

酸激酶（Pyruvate Kinase，PyrK）、L-乳酸脱氢酶（L-Lactate Dehydrogenase，LDH）、亚精胺合成酶（Spermidine Synthase，SpdSyn）、S-腺苷甲硫氨酸合成酶（S-Adenosylmethionine Synthetase，SAMS）。

（2）GO 功能富集分析结果显示，AP1 的靶蛋白参与了寄生虫的许多基本生物过程，包括血红蛋白分解代谢等。另外通过细胞定位分析发现，血红蛋白消化为寄生虫在快速生长过程中提供维持细胞内渗透压所需的氨基酸来源。并且通过实验发现，血红素在激活青蒿素的作用方面有较大贡献，于是利用HCT116 模型，以进一步验证血红素在青蒿素激活中的主要作用。

6. 主要结论

（1）研究将炔烃标记的青蒿素与荧光染料结合起来，监控青蒿素与蛋白的结合，发现了 124 个与青蒿素共价结合的蛋白，经过网络分析，其中许多蛋白参与疟原虫的基本生物过程，包括羧酸代谢、细胞生物胺代谢、核苷代谢和核糖核苷生物合成、血红蛋白分解代谢过程等。实验结合网络分析的方法为阐释青蒿素及其衍生物的作用机制提供了更完整的图景。

（2）结果显示血红素是青蒿素激活的主要原因，而非游离的二价铁。血红素主要来自于疟原虫（早期的环状阶段）的血红素生物合成通路，或者来自于较后阶段的血红蛋白消化。

5.4　网络药理学与民族药研究案例

民族医药是我国传统医药的重要组成部分，在疑难病和多发病的防治方面具有独特的疗效优势。网络药理学目前在民族药的研究案例主要有王永华课题组[51]对白花蛇舌草抗癌活性机制进行阐释，应用网络分析预测其潜在的活性成分及靶点，然后通过体外细胞实验验证其对活性相关通路的作用；另外通过网络分析对没食子的潜在活性成分进行预测，然后用含有活性成分的活性部分进行实验验证，并对其治疗溃疡性结肠炎的机制进行探索[52]；胡元佳及余华课题组[53]应用网络分析结合体外细胞实验对不同基源的豨莶，包括：豨莶、腺豨莶和毛梗豨莶，进行化学成分及抗类风湿性关节炎的生物学机制的对比。应用案例总结如表 5-5 所示。

表 5-5　网络药理学在民族药方面的研究应用

民族药	对应疾病/功能	数据来源	研 究 方 法	研 究 结 论	参考文献
白花蛇舌草（HDW）	非小细胞肝癌	数据库	"化合物-靶点"网络、"靶点-通路"网络分析，体内动物实验，体外细胞实验	通过小鼠模型的研究发现，HDW 可以显著抑制肿瘤的生长，改善肿瘤的微环境，激活免疫反应，从而延长生存期。槲皮素和山柰酚在"化合物-靶点"网络中节点度较大，预测其为关键化合物。"靶点-通路"网络显示 HDW 可能作用多种信号通路，达到抑制炎症、加强免疫反应并抑制血管新生。采用山柰酚进行体外细胞实验，山柰酚通过调节 PI3K/AKT，MAPK 和 VEGF 通路抑制肿瘤细胞的增殖，同时下调炎症因子 iNOS，COX2、抑制炎症反应	[51]

续表

民族药	对应疾病/功能	数据来源	研究方法	研 究 结 论	参考文献
豨莶(SO)、腺豨莶(SP)、毛梗豨莶(SG)	类风湿性关节炎	数据库	"化合物-靶点"网络分析,体外细胞实验	SO、SP 和 SG 在化学成分水平上显著不同。基于网络分析预测的潜在蛋白靶点的细胞实验结果说明尽管 SO、SP 和 SG 的治疗效果在治疗类风湿性关节炎方面非常相似,但不同种类的豨莶潜在生物学机制存在较大差异	[53]
没食子	溃疡性结肠炎	实验数据库	液相色谱-质谱联用(LC-MS)、"化合物-靶点-通路"网络分析,体外细胞实验,体内动物实验	通过虚拟的计算机模拟研究及网络分析发现,活性成分可能通过作用多个靶点及调节多种通路对溃疡性结肠炎(Ulcerative Colitis,UC)表现出治疗效果,选择主要参与 NF-κB 通路的相关靶点用于验证。在体外研究中,通过比较细胞毒性和检测 9 种类别成分的促炎因子的水平,最终筛选出 5 类成分作为活性成分。在体内,活性成分对硫酸葡聚糖钠(DSS)诱导的 UC 小鼠有明显改善。结果表明,包含没食子酸甲酯、二乙酸、二-O-没食子酰-β-D-葡萄糖和三-O-没食子酰-β-D-葡萄糖的活性部分有助于 UC 的治疗。此外,活性部分还可以抑制 IKKβ 的磷酸化水平,从而抑制下游 NF-κB 信号通路	[52]

通过网络药理学对民族药进行研究,一方面可以促进民族药的发展,作为中国传统医药的重要组成部分,民族药也是新药创制的重要源泉;另一方面可以对其质量控制提供一定参考,例如:《中国药典》(2015 版)收载的豨莶包含三种基源,尽管它们治疗作用相似,但研究发现,不同基源的豨莶在成分和作用机制上存在一定差异性。

以下选取两个具体研究案例进行分析。

5.4.1　三种豨莶草的化学成分和药理作用对比研究分析

豨莶草(SH)始载于《新修本草》,是中国传统的抗类风湿中草药,具有抗炎、降压、血管舒张等药理作用,常用于治疗风湿痹痛。中国药典收录的豨莶草植物来源包括豨莶 SO(Siegesbeckia orientalis L.)、腺豨莶 SP(S. pubescens Markino)和毛梗豨莶 SG(S. glabrescens Markino)。尽管这几种豨莶治疗类风湿性关节炎 RA(Rheumatoid Arthritis)的治疗效果相似,但它们在化学成分上的差异表明它们的抗类风湿的机制可能不同。本节介绍胡元佳课题组和余华课题组针对这 3 种豨莶的网络药理学结合实验验证的对比研究[53]。

1. 研究目的

本研究旨在通过计算预测和生物实验研究相结合,比较不同基源的豨莶(SO、SP 和 SG)治疗 RA

的化学和生物学相似性和差异。

2. 数据来源

三种豨莶的化合物信息来源于 SciFinder、CCD v2009、DNP 和中国科学院化学数据库，并且进一步从 KEGG 和 Biocarta 数据库收集与 NF-κB、氧化应激和自噬三条通路相关的、同时与 RA 相关的蛋白信息。

3. 网络构建及可视化

通过分子对接建立化合物和靶点蛋白之间的联系，构建"化合物-靶点蛋白"网络，使用 Cytoscape 进行网络可视化。

4. 分析指标与算法

1）化合物相似性算法

使用 Tanimoto 相似性系数（T_c）评价任意两种豨莶之间的相似性水平。

$$T_c = \frac{c}{a + b - c} \tag{5.13}$$

其中 a 和 b 代表集合 A 和集合 B 的数量（在该研究中是指两种豨莶的化合物数量），c 代表集合 A 和集合 B 的交集（在该研究中是指两种豨莶相同化合物的数量）。T_c 值的范围从 0 到 1，值越高表示相似度越高，而值越低表示相似性越低，即越高的差异性。

2）网络分析

网络的拓扑结构（节点度）分析，假设不同豨莶 SO、SP 和 SG 中高节点度的化合物或 RA 相关蛋白节点对进一步的实验研究具有重要意义。

5. 实验验证

通过网络分析，选择中心度较高的蛋白靶点：布鲁顿酪氨酸激酶（Tyrosine-Protein Kinase，BTK）、丝裂原活化蛋白激酶 8（Mitogen-Activated Protein Kinase 8，MAPK8）、磷脂酰肌醇 3 激酶-3（Phosphatidylinositol 3-Kinase Catalytic Subunit Type 3，PIK3C3）和 Kelch 样环氧氯丙烷相关蛋白-1（Kelch-like ECH-associated Protein 1，KEAP1）进行实验验证。在脂多糖（LPS）诱导的 RAW264.7 巨噬细胞上通过 WB 实验研究 SO、SP 和 SG 的 50% 乙醇提取物对预测靶点蛋白质的影响。

6. 主要结论

（1）基于目前已报道的 3 种豨莶的化合物进行研究，SO、SP 和 SG 分别有 112、130 和 23 种化合物，三种豨莶两两之间（SG/SO、SO/SP、SP/SG）的 T_c 值分别为：0.0714、0.0614 和 0.0625。说明三种豨莶之间的化合物存在较大差异。

（2）虽然三种豨莶在临床上都用来治疗 RA，但是通过研究发现，它们潜在的作用机制有一定差异。与对照组相比，LPS（200 ng/mL）显著诱导 BTK、SYK、MAPK8、PIK3C3 的磷酸化，同时降低 BTK 和 KEAP1 的表达，但不影响 RAW 264.7 细胞中 PIK3C3 的表达。然而，经 SO、SP 或 SG 提取物处理后，蛋白质发生一系列变化：SO 剂量依赖性地恢复 LPS 诱导的 KEAP1 表达降低，但对 BTK 和 PIK3C3 的磷酸化或表达没有影响；SP 剂量依赖性抑制 LPS 诱导的 PIK3C3 磷酸化，并且对 BTK 和 KEAP1 的磷酸化或表达没有显著影响。此外,SG 剂量依赖性地抑制 LPS 诱导的 MAPK8 磷酸化,但对 BTK 和 SYK 的磷酸化或表达没有影响。

5.4.2　白花蛇舌草抗非小细胞肺癌的机制研究分析

白花蛇舌草(HDW)始载于《广西中药志》,是一种重要的民族药,具有清热解毒、活血止痛、抗菌消炎和抗肿瘤等功效,临床主要治疗恶性肿瘤。然而,其潜在的作用机制仍不清楚。据报道,HDW 对多种癌症都有抗癌作用,其中有报道 HDW 的提取物通过抑制细胞增殖和降低细胞活力的浓度依赖性表现出对人肺癌细胞的有效抑制。本节介绍王永华课题组[51]应用网络药理学探索 HDW 药理学机制的相关研究。

1. 研究目的

该研究旨在应用系统药理学平台揭示 HDW 从分子、靶点和通路水平治疗非小细胞肺癌(NSCLC)的药理学机制。

2. 数据来源

HDW 的化合物信息来源 TCMSP 数据库,应用计算机模型预测化合物的吸收、分布、代谢与排泄(Absorption、Distribution、Metabolism and Excretion,ADME),选用两种指标,包括口服生物利用度(Oral Bioavailability,OB)和类药性(Drug-Likeness,DL),用于评估 HDW 化合物的药代动力学和药物性质。考虑以下两个因素:①通过尽可能少的化合物实现尽可能全面的研究相关化合物;②通过报道的药理学数据更合理地解释建立模型除了筛选候选化合物外,保留 OB>26%,DL≥0.18 的(Drugbank 药物 DL 平均值)化合物继续作为候选化合物进行后续研究。

候选化合物选定后,该研究采用系统药物靶向工具(SysDT)和加权集合相似度(WES)算法预测化合物的靶点。另外,从 TTD 数据库、CTD 数据库、PharmGKB 数据库获得 NSCLA 相关的蛋白。

通过 GO 分析潜在靶点的生物功能,并通过 Cytoscape 的 GlueGO 插件分析大量基因的生物学过程。

3. 网络构建及可视化

该研究构建了两个网络:"化合物-靶点"网络和"靶点-通路"网络,这两个网络中,节点分别是化合物、靶点和通路,边代表它们之间的相互作用。

4. 分析指标与算法

使用 Cytoscape 的 CentiScaPe 1.2 插件分析网络的拓扑属性。

5. 实验验证

1)动物实验

首先,为了评估 HDW 是否具有抗肿瘤作用,构建 C57BL/6 荷瘤小鼠模型①。荷瘤模型小鼠分为两组:空白对照组和 HDW 给药组,研究观察 HDW 给药后荷瘤小鼠的肿瘤大小、重量和存活率的变化。

---

① C57BL/6 常被称作"C57 black 6"、"C57"或者"black 6"(标准简称为 B6),是一种常见的近交品系实验鼠。是肿瘤学、生理学、免疫学、遗传学研究中常用的品系。

其次,为了检测 HDW 是否影响肿瘤微环境,采用流式细胞仪检测 HDW 处理后肿瘤微环境。将空白组或 HDW 治疗组小鼠的肿瘤切成薄片,并使用肿瘤分离试剂盒(tumor dissociation kit)裂解肿瘤组织,然后将组织在 70μm 尼龙筛网过滤器上过滤,并收集细胞悬浮液。使用 percoll 细胞分离液分离免疫细胞(Tumor Infiltrating Lymphocytes),检测 CD8(T-Cell Surface Glycoprotein CD8)和 Tregs(Regulatory Cells)。接着通过荧光标记的抗体染色检测骨髓来源的抑制性细胞(Myeloid-Derived Suppressor Cell)、NK 和肿瘤相关的巨噬细胞(Tumor-Associated Macrophage)。

2) 细胞实验

在细胞水平验证 HDW 的主要活性化合物对相关通路主要蛋白的作用。培养小鼠巨噬细胞 RAW264.7 和人 NSCLC 细胞系 H1975,通过用不同浓度的山奈酚处理 RAW264.7 细胞,然后将其与 0.1μg/mL LPS 一起温育,在培养结束时收集细胞用于 WB 分析检测炎症介质,探索其对 PI3K/AKT 信号传导通路的影响;同上,用不同浓度山奈酚处理 H1975 细胞,通过 WB 分析检测相关蛋白的表达,探索其对 PI3K/AKT、VEGF 通路的影响。

6. 主要结论

(1) HDW 对 C57BL/6 小鼠的抗肿瘤作用。与空白对照相比,HDW 提取物显著减少了肿瘤生长,并且 HDW 治疗组的荷瘤小鼠的肿瘤重量低于空白对照组,与空白对照荷瘤小鼠相比,HDW 治疗组的小鼠引起细胞内细胞毒性 $CD8^+$ T 细胞比例的显著增加,并且 $IFN\gamma^+$ $CD8^+$ T 细胞的平均荧光强度显著增加。此外,HDW 治疗组的小鼠中的肿瘤内自然杀伤细胞的表达显著增加,表明先天免疫的激活。综上,研究表明 HDW 可以抗肿瘤活性并延长荷瘤小鼠生命周期,同时它影响肿瘤的微环境,激活免疫力。

(2) 通过"化合物-靶点"网络的节点度分析,研究假设该网络中节点度越高的化合物越有可能在 HDW 机制中起关键作用。该网络中节点度较高的化合物是槲皮素($DC=73$),山奈酚($DC=47$)和 2-羟基-1-甲氧基蒽醌($DC=40$);依据假设推测前两种成分可能是治疗 NSCLC 的关键化合物。"靶点-通路"网络提示,HDW 可能作用于多种信号通路,从而抑制炎症、加强免疫反应并抑制血管新生。

(3) 细胞实验结果,山奈酚处理的 H1975 细胞中 Bcl2(Antiapoptotic B Cell Lymphoma 2)、p-Akt(Activated Akt)和 CDK2(Cyclin-Dependent Kinase 2)水平显著降低,推测山奈酚可能通过 PI3/AKT 通路调节 H1975 细胞生长抑制作用;山奈酚可以显著降低 LPS 刺激巨噬细胞 RAW264.7 细胞产生的炎性因子:COX-2(Prostaglandin G/H Synthase 2)、一氧化氮合成酶 iNOS(Nitric Oxide Synthase)和 IκB 激酶复合物 IKK(IκB Kinase Complex)。推断它可能主要通过 PI3/AKT 通路降低 RAW264.7 细胞诱导的炎症介质的表达;和对照组相比,山奈酚处理组的细胞中有较少的 p-STAT3、p-p38 和内皮型一氧化合酶 eNOS(Endothelial Nitric Oxide Synthase)表达,STAT3 介导炎症因子表达,相应的免疫应答,并在肿瘤细胞迁移中发挥重要作用,由此推断山奈酚可能通过抑制 VEGF 通路和相关的下游蛋白激酶活性来抑制细胞迁移。

5.5　网络药理学与国际传统医药研究案例

传统医药的物质基础及药理机制的全面科学地解释面临较大的挑战,许多国家并不完全认可传统医药。网络药理学的出现,通过建立多维数据网络,从系统视角研究传统医药,用现代科学的思维有效地解释其"成分-靶点"关系、药理机制等,为传统医药的现代化提供了技术支撑。目前,中医药在国际范围的影响度越来越大,世界各地也逐渐开始关注传统医药。2017 年 11 月,美国国家癌症研究所(NCI)杂志《Journal of the National Cancer Institute》出版了以"推进整合肿瘤学的全球影响"为主题的专刊,发布了美国国立卫生研究院(NIH)/美国国家癌症研究所肿瘤补充与替代医学研究战略白皮书,强调了网络药理学等计算方法、数据分析方法对于揭示传统药物复杂机制和设计临床有效方案的重要地位[3]。目前相关的研究包括:Juan Carlos Gómez-Verjan 等[54]对巴西红厚叶提取物中香豆素类化合物进行网络药理学并结合实验研究,对其抗癌机制进行深入地阐释;Jin Mi Chun 等[55]在动物模型上探索滨海前胡提取物治疗骨关节炎(Osteoarthritis,OA)的有效性,并通过网络药理学研究探索其药效的潜在活性成分和作用靶点;王永华课题组[56]通过网络分析预测了银杏叶潜在的活性成分类型(萜烯内酯和黄酮类),并在小鼠模型上验证了银杏内酯 A(GA)、银杏内酯 B(GB)和银杏内酯 C(GC),以及这几个化合物的组合 GDJ 的作用。详细内容总结如表 5-6 所示。

表 5-6　网络药理学在国际传统医药中研究应用

研究对象	对应疾病/功能	数据来源	研究方法	研究结论	参考文献
巴西红厚叶的 mammea 型香豆素类化合物(Mammea A/BA 和 A/BB)	癌症	实验数据库	网络分析,体外细胞实验,计算机模拟	网络药理学分析结果表明,mammea A/BA 和 A/BB 与细胞凋亡,PI3K/AKT,MAPK,Ras 和癌症通路有作用。体外细胞模型研究显示 mammea A/BA 和 A/BB 通过表达促凋亡蛋白 Bax 和 Bak 诱导细胞凋亡,破坏自噬通量,如 LC3-II 和 p62 的细胞溶质积聚所示,破坏线粒体超微结构并同时发生增加细胞内钙浓度。另外该研究报道了 mammea A/BA 和 A/BB 香豆素可能通过与 mTOR 相互作用抑制自噬通量诱导细胞凋亡	[54]
滨海前胡提取物(PJE)	关节炎	文献数据库	动物体内实验,"化合物-靶点"网络分析	动物实验提示 PJE 可缓解关节炎(OA)大鼠的关节不适并且可以逆转由 MIA 注射引起的软骨损伤;PJE 治疗组 OA 模型大鼠的 IL-6 和 LTB4 水平较低,TNF-α 和 5-LOX 略低;炎症因子的 mRNA 表达水平,MIA 组中 5 种炎症因子的水平均显著升高,而 PJE 治疗组中 IL-1β、IL-6、COX-2 和 iNOS 的 mRNA 表达水平显著较低。网络分析结果提示 PJE 的主要活性化合物可能是芦丁、肌醇、绿原酸和甲氧补骨脂素。此外,主要的靶点有 CASP3(与芦丁、绿原酸、异槲皮苷有作用),CASP7(与芦丁和绿原酸有作用)和 CYP2D6(与甲氧补骨脂素和异欧前胡素有作用)。这些主要化合物和靶点可能在 OA 疾病进展中发挥重要作用	[55]

续表

研究对象	对应疾病/功能	数据来源	研究方法	研究结论	参考文献
银杏叶(GBLs)	心血管疾病	数据库	动物体内实验，"化合物-靶点"网络及"化合物-靶点-通路"网络分析	通过网络分析发现 GBLs 中的两类化合物比较重要：萜烯内酯和类黄酮；选择其中的 GA,GB 和 GC 进行实验，结果显示它们对大脑中动脉堵塞都有改善作用；GA,GB 和 GC 的组合物 GDJ 可能通过抑制 NF-κB 信号通路发挥神经保护作用，而且 GDJ 显示出明显阻断并抑制 I/R 诱导的 COX-2 和 c-myc 表达增加；此外,GDJ 还可以调节 PI3K-Akt 通路改善脑缺血	[56]

目前网络药理学在世界其他区域的应用虽然不及国内广泛,网络分析算法、方法应用也较基础,但是随着传统医药逐渐被认可,网络药理学将逐步渗透到研究领域的各个方面,传统医药的物质基础、药理机制的研究将会越来越透彻,其治疗作用将被接受并发扬光大。

以下选取两个具体的研究案例进行分析。

5.5.1　巴西红厚叶提取物的抗癌活性研究分析

香豆素包含一大类具有酚结构的次级代谢产物,由熔融苯和 α-吡咯烷酮组成,黄果木属(mammea)型香豆素是由热带雨林树红厚生物合成的特殊类型的次级代谢产物,主要分布在南美洲及墨西哥。一些研究表明香豆素类化合物具有广泛的药理学性质,包括抗凝血、抗炎、抗病毒、抗癌等。尤其是 mammea A/BA 和 A/BB(单独或作为混合物)具有较强的抗肿瘤活性作用。然而,其大多数分子靶点仍然未知。本节介绍 Ricardo Reyes-Chilpa 课题组[54]关于巴西红厚叶提取物中香豆素类成分的网络药理学研究及实验验证。

1. 研究目的

基于网络药理学探索红厚叶 mammea 型香豆素的作用靶点,并通过 K562 癌细胞体外实验验证相关网络预测结果。

2. 数据来源

从红厚叶提取物中分离香豆素类化合物(MABB),并通过 ^{1}H-NMR 进行结构鉴定;化合物的靶点预测采用以下方式：DRAR-CPI、SEA、SwissTarget 和 STITCH;然后使用 CTD、Python 的 GSEAPY 软件包及 DAVID 对潜在作用靶点(与每个化合物相互作用的前 50 个相关靶点)进行富集分析。

3. 网络构建及可视化

使用 Cytoscape 的 GeneMania 插件构建靶点蛋白相互作用网络。节点是通过预测得到的 MABB 每个化合物相互作用的前 50 个相关靶点蛋白,边代表节点之间的联系。

4. 分析指标与算法

通过 Cytoscape 的 GeneMania 插件构建的靶点蛋白相互作用网络实质上反映了靶点蛋白之间的相互作用。在该研究中节点间的联系（不同颜色的边），包括：节点之间物理的相互作用、预测的相互作用以及基于共同信号通路的相互作用。通过靶点蛋白之间不同颜色的边，反映不同的相互关系。

5. 实验验证

1）细胞实验验证

应用 K562 细胞模型，通过 K562 细胞中 Bcl-2、细胞凋亡调整器 Bax（Apoptosis Regulator BAX）和 Bcl-2 同源拮抗剂 Bak 抗体 Bak（Bcl-2 Homologous Antagonist/Killer）蛋白的荧光分析研究 MABB 在细胞凋亡中的作用；通过透射电子显微镜进一步探索 MABB 是否同时产生线粒体损伤；采用 WB 检测 LC3-II 和 p62 的表达量，从而验证 MABB 对相关通路的作用。

2）虚拟对接

据文献报道，几种合成香豆素通过抑制 PI3K-AKT-mTOR 通路或作为 mTOR 的抑制剂发挥抗癌作用，mTOR 是该信号传导途径中的中枢蛋白。此外，其中一些化合物已获得专利，例如 CN103254203。该研究通过虚拟对接探索 MABB 是否可能与 mTOR 相互作用，使用 ICM 软件预测香豆素在与其相关的变构结合位点中的相互作用。

6. 主要结论

（1）该研究使用网络药理学方法预测 MABB 的靶点以及确定与化合物相互作用的未知信号传导通路。研究数据显示，MABB 与细胞凋亡过程和 PI3K/AKT、MAPK、Ras 和 Erb 通路相互作用，这些通路大多数具有酪氨酸激酶特性，并且 PI3K/AKT 通路与自噬过程相关。疾病富集分析表明，MABB 可能与癌症通路有关，表明其作为抗肿瘤化合物的潜力。

（2）荧光免疫研究显示 MABB 治疗诱导 Bax 和 Bak 的过表达，显著降低 Bcl-2 的荧光。这些结果表明 MABB 通过表达促凋亡蛋白 Bax 和 Bak 诱导细胞凋亡；研究通过检测 LC3-II 和 p62 蛋白的表达，观测到酸性囊泡聚集和自噬体积聚，提示 MABB 治疗组通过破坏自噬通量诱导细胞凋亡。

（3）分析对接结果提示 MABB 可能通过与 mTOR 相互作用抑制自噬通量诱导细胞凋亡。

5.5.2　滨海前胡提取物对骨关节炎的保护作用

骨关节炎（Osteoarthritis，OA）是一种常见的退行性炎症性关节病，其特征是关节软骨退变、软骨下骨硬化、骨赘形成和关节组织炎症。OA 的发病机制尚未完全阐明，已有 OA 的相关疗法缓解关节疼痛和僵硬等症状、减轻炎症、防止关节损伤，但目前还没有治愈 OA 的方法。作为一种慢性复杂性疾病，人们越发关注使用中草药治疗或者缓解 OA。有较多的研究报道，滨海前胡是一种用于治疗神经痛、类风湿性关节炎和炎症相关疾病的中草药，有治疗 OA 的潜力。本节介绍 Kim Seung-Hyung 课题组和 Chun Jin Mi 课题组[55]基于网络药理学探讨滨海前胡治疗 OA 的机制。

1. 研究目的

尽管已经有关于滨海前胡的各种化学成分及其作用的研究，但尚未见从整体的角度对 OA 的影响进行网络药理学分析。因此,在该研究中使用药理学网络分析整体评估滨海前胡提取物的调节机制,以鉴定潜在的活性化合物和 OA 相关的靶基因,另外在碘乙酸单钠(MIA)诱导的模型大鼠中的抑制作用研究滨海前胡提取物(PJE)的药理作用。

2. 数据来源

针对网络药理学研究部分,滨海前胡的化学成分通过检索文献、PubMed 数据库以及 KTKP 数据库收集。化合物的 ADME 性质通过 TCMSP 数据库进行预测,选择口服吸收度 OB>30%,类药性 DL>0.18 的化合物作为滨海前胡的潜在活性成分,用于后续研究。从 STITCH 数据库中获取化合物的潜在作用靶点,再通过 TTD 数据库确定靶点是否与 OA 相关。

3. 网络构建及可视化

通过 Cytoscape 构建“化合物-靶点”网络(节点:化合物或者靶点;边:化合物和靶点间的相互联系)。然后通过 DAVID 数据库进行富集分析。

4. 分析指标与算法

“化合物-靶点”网络的拓扑(度)分析。

5. 实验验证

构建 MIA 诱导 OA 大鼠模型,通过对比 PJE 治疗组大鼠和对照组大鼠的后爪承重水平,作为 OA 进展的量度和抗炎化合物的功效的反映;组织病理学分析:通过观察 OA 大鼠的软骨退化情况,反映 PJE 是否可以在 MIA 诱导的 OA 大鼠模型中发挥治疗作用;血清细胞因子和炎症介质水平的测量: OA 中的各种炎症介质可能参与发病机制。因此,该研究测定了 PJE 对 MIA 诱导的 OA 模型大鼠血清肿瘤坏死因子 TNF-α(Tumor Necrosis Factor)、白细胞介素-6 IL-6(Interleukin-6)、白三烯 B4 LTB4 (Leukotriene B4)和 5-脱氧酶 5-LOX(5-Lipoxygenase)水平的影响;OA 是影响关节的慢性疾病,可促进各种炎症介质的产生,并且已知细胞因子相互作用是重要的。因此,该研究测定了 PJE 对炎症介质 (IL-1β、IL-6、TNF-α、COX-2 和 iNOS)mRNA 表达水平的影响。

6. 主要结论

(1)通过后爪承重实验发现,在 MIA 注射后第 7 天,MIA 组显示出显著较低的负重分布,并且这种水平保持至少 21 天。然而,在 PJE 给药组中,大鼠的负重水平在 MIA 注射后 21 天后逐渐增加并恢复。结果表明:在 PJE 治疗可起到恢复平衡和缓解关节不适的作用;另外,组织学特征表明,PJE 可以逆转由 MIA 注射引起的软骨损伤;相比之下,PJE 治疗组的 IL-6 和 LTB4 水平较低,TNF-α 和 5-LOX 略低;炎症因子的 mRNA 表达水平,MIA 组中 5 种炎症因子的水平均显著升高,而 PJE 治疗组中 IL-1β、IL-6、COX-2 和 iNOS 的 mRNA 表达水平显著较低。

(2)为探索 PJE 潜在的活性成分和靶点,通过网络分析发现主要的($DC \geqslant 6$)化合物节点为芦丁 ($DC=20$)、肌醇($DC=7$)、绿原酸($DC=6$)和甲氧补骨脂素($DC=6$)。此外,主要的靶点有 CASP3 (Caspase-3,与芦丁、绿原酸、异槲皮苷有作用),CASP7(Caspase-7,与芦丁和绿原酸有作用)和 CYP2D6 (Cytochrome P450 Proteins 2D6,与甲氧补骨脂素和异欧前胡素有作用)。这些主要化合物和靶点可能在 OA 疾病进展中发挥重要作用。

中医药网络药理学突破了目前主流的西医药研发思维,力图从系统及分子网络平衡的角度诠释中医药的治疗机理并探索复杂疾病的发生、发展过程,进而认识中药成分与机体的相互作用并指导新药发现。中医药网络药理学代表了中医药现代化研究的哲学理念与研究模式的转变,并在以上提到的五个方面取得了显著进展。立足现有研究可以发现,与临床研究结合较紧密的方向为中医证候相关研究,如挖掘证候标记物、"同病异治"生物学基础等;研究较为丰富的方向是针对中药方剂的活性成分和潜在作用机制探索;能与现代新药研发较好接轨的是基于中药的新药创制方向的相关研究,同时中药新药研发也是中药研究的根本动力;与前三个方向比较而言,网络药理学在民族药和国际传统医药方向的研究较为薄弱,但相信随着传统医药的不断被认可和现代组学研究、复杂系统研究的深入,这两个方向的研究内容也将不断丰富。

过去几十年来,中药将研究重点放在了化学成分分离,以及化学成分的活性检测等方面,为网络药理学的发展积累了较多的数据基础;并且,随着现代医药的迅猛发展,人们对单分子靶点及其与疾病和药物的关系有了较为深入的认识,加之高通量组学数据分析、计算机虚拟计算、人工智能的不断发展,都为网络药理学从系统角度深入研究中医药的科学内涵提供了支撑。

中医药网络药理学作为多学科知识、方法融会的新兴分支学科,它揭示的是比"单化合物-单靶点-单效应"更为复杂的、系统层面的科学规律以及传统中医药哲学理念及规律的现代表达。基于网络的中药作用机制研究以及基于网络靶标的新药研发都代表着中药现代化研究新的研究模式。中医药网络药理学已经且将继续快速向前发展,随着疾病、中药等相关数据的不断积累,网络分析及软件、人工智能、机器学习等技术的不断发展与完善,定能为复杂疾病机制揭示及中药新药研发提供更多有价值的信息,这种基于网络分析、网络靶标的药物及药理学研究新模式,将为中医药现代化带来更多突破。

参 考 文 献

[1] 李梢. 中医证候与分子网络调节机制的可能关联[C]. 面向 21 世纪的科技进步与社会经济发展(上册),北京:中国科学技术出版社,1999:442.

[2] HOPKINS A L. Network pharmacology[J]. Nature Biotechnology,2007,25(10):1110-1111.

[3] XI D,BAO T,CHEN Q,et al. State of the science:Cancer complementary and alternative medicine therapeutics research—NCI strategic workshop highlights of discussion report[J]. Journal of the National Cancer Institute Monographs,2017,2017(52):62-67.

[4] 郭蕾,乔之龙. 证候概念的状态内涵诠释[J]. 中华中医药杂志,2015,30(4):1086-1088.

[5] 李梢,王永炎,季梁,等. 复杂系统意义下的中医药学及其案例研究[J]. 系统仿真学报,2002,14(11):1429-1432.

[6] 谢世平,左刚. 运用系统生物学研究中医证候的思考[J]. 世界中医药,2011,6(5):369-371.

[7] LI S,ZHANG Z Q,WU L J,et al. Understanding ZHENG in traditional Chinese medicine in the context of neuro-endocrine-immune network[J]. IET Systems Biology,2007,1(1):51-60.

[8] ZHANG Y Q,MAO X,GUO Q Y,et al. Pathway of PPAR-gamma coactivators in thermogenesis:A pivotal traditional Chinese medicine-associated target for individualized treatment of rheumatoid arthritis[J]. Oncotarget, 2016,7(13):15885-15900.

[9] LIU Y M,WANG M,LUO Y Q,et al. MiRNA-target network analysis identifies potential biomarkers for traditional Chinese medicine (TCM) syndrome development evaluation in hepatitis B caused liver cirrhosis[J]. Scientific Reports,2017,7:11054.

[10] 牛旭艳,李健,吕诚,等. 类风湿性关节炎热证"药-证对应"机制的网络药理学研究[J]. 中国实验方剂学杂志, 2012,18(8):299-303.

[11] WANG M Z,CHEN G,LU C,et al. Rheumatoid arthritis with deficiency pattern in traditional Chinese medicine shows correlation with cold and hot patterns in gene expression profiles[J]. Evidence-Based Complementary Alternative Medicine,2013,2013：248650.

[12] CHEN Q L,LU Y Y,ZHANG G B,et al. Characteristic analysis from excessive to deficient syndromes in hepatocarcinoma underlying miRNA array data[J]. Evidence-Based Complementary Alternative Medicine,2013, 2013：324636.

[13] LI R,MA T,GU J,et al. Imbalanced network biomarkers for traditional Chinese medicine Syndrome in gastritis patients[J]. Scientific Reports,2013,3：1543.

[14] Wang X,Wu M,Lai X,et al. Network Pharmacology to Uncover the Biological Basis of Spleen-Qi-Deficiency Syndrome and Herbal Treatment[J]. Oxidative Medicine and Cellular Longevity 2020：2974268.

[15] LU Y Y,CHEN Q L,GUAN Y,et al. Study of ZHENG differentiation in Hepatitis B-caused cirrhosis：A transcriptional profiling analysis[J]. BMC Complementary and Alternative Medicine,2014,14：371.

[16] LIAO J Q,LIU Y M,WANG J. Identification of more objective biomarkers for Blood-Stasis syndrome diagnosis [J]. BMC Complementary and Alternative Medicine,2016,16：371.

[17] WANG J,YU G. A systems biology approach to characterize biomarkers for blood stasis syndrome of unstable angina patients by integrating MicroRNA and messenger RNA expression profiling [J]. Evidence-Based Complementary Alternative Medicine,2013,2013：510208.

[18] 李梢. 网络靶标：中药方剂网络药理学研究的一个切入点[J]. 中国中药杂志,2011,36(15)：2017-2020.

[19] LI S,ZHANG B,ZHANG N. Network target for screening synergistic drug combinations with application to traditional Chinese medicine[J]. BMC Systems Biology,2011,5(Suppl 1)：S10.

[20] LI S,ZHANG B,JIANG D,et al. Herb network construction and co-module analysis for uncovering the combination rule of traditional Chinese herbal formulae[J]. BMC Bioinformatics,2010,11 (Suppl 11)：1-12.

[21] LIANG X J,LI H Y,LI S. A novel network pharmacology approach to analyse traditional herbal formulae：The Liu-Wei-Di-Huang pill as a case study[J]. Molecular Biosystems,2014,10(5)：1014-1022.

[22] DENG X H,XING X Y,SUN G B,et al. Guanxin danshen for mulation protects against myocardial ischemia reperfusion injury-induced left ventricular remodeling by upregulating estrogen receptor β[J]. Frontiers in Pharmacology,2017,8(777)：1-17.

[23] 程彬峰,侯媛媛,姜民,等. 基于网络药理学的清肺消炎丸抗炎机制的初步研究[J]. 药学学报,2013,48(5)： 686-693.

[24] DING F,ZHANG Q R,UNG COL,et al. An analysis of chemical ingredients network of Chinese herbal formulae for the treatment of coronary heart disease[J]. PLoS One,2015,10(2)：e0116441.

[25] ZHANG Q R,YU H,QI J,et al. Natural formulas and the nature of formulas：Exploring potential therapeutic targets based on traditional Chinese herbal formulas[J]. PLoS One,2017,12(2)：e0171628.

[26] ZUO H L,ZHANG Q R,SU S B,et al. A network pharmacology-based approach to analyse potential targets of traditional herbal formulas：An example of Yu Ping Feng decoction[J]. Scientific Reports,2018,8：11418.

[27] FAN X H,ZHAO X P,JIN Y C,et al. Network toxicology and its application to traditional Chinese medicine[J]. China Journal of Chinese Materia Medica,2011,36(21)：2920-2922.

[28] FAN X H,CHENG Y Y,ZHANG B L. Network for mulaology：A new strategy for modern research of traditional Chinese medicine formulae[J]. China Journal of Chinese Materia Medica,2015,40(1)：1-6.

[29] 许海玉,杨洪军. 整合药理学：中药现代研究新模式[J]. 中国中药杂志,2014,39(3)：357-362.

[30] WANG Z,WANG Y Y. Modular pharmacology：deciphering the interacting structural organization of the targeted networks[J]. Drug Discovery Today,2013,18(11)：560-566.

[31] ZHANG B,WANG X,LI S. An integrative platform of TCM network pharmacology and its application on a herbal formula,Qing-Luo-Yin[J]. Evidence-Based Complementary and Alternative Medicine,2013,2013：456747.

[32] GUO Q Y,MAO X,ZHANG Y Q,et al. Guizhi-Shaoyao-Zhimu decoction attenuates rheumatoid arthritis partially

by reversing inflammation-immune system imbalance[J]. Journal of Translational Medicine,2016,14(1):1-16.

[33] LI X X,XU X,WANG J N,et al. A system-level investigation into the mechanisms of Chinese traditional medicine: compound danshen formula for cardiovascular disease treatment[J]. PLoS One,2012,7(9):e43918.

[34] LI S,LU A P,WANG Y Y,et al. Suppressive effects of a Chinese herbal medicine qing-luo-yin extract on the angiogenesis of collagen-induced arthritis in rats[J]. American Journal of Chinese Medicine,2003,31(5):713-720.

[35] BORISY A A,ELLIOTT P J,HURST N W,et al. Systematic discovery of multicomponent therapeutics[J]. Proceedings of the National Academy of Sciences of USA,2003,100(13):7977-7982.

[36] NEWMAN D J,CRAGG G M. Natural products as sources of new drugs over the 30 years from 1981 to 2010[J]. Journal of Natural Products,2012,75(3):311-335.

[37] NEWMAN D J,CRAGG G M. Natural products as sources of new drugs from 1981 to 2014[J]. Journal of Natural Products,2016,79(3):629-661.

[38] WANG J G,ZHANG C J,CHIA W N,et al. Haem-activated promiscuous targeting of artemisinin in Plasmodium falciparum[J]. Nature Communications,2015,6:10111.

[39] WANG L L,LI Z,SHAO Q,et al. Dissecting active ingredients of Chinese medicine by content-weighted ingredient-target network[J]. Molecular Biosystems. 2014,10(7):1905-1911.

[40] WANG J H,LEI X,CHENG X R,et al. LW-AFC,a new formula derived from Liuwei Dihuang decoction, ameliorates behavioral and pathological deterioration via modulating the neuroendocrine-immune system in PrP-hA beta PPswe/PS1(Delta E9) transgenic mice[J]. Alzheimers Research & Therapy. 2016,8:15.

[41] YANG K,ZHANG RS,HE LY,et al. Multistage analysis method for detection of effective herb prescription from clinical data[J]. Frontiers of Medicine. 2018,12(2):206-217.

[42] FANG J S,CAI C P,CHAI Y T,et al. Quantitative and systems pharmacology 4. Network-based analysis of drug pleiotropy on coronary artery disease[J]. European Journal of Medicinal Chemistry,2019,161:192-204.

[43] ZHENG J H,WU M,WANG H Y,et al. Network pharmacology to unveil the biological basis of health-strengthening herbal medicine in cancer treatment[J]. Cancers,2018,10(11):1-23.

[44] GAO K,YANG R,ZHANG P,et al. Effects of Qijian mixture on type 2 diabetes assessed by metabonomics,gut microbiota and network pharmacology[J]. Pharmacological Research,2018,130:93-109.

[45] WANG X J,ZHANG A H,WANG P,et al. Metabolomics coupled with proteomics advancing drug discovery toward more agile development of targeted combination therapies[J]. Molecular & Cellular Proteomics,2013,12(5):1226-1238.

[46] GU J Y,LI Q,CHEN L R,et al. Platelet aggregation pathway network-based approach for evaluating compounds efficacy[J]. Evidence-Based Complementary and Alternative Medicine,2013,2013:425707.

[47] ZHENG C S,WU Y S,BAO H J,et al. Understanding the polypharmacological anticancer effects of Xiao Chai Hu Tang via a computational pharmacological model[J]. Experimental and Therapeutic Medicine, 2014,7(6):1777-1783.

[48] PATWARDHAN B,GAUTAM M. Botanical immunodrugs: Scope and opportunities[J]. Drug Discovery Today, 2005,10(7):495-502.

[49] LI S,WU L J,ZHANG Z Q. Constructing biological networks through combined literature mining and microarray analysis: A LMMA approach[J]. Bioinformatics,2006,22:2143-2150.

[50] VAN DRIEL M A,BRUGGEMAN J,VRIEND G,et al. A text-mining analysis of the human phenome[J]. European Journal of Human Genetics,2006,14(5):535-542.

[51] SU X,LI Y P,JIANG M,et al. Systems pharmacology uncover the mechanism of anti-non-small cell lung cancer for Hedyotis diffusa Willd[J]. Biomedicine Pharmacotherapy,2019,109:969-984.

[52] ZANG J,MA S Z,WANG C Z,et al. Screening for active constituents in Turkish galls against ulcerative colitis by mass spectrometry guided preparative chromatography strategy: In silico,in vitro and in vivo study[J]. Food & Function,2018,9(10):5124-5138.

[53] ZHANG Q R,ZHONG Z F,SANG W,et al. Comparative comprehension on the anti-rheumatic Chinese herbal medicine Siegesbeckiae Herba: Combined computational predictions and experimental investigations[J]. Journal of Ethnopharmacology,2019,228: 200-209.

[54] GóMEZ-VERJAN J C,RIVERO-SEGURA N A,ESTRELLA-PARRA E,et al. Network pharmacology uncovers anticancer activity of mammea-type coumarins from Calophyllum brasiliense[J]. Planta Medica,2018,85(01): 14-23.

[55] CHUN M J,LEE Y A,KIM S J,et al. Protective effects of peucedanum japonicum extract against osteoarthritis in an animal model using a combined systems approach for compound-target prediction[J]. Nutrients,2018,10 (6): 754.

[56] YANG Y F,LI Y,WANG J H,et al. Systematic investigation of Ginkgo biloba leaves for treating cardio-cerebrovascular diseases in an animal model[J]. ACS Chemical Biology,2017,12(5): 1363-1372.

第6章 网络药理学与现代药物研发案例

本章导读：

长期以来，药物发现主要遵循"一药，一靶，一病"的理念，即设计能与疾病相关的某一关键靶标特异结合的化学实体[1]。网络药理学则力图开发靶向疾病中涉及的多个蛋白或网络的药物，显示了从系统层面发现靶向疾病相关网络的多靶点、多组分药物的可能性[2]。网络药理学研究将各种公共数据库、高通量筛选（High Throughput Screening, HTS）、全基因组关联研究（Genome-Wide Association Studies, GWAS）及大规模组学（如基因组学、转录组学、代谢组学和蛋白质组学等）的数据整合，构建网络预测或推理模型，在不同生物水平（分子、细胞、组织、器官和表型）研究受药物治疗影响的复杂生物学途径，对于了解复杂疾病的生物学机制、药物的系统性作用机制、开发多靶标、多组分药物，起到了积极的推动作用。本章精选近年来网络药理学在现代药物研发应用方面的优秀成果，从研究目的、数据来源、分析指标与算法、分析结果、实验验证、主要结论几方面进行分析，为读者介绍网络药理学前沿研究的主要研究内容、研究思路和研究方法。

6.1 复杂疾病内在机制和干预靶标

复杂疾病的发生发展并不仅仅是由单个基因或蛋白的变化引起的，而是与一系列相互作用的基因或蛋白相关。因此，研究复杂疾病及其治疗时，不能只考虑单个基因的功能，而要考虑基因或基因的产物之间的相互作用。从而网络药理学方法成为研究复杂疾病及其干预靶标的有力工具。这类方法主要基于连接有罪原则（Guilt-by-Association）[3]，即相同或相关疾病的致病基因，在功能上是相互关联的，因而在生物网络中的位置是相邻、相近的，在网络拓扑上是相似的。

复杂疾病研究的重要内容之一是疾病相关基因的预测。候选基因与疾病已知基因在网络上的局部相似性、全局相似性、基因之间的功能相似性、疾病之间的表型相似性，都被用于设计预测算法。例如，Wu[4]等提出的 CIPHER 算法定义了表型相似性向量和基因邻近性向量，并用这两个向量的一致性得分进行疾病基因预测；Lin[5]等将表型相似性信息与 PPI 背景网络整合，构建表型特异性网络作为预测的背景网络，再利用类引力指数将基因间的网络拓扑相似性和功能相似性结合，进行疾病基因预测。

利用包括基因组、转录组、蛋白质组等多种数据，结合各种数学模型和计算方法，建立复杂疾病相关的调控网络并识别其中的关键调控基因，对理解复杂疾病机制以及开发相应药物具有重要价值。例如，Zhang 等利用来自数百个晚发性阿尔茨海默病（Late-Onset Alzheimer's Disease, LOAD）患者和非痴呆受试者的 1647 个尸检脑组织样本的全基因组基因表达谱和基因分型数据构建了 LOAD 的分子网络,从中发现了很多不同功能类别和细胞特异性的模块,其中许多对 LOAD 大脑显示出巨大的重塑作用。他们应用基于网络的综合方法将这些模块与 LOAD 病理学的相关性进行排序,并使用贝叶斯估计识别了这些网络中的关键因果调控因子[6]。Mani 等提出相互作用失调富集分析(Interaction Dysregulation Enrichment Analysis,IDEA)算法[7],用于鉴别淋巴瘤的致癌性病变。该方法首先整合不同类型的实验和预测的分子相互作用,构建一个 B 细胞的"先验"网络模型,然后使用淋巴瘤患者的 B 细胞群体和正常人 B 细胞群体的基因表达谱,计算两个表达谱数据集中基因共调节的差异,利用互信息指标识别疾病中失调的信号通路。

临床上,通常将疾病按照它们所影响的生理系统及显现的表型症状进行分类。然而,从分子水平上看,具有不同表型的疾病可能会因具有相同的致病基因,或其致病基因间存在相互关联,或其致病基因参与共同的生物过程而产生联系,导致共病性。基于网络的疾病研究,有助于建立不同疾病在分子水平上的相关性,从而可以在分子水平上理解疾病之间的关系,提高疾病诊断治疗水平和加快药物开发进度。例如,Menche 等用网络分析的方法,发现疾病模块的网络位置决定了它与其他疾病的病理生物学关系。网络模块有重叠的疾病显示出显著的症状相似性和共病性,而网络模块分离的疾病在临床上是不同类型的疾病[8]。以下选取两个具体的研究案例进行分析。

6.1.1　转录因子 POU3F2 调节精神疾病患者脑组织的基因共表达网络

精神分裂症(Schizophrenia,SCZ)和双相情感障碍(Bipolar Disorder,BD)是复杂的精神疾病。这些疾病与多个基因表达的失调有关,但目前对人类大脑中的这种失调知之甚少。过去的工作曾报道过去世后的 SCZ 或 BD 患者脑组织中的基因表达网络异常。然而,这些研究主要是单一维度的相关网络,无法解析网络模块中的驱动节点,或尚未进行调控关系分析,大多数研究结果表示为基因间的相关性而非基因调控的因果关系。

本研究整合了多维数据集,构建了包含 microRNA(miRNA)的全基因组共表达网络,并识别了一个在患者的脑组织中差异表达的共表达模块[9]。该模块包含主要参与神经胶质和神经细胞的生成以及神经胶质细胞分化的基因,包括携带罕见变异的精神分裂症风险基因。通过网络分析和实验验证,发现基因 POU3F2 是该共表达网络模块的主要调控因子,从而在精神类疾病的发生发展中起着关键作用。

1. 研究目的

基于共表达意味着共调节,以及共表达模块中的核心(hub)基因很可能是基因共表达的关键调节因子的假设,本研究整合来自 SCZ 及 BD 患者脑组织样本的基因型、mRNA、miRNA 数据,在疾病相关的共表达模块中寻找作为 hub 节点的转录因子和 miRNA,并通过实验验证预测的调控关系。

2. 数据来源

1) 发现数据集

顶叶皮层(Parietal Cortex,PC)组织样本来自斯坦利医学研究所(the Stanley Medical Research Institute,SMRI) 神经病理学联盟和阵列集合(Neuropathology Consortium and Array Collections)[10],包含了 SCZ、BD 和对照样本。除去非欧洲人的、重复的以及缺失 mRNA、miRNA 或基因分型数据的样本,共获得 75 个样本,包括 51 个疾病样本和 24 个对照样本。

2) 重复数据集

共两个重复数据集：GEO 中的基因芯片数据 GSE15745，包含 138 个神经系统正常的高加索人的额叶皮层组织(Frontal Cortex Tissue，FCTX)样本；来自 PsychENCODE 的 BrainGVEX 数据集中的 RNA-seq 数据[11]，包含了来自 SMRI 的样本，去除重复样本后获得 70 个 SCZ、48 个 BD 以及 63 个对照样本。

3. 分析指标与算法

1) 模块构建与保持统计

用加权基因共表达网络分析(Weighted Gene Coexpression Network Analysis，WGCNA)方法识别具有相关表达模式的 mRNA 和 miRNA[12]。对所有可能的节点对(mRNA 及 miRNA)计算相关矩阵，取幂值为 6，使相关矩阵构建的网络具有无标度网络拓扑。设置最小模块大小为 30，用双加权中值相关构建共表达网络。用动态树切割算法识别网络模块，其中参数 mergeCutHeight 取 0.05，deepSplit 取 2。WGCNA 和动态树切割算法用 R 语言的相应程序包执行。用无符号网络表示 miRNA 与 mRNA 间的负调控关系。网络可视化用 Cytoscape 软件。

由于样本量相对较小，用另外 2 个重复数据集来评价模块保持性。验证数据集包含 BrainGVEX 与 GSE15745 中的样本。用 $Z_{summary}$ 检验评价表达谱数据集之间的模块保持性。推荐的阈值是：$Z_{summary} < 2$ 为无模块保持性证据；$2 < Z_{summary} < 10$ 为弱到中等证据；$Z_{summary} > 10$ 为模块保持性强证据。

2) 转录因子 miRNA 相互作用的网络连边定向(Network Edge Orienting，NEO)分析

除了结合信息外，用修改后的 NEO 分析考查转录因子与 miRNA 之间的因果关系[13]。输入数据是转录因子和 miRNA 的表达数据，以及基因型数据。NEO 分析利用局部结构方程模型的似然度整合选择的特征和标记，以评估相关变量之间的因果关系。输出是局部结构边定向评分。从对 SMRI 样本的分析、GTEx 门户网站、CommonMind 联盟和英国脑表达联盟(UK Brain Expression Consortium)，选择包含转录因子和 miRNA 的 eQTL 的基因型数据。总共有 901 个单核苷酸多态性(single nucleotide polymorphisms)纳入 NEO 分析。用 CPA(Candidate Pleiotropic Anchor)模型测试单个标记边定向，OCA(Orthogonal Causal Anchors)模型用于测试多个遗传标记。基于似然性的 CPA 评分评估选择的模型是否比替代模型产生更高的似然度。根据软件的建议，取阈值为 0.8，其含义是该因果模型的模型似然得分比下一个最好的模型高 $10^{0.8} = 6.3$ 倍。对于 OCA 得分，根据软件建议取阈值为 0.3，其含义是该因果模型的模型似然得分高于下一个最好的模型 $10^{0.3} = 2$ 倍。

4. 分析结果

1) 识别疾病相关的 miRNA 和 mRNA 共表达网络模块

首先用 WGCNA 分析来自 SMRI 的 PC 组织样本 mRNA 和 miRNA 表达。将疾病(包括 SCZ 和 BD) 与对照样本合并起来构建共表达网络，共找到 46 个共表达模块。排除了性别、年龄、脑组织 pH 值、RNA 完整数和去世时间间隔等因素的影响后，从中找到一个疾病相关模块(disease-associated Module，daM)。该模块包含 5 个 miRNA 和 545 个基因。DAVID 富集分析发现这些基因在胶质生成、神经胶质细胞分化、神经发生三个生物学过程中富集。

2) 独立数据集中的模块保持性

用两个独立的重复数据集检验 daM 的模块保持性。SMRI 的 PC 组织样本数据的 daM 与 GSE15745 的 FCTX 样本数据之间的 $Z_{summary} = 36.8$，与 BrainGVEX 数据库的 FCTX 样本数据之间的 $Z_{summary} = 10.9$。说明 daM 中包含的基因及连接关系在不同数据集中有很好的保持性。

3）daM 中与 SCZ 或 BD 相关遗传变异的富集

测试 daM 中的基因是否与 SCZ 或 BD 的遗传相关。对于遗传变异,侧重于常见或罕见的单核苷酸变异和拷贝数变异(Copy Number Variations,CNV)。对于常见变异,应用 MAGMA[14] 和 INRICH[15] 检测 daM 中的基因在 SCZ 或 BD 的全基因组关联研究(Genome-Wide Association Study,GWAS)中的富集情况,但是没有检测到任何显著的富集。对于罕见变异,基于两个外显子组测序研究[16]的数据和 NPdenovo 数据库[17]的数据,用超几何方法发现 daM 中的基因在这三个数据集中都显著富集。将三个数据集合并,daM 中的基因富集更为显著。

4）潜在的关键调控因子及其在 daM 中的作用

此部分在 daM 中寻找可能作为主要调控因子的转录因子和 miRNA,并研究它们的功能作用。daM 中共包含 5 个 miRNAs:hsa-miR-585、hsa-miR-320b、hsa-miR-320c、hsa-miR-320d 和 hsa-miR-320e,以及 6 个转录因子:POU3F2、EPAS1、PAX6、ZNF423、SOX5 和 SOX9(如图 6-1 所示[18])。

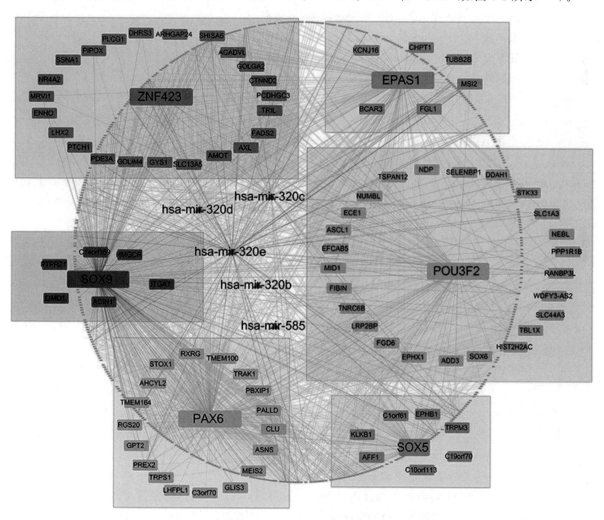

图 6-1　daM 中的转录因子及其靶标

此网络显示了 daM 中所有 mRNA、miRNAs 以及它们之间的共表达关系。图 6-1 标出了 6 个转录因子(POU3F2、PAX6、EPAS1、ZNF423、SOX5 和 SOX9)、它们的靶标以及 5 个 miRNAs 的名称,其他基因则用小点表示。6个转录因子和它们对应的靶标分别显示在6个不同颜色的方框中。

此模块中,87.3%的mRNA的表达与其中的miRNA负相关,说明miRNA对转录的调控作用是通过直接下调它们的mRNA靶基因实现的。模块中连接度最大的节点是has-miR-320e,与68个节点相连。

使用Fuxman[19]和Kheradpour[20]研究提供的转录因子结合信息,发现daM中的6个转录因子在模块中共有101个靶标,其中POU3F2在模块中有最多的潜在靶标,合计26个,包括转录因子PAX6和SOX9。其他转录因子EPAS1、PAX6、ZNF423、SOX9、SOX5在模块中分别有9、21、24、10、11个潜在靶标。

5) daM中关键调控因子之间的因果关系

通过整合遗传标记,检测转录因子是miRNA的上游或下游调节因子,还是受其他转录因子调控。用NEO方法进行相关节点(即miRNA,转录因子及其靶标)之间的因果关系推断。此研究主要兴趣在五种miRNA和六种转录因子之间的因果关系,这里只用到与五种miRNA相关的miRNA数量性状基因座(miRNA Quantitative Trait Locus,miQTL)信号以及与六种转录因子相关的表达QTL(eQTL)信号。在五种miRNA中,只有hsa-miR-320e具有显著的miQTL信号($P<0.05$,FDR $q<0.05$),所以选择此miRNA和六种转录因子用于调控方向的识别。

使用改良的NEO方法建立一个局部结构方程模型,求得连边定向分数。若正交因果锚(Orthogonal Causal Anchors,OCAs)满足LEO. NB. OCA(A→B)>0.3同时候选多效性锚(Candidate Pleiotropic Anchor,CPA)满足LEO. NB. CPA(A→B)>0.8,说明调节方向是A到B。观察到LEO. NB. OCA(POU3F2→hsa-miR-320e)$=0.526$,LEO. NB. CPA(POU3F2→hsa-miR-320e)$=1.55$,这说明POU3F2可能是影响hsa-miR-320e表达的上游调控因子。同时,NEO结果表明,POU3F2是其他转录因子(PAX6,ZNF423和SOX9)的上游调控因子。这些结果表明POU3F2可能是daM中的关键调控因子。

5. 实验验证

1) daM中潜在因果调控关系的实验验证

前面预测到POU3F2和hsa-miR-320e在daM中处于枢纽位置,这里用体外实验证实预测的关系。使用RNA干扰(RNA interference,RNAi)和基因过表达试剂诱导POU3F2和hsa-miR-320e在SH-SY5Y神经母细胞瘤细胞中的表达变化,并检查它们预测靶标的表达变化。

在SH-SY5Y中进行RNA干扰后,POU3F2的表达下降了41%,同时hsa-miR-320e的表达增加了170%。在过表达实验中,POU3F2的表达增加近10倍($P<0.001$),而hsa-miR-320e的表达显著下降33%。在敲除hsa-miR-320e的情况下,hsa-miR-320e的表达减少33%,但对POU3F2的表达没有影响;过表达hsa-miR-320e(增加120%)没有改变POU3F2的表达。这些体外实验结果证实POU3F2是hsa-miR-320e的上游调节因子。

2) POU3F2对神经祖细胞增殖和分化的影响

在人类神经祖细胞中(Neural Progenitor Cells,NPC)敲除POU3F2后,发现EdU$^+$细胞(5-乙炔基-2′-脱氧尿苷,增殖细胞的标志物)到DAPI＋细胞(4′,6-二脒基-2-苯基吲哚;活细胞标记物)的增殖率显著增加。接下来分析NPC到神经元的分化,发现Tuj1$^+$细胞(未成熟神经元的标志物)和MAP2$^+$细胞(成熟神经元的标志物)的比例显著降低。这些结果表明,敲除POU3F2可以促进NPC的增殖能力并抑制NPC分化成神经元。

为了研究 POU3F2 如何影响细胞增殖和分化能力,检查 POU3F2 被敲除或过表达后,它在 daM 中的 6 个预测靶标(SOX9,PAX6,ZNF423,NOTCH2,CLU 和 TRIM8)的表达变化。发现在 POU3F2 敲除后,SOX9,ZNF423,NOTCH2,CLU 和 TRIM8 的表达显著下降;在 POU3F2 过表达后,它们的表达显著增加。POU3F2 过表达后,PAX6 的表达没有显著增加,表明它在 NPC 模型可能不受 POU3F2 的调控。

6. 主要结论

本研究从神经类疾病的转录组数据出发,构建了基因共表达网络。从网络中识别到一个包含 5 个 miRNA 和 545 个 mRNA 的疾病相关模块,其中 6 个转录因子是该模块的中枢基因。模块中的基因在胶质生成、神经胶质细胞分化、神经发生三个生物学过程中富集。整合多种数据,通过网络分析发现,该模块中的中枢节点——转录因子 POU3F2 可以调节 miRNA hsa-miR-320e 和其他预测的靶 mRNA。体外实验和基因敲除验证了 POU3F2 对 hsa-miR-320e 和其他 5 个预测的靶标的调控作用,并且证实了 POU3F2 对神经祖细胞增殖和分化的影响。这些结果说明 POU3F2 在神经类疾病的发生发展中起着关键作用。

6.1.2 基于网络的 CRISPR-Cas9 组合筛选识别人类细胞中的协同作用模块

肿瘤发生是由一系列基因和环境因素共同驱动的复杂的生物学过程。其中,炎症诱导肿瘤发生(Inflammation-Induced Tumorigenesis,IIT),即炎—癌转化,是肿瘤发生的主要驱动因素,它很少由单一基因突变引起,而是由复杂的基因网络的扰动导致。充分了解炎—癌转化的功能网络,对于预防炎—癌转化的发生尤其是早期诊断至关重要。然而,在这方面却缺乏有效的方法。

在本研究中,李梢课题组提出一个全面的基于网络的策略,用于系统性地发现炎—癌转化中起决定作用的功能协同模块[21]。此方法首先整合实验和计算方法,在全基因组预测炎—癌转化相关的候选基因。在此基础上,使用 TGFβ1 诱导的结肠上皮细胞的细胞转化模型,结合新的组合 CRISPR-Cas9 筛选策略,构建了炎—癌转化的差异基因相互作用网络。并从网络中识别了相反的炎—癌转化的差异基因相互作用:协同促进和抑制。协同促进作用主要由免疫和代谢模块的缺失引起;协同抑制作用主要由增殖和免疫模块或增殖和代谢模块的缺失诱导。这些结果有助于了解炎—癌转化的可能的早期组合靶标和生物标志物,尤其是免疫、增殖和代谢模块之间的协同效应。

1. 研究目的

识别驱动炎—癌转化的功能网络,特别是炎症向与结肠炎相关的癌症的转化,是当前癌症研究前沿的主要焦点问题。本研究将实验方法与基于网络的计算方法相结合,系统地发现在炎—癌转化中起决定作用的功能协同模块。

2. 数据来源

1)炎—癌转化相关基因的收集

(1)用 CIPHER 方法[4],分别预测炎症性肠病(Inflammatory Bowel Disease 1,IBD1;OMIM ID 266600)和结肠癌(Colorectal Cancer,CRC;OMIM ID 114500)的前 100 个候选疾病基因。

(2)在 CIPHER 选出的候选基因中,选出在以下 12 个连接炎症与癌症的 KEGG 信号通路中的基因共 59 个：[1] Inflammatory bowel disease [IBD]；[2] RAS signaling pathway；[3] Toll-like receptor signaling pathway；[4] NF-kappa B signaling pathway；[5] JAK-STAT signaling pathway；[6] HIF-1 signaling pathway；[7] PPAR signaling pathway；[8] MAPK signaling pathway；[9] TGF-beta signalling pathway；[10] mTOR signaling pathway；[11] TNF signaling pathway；[12] PI3K-Akt signaling pathway。

（3）从文献中人工收集 30 个候选基因。

（4）从基因表达综合数据库（Gene Expression Omnibus，GEO）的数据集 GSE4183 中，收集到 IBD 与正常组织、CRC 与正常组织相比，差异表达的基因共 38 个。

将（1）～（4）收集的基因合并，共有 84 个不重复的基因，即收集的与炎—癌转化相关的候选基因。

2）sgRNA 设计与合成

用 CRISPR-Era sgRNA 设计工具，对 84 个炎—癌转化相关的候选基因中的每个基因设计 3 个靶向它的 sgRNA；同时设计 20 个不靶向人类基因组位点的阴性对照 sgRNA。

3. 分析指标与网络构建

1）研究流程

识别协同模块的系统策略流程如图 6-2 所示。

(a) 基于数据和网络的与炎—癌转化（Inflammation-Induced Tumorigenesis，IIT）相关的基因的预测

(b) 识别协同模块的新的 CRISPR-Cas9 组合筛选策略

图 6-2　识别协同模块的系统策略流程[21]

2）构建基因共表达网络

搜索 GEO 数据库，获取三种组织（结肠、胃、肝脏）的基因表达数据，利用这些表达数据，构建 84 个

炎—癌转化相关的候选基因之间的基因共表达网络。

接下来进行 GO 和 KEGG 通路富集分析。显著过表达的通路包括信号转导和免疫系统相关的信号通路,如鞘脂信号通路和趋化因子信号通路。富集的 GO 条目包括细胞周期相关的条目,如细胞增殖的正向调节、编程细胞死亡、细胞分化,以及代谢和免疫相关的条目,如正向调节细胞代谢过程、正向调节细胞因子产生、正向调节免疫反应、炎症反应。综合起来,结肠的基因共表达网络中有两个显著富集的模块,即免疫过程和代谢过程。这里,皮尔逊相关系数分析识别的模块与功能相关的基因簇相对应。

3) 基于 CRISPR 的双重敲除技术确定差异基因相互作用网络

为了研究 84 个对炎—癌转化至关重要的候选基因,使用基于 CRISPR 的双敲除方法,建立差异基因相互作用网络(Genetic Interaction Network)。

为了确定炎—癌转化中涉及的新基因及其功能关系,使用基于 CRISPR 的双敲除方法,在 NCM460 细胞系中进行功能筛选,并使用一个炎症相关的癌症细胞模型,用以模拟炎性肠病 IBD(Inflammatory Bowel Disease)导致的结肠上皮细胞恶性增殖这一细胞转化现象[22]。此筛选方法测量 104 个基因(包括 84 个候选基因和 20 个阴性对照基因)之间所有可能的相互作用。为了证实 84 个候选基因在炎症导致的肿瘤发生中的作用,使用双重 sgRNA 敲除 NCM460 细胞中所有可能的相互作用,并构建这些基因的差异基因相互作用图谱(Differential Genetic Interaction Map,dGImap),以揭示其功能关系。使用 sgRNA 慢病毒库感染一种可以稳定表达 cas9 蛋白的改良 NCM460 细胞系,然后将获得的细胞群体分为实验组和对照组。实验组用 TGFβ1 处理,对照组不做处理。细胞培养 10 天后,收集两组细胞群体,然后提取其基因组 DNA。接下来,通过深度测序测量不同 sgRNA 组合的计数。分别测量在正常条件下和在 TGFβ1 诱导的炎症微环境下 10 天后存活的细胞数,用以确定细胞生长速率。

用 ρ 值评估 TGFβ1 诱导的细胞生长速率,它量化了实验组和对照组之间细胞生长速率的差异[23,24]。若 TGFβ1 的存在对其没有影响,则该 sgRNA 的 ρ 值为 0;若 sgRNA 赋予 TGFβ1 诱导的细胞生长,则它具有正 ρ 值;若 sgRNA 对 TGFβ1 诱导的细胞生长敏感,则它具有负 ρ 值。然后,对测序数据进行标准化,并进行统计学分析以获得双突变的定量差异 GI 评分(dGI)。加速的双突变生长速率表明这两个基因具有协同效应,其 dGI 得分为正;相反,双重突变后生长速率的抑制表明这两个基因具有拮抗作用,其 dGI 得分为负。84 个基因的差异基因相互作用网络总共包含了 7056 个基因对的定量 dGI 得分。通过分析 dGI 评分的分布,取满足 dGI<-0.84 或 dGI>1.11 基因对为具有显著的相互作用,由此确定了具有显著差异的 39 个阳性基因对和 45 个阴性基因对,它们揭示了 TGFβ1 诱导的和正常的结肠上皮细胞之间的显著差异。

4) 由不同的相互作用模式探索特定的炎—癌转化机制

为了识别显著不同的基因相互作用模式(如图 6-3(a)所示),作者基于前面确定的差异基因相互作用关系,构建了显著差异基因相互作用网络(如图 6-3(b)所示),此网络由 84 个候选基因中的 63 个基因间的相互作用构成。为了确定不同的相互作用模式与特定的炎—癌转化机制之间的相关性,对网络中的 63 个基因进行了富集。发现这些基因主要富集在三种炎—癌转化的途径上,即免疫相关途径(如先天免疫应答、免疫应答的正调控、免疫系统发育)、代谢相关途径(如细胞代谢过程的正调控、大分子代谢过程的正调控、氮化合物代谢过程的正调控)、增殖相关的途径(如细胞增殖的正调控)。

有文献报道,不同模块的基因之间出现差异基因相互作用的可能性大于相同模块的基因间出现差异相互作用[25]。因此,作者进行了生物学过程与差异基因相互作用之间的关联性分析,发现差异基因相互作用富集于模块之间,表明这些生物学功能模块之间的差异基因相互作用在炎症刺激后被重新编程(如图 6-3(b)所示)。在此分析的基础上构建了一个功能网络,显示炎症刺激后生物功能模块之间的

图 6-3 差异基因相互作用网络的模块化[21]

(a) 通过分析单突变和双突变在细胞生长率上的差异,构建差异基因相互作用网络。(b) 差异基因相互作用网络。此网络包括差异的正相互作用(红色边)和负相互作用(蓝色边),其中的模块是根据网络中的基因参与的生物学过程划分

差异基因相互作用(如图 6-3(b)所示)。此网络显示,有三种模块组合会强烈影响炎—癌转化:即在增殖和免疫模块之间或者增殖和代谢模块之间的协同作用,会抑制炎—癌转化过程;而在代谢和免疫模块之间的协同作用,促进炎—癌转化的发生。因此,免疫和增殖模块之间或者代谢和增殖模块之间的相互作用,为早期炎—癌转化的发生提供可能的靶标;而免疫和代谢模块之间的相互作用,可能是标志炎—癌转化风险的早期生物标志物(如图 6-3(b)所示)。

5) 基于协同模块的方法预测干预炎—癌转化的药物

给定化合物 k,用如下公式计算它对于炎—癌转化的差异基因相互作用的药物分 DS:

$$DS(k) = \sum_{i=1}^{N} K(i)S(i,k)$$

其中,$S(i,k)$ 是化合物 k 对靶标 i 的 drugCIPHER 分,N 是靶标总数。$K(i)$ 的计算如下:

$$K(i) = \sum_{j=1}^{M} \rho(j)dGI(i,j)$$

其中,$\rho(j)$ 是基因 j 的表型值;$dGI(i,j)$ 是基因 i 与 j 之间的差异相互作用分;M 是基因总数。

从中药数据库 HerbBioMap 获取六味地黄丸类复方中的化合物。对每个化合物,用 drugCIPHER 预测其靶标谱,并计算它对于炎—癌转化的差异基因相互作用的药物分。将药物分由大到小排序,取排名前 4 的化合物(槲皮素、异鼠李素、山奈酚和白藜芦醇)为预测的用于干预炎—癌转化的药物。

4. 实验验证

1) 差异基因相互作用关系的实验验证

为了评估由 sgRNA 确定的差异基因相互作用的质量,使用 RNA 干扰(shRNA)确认基于筛选的表型。实验证实,当与相应的 sgRNA 对联合使用时,靶向 MYC-CDK4,IL6R-TNF 和 PIK3CA-NFKB1

的三种特异的 shRNA 对,导致细胞生长的协同变化。类似地,同时靶向这三个特定基因对的 sgRNA 对和 shRNA 对显示了相似的协同作用或拮抗作用。这些结果说明,本研究检测到的差异基因相互作用,确实捕获了炎—癌转化的潜在的分子基础。

2) 干预炎—癌转化的药物的实验验证

用细胞存活率分析(MTT assay)评估预测的四种化合物对于 TGFβ1 诱导的结肠上皮细胞(NCM460)的抑制作用。观察到四种化合物(槲皮素、山柰酚、异鼠李素和白藜芦醇)均抑制炎—癌转化的发生,IC50 值依次分别为 $64.79\,\mu M$、$139.9\,\mu M$、$232.4\,\mu M$ 和 $464\,\mu M$。表明本研究的计算分析能够预测预防炎—癌转化的化合物。

5. 主要结论

本研究首先整合多种数据资源和预测方法,获得 84 个与炎—癌转化相关的候选基因。然后用 TGFβ1 诱导的细胞转化模型和组合 CRISPR-Cas9 筛选策略,构建了其中 63 个候选基因之间的差异基因相互作用网络。发现这 63 个基因主要富集在免疫、增殖和代谢三个生物学途径上,基因之间的相互作用主要富集在不同的模块之间:增殖和免疫模块之间、增殖和代谢模块之间的主要是负的相互作用,即抑制炎—癌转化的相互作用;而在代谢和免疫模块之间主要是正的相互作用,即促进炎—癌转化发生的相互作用。在此基础上,预测到中药六味地黄丸类的复方中的 4 个化合物——槲皮素、山柰酚、异鼠李素和白藜芦醇具有抑制炎—癌转化发生的作用,并用细胞存活率分析证实了该预测。本工作加深了对炎症增加细胞恶性转化风险的潜在机制的认识,对于识别相关生物标志物以及开发相关药物具有重要意义。

6.2　药物系统性作用机制

网络药理学用网络方法研究小分子对分子网络的影响,以阐明其作用机制,并确定新的治疗方法。与药物直接作用的靶标除了有精确靶标(on-target),即针对药物适应症的直接靶标,还可能有偏离靶标(off-target),即与药物有直接相互作用的其他不可预见的靶标。药物作用于这些直接靶标后,它对靶蛋白的影响还会通过细胞内的信号传播而扩散到其他蛋白,从而引起一系列的生理反应。由于疾病的相关基因以及蛋白之间存在复杂的相互作用,而药物对靶标的作用会通过基因、蛋白的信号传播和相互作用扩散到其他蛋白,分子网络成为研究药物系统性作用机制的有力工具。

在研究中通常根据实验数据、数据库、文献挖掘等方法构建各种分子网络,如转录调控网络、基因共表达网络、蛋白相互作用网络、信号网络、药物关联网络等,然后设计相应的算法,分析疾病、药物对分子网络和信号通路的影响,以及药物靶标和疾病基因在分子网络中的关系,从而推断药物对疾病的效应和药物作用的机制。其中,CMap(Connectivity Map)[26,27] 在线平台被广泛用于基于网络的药物机制研究,该平台可基于基因表达谱的相似性查找疾病-基因-药物关系。CMap 数据库包含大量的用药物或生物活性化合物处理的人的细胞系的基因表达谱。使用 CMap 提供的在线软件工具,用户可以将药物处理后的基因表达谱与数据库中的所有数据进行比较,找到与其在转录水平有相似效应的化合物,因而推断所研究药物的效应。例如,Iwata 等提出一个根据基因表达谱研究生物活性小分子 MoA 的策略,并根据 16 268 个小分子作用于 68 种人类细胞系上的基因表达谱,识别了小分子激活和抑制的信号通路。根据最新版的 CMap 即 L1000v1[27] 预测小分子的靶标和新的适应症,并通过体外细胞试验验证了部分预测结果[28]。

以下选取两个具体的研究案例进行分析。

6.2.1　基于网络的计算药物疗效筛选

目前,药物开发成本增加,新药批准的数量明显下降。药物开发有从关注携带疾病相关的个别基因,到从网络层面关注疾病机制转变的趋势。因此,对于开发基于网络的低费用、高效率的新方法,进行药物靶标识别及药物疗效预测,有很大的需求。

本研究中,Barabasi 课题组开发了基于网络的方法,在人类蛋白-蛋白相互作用网络中,用网络接近度指标量化药物靶标和疾病蛋白之间的距离关系,该指标有助于揭示药物的治疗效果,并能区分姑息治疗与有效治疗的药物[29]。

1. 研究目的

最近的研究证明,同一疾病相关的基因聚集在网络的同一区域,构成疾病模块。因此,一种药物若要对一种疾病有效,它应该靶向相应疾病模块的内部或紧邻的蛋白质。为了验证此假设,本研究整合蛋白-蛋白相互作用、药物-疾病关联和药物-靶标关联数据,用于分析药物靶标与疾病蛋白质在网络中的拓扑关系。提出药物-疾病网络接近度指标来量化药物的治疗效果,从而区分非病因的姑息治疗与基于病因的有效治疗方法。

2. 数据来源

1) 疾病-基因关联关系

疾病-基因关联关系来自该团队前期工作[8]。即分别通过 UniProtKB 和 PheGenI 获取 OMIM 和 GWAS 的数据,其中在 PheGenI 中只提取全基因组显著性满足 $p<5.0\times10^{-8}$ 的数据。用 MeSH 等级树组织规范疾病名称,将来自两个数据库的数据合并,只保留在蛋白相互作用组里至少对应 20 个疾病基因的疾病。

2) 药物-疾病数据

对每种疾病,在 DrugBank 数据库搜索相应的美国 FDA 批准的药物。使用 MEDI-HPS[30](使用文件 MEDI_01212013_UMLS.csv)和 Metab2Mesh[31],获得 79 种疾病,其中每种疾病与至少一种药物关联,共 402 个药物-疾病关联关系。MEDI-HPS 包含从 RxNorm、MedlinePlus、SIDER 和 Wikipedia 整合的药物-疾病关系。只接受药物-疾病关联在 Metab2Mesh 的文本挖掘中是强相关的数据,由此获得 337 种药物。去除在相互作用组里没有已知靶标或与另一个用于同种疾病的药物具有相同靶标的 99 种药物,最终获得 238 种不同的药物和 384 个靶标。这里只考虑药理学靶标(DrugBank 中的"Targets"章节),不包括药物代谢酶、载体和转运体。为了确保药物-疾病关联关系的准确性,从 DailyMed 下载这些药物的信息并核对适应症,去除不一致的信息。为了计算近邻的药物-疾病对在临床试验中的富集性,从 clinicaltrials.gov 提取这些药物和试验中它们干预疾病的信息。

3) 已知药物-疾病对的分类

构建了 3 个数据集:①标签:对于已知的 402 个药物-疾病对,提取 DailyMed 中的标签信息,在适应症栏目中查找相应疾病,将找到的 269 个药物-疾病关联作为有标签对,其余 133 个药物-疾病关联作为无标签对。②姑息治疗:对于每个有标签对,检查 DailyMed 的适应症栏目是否包含在该疾病中非病因性使用该药物的所有陈述(例如,管理、缓解、姑息等),由此产生 50 个姑息性药物-疾病,将剩余的 219

种药物-疾病对划分为非姑息性的。③药物功效：使用来自 FDA 不良事件报告系统的副作用和疗效报告。该报告列出了病人对给定的药物-疾病对报告的反应，包括"疼痛""恶心"和"药物无效"等。用 openFDA 应用程序界面提取相应信息，得到至少涉及 10 份报告的 204 个药物-疾病对。定义相对效力得分 RE 为

$$RE = 1 - \frac{n_{\text{inefficient}}}{n_{\text{top}}}$$

其中，$n_{\text{inefficient}}$ 和 n_{top} 分别是该药物-疾病对包含"药物无效"报告的数量和总的报告数量。

4）人类蛋白-蛋白相互作用网络

人类蛋白-蛋白相互作用网络数据来自该团队前期工作[8]。即整合 TRANSFAC、IntAct、MINT、BioGRID、HPRD、KEGG、BIGG、CORUM、PhosphoSitePlus，以及一个大规模信号网络中有实验证据的数据。这里使用此相互作用组中最大的连通分支，它包含 13 329 个蛋白之间的 141 150 对相互作用。

3. 分析指标与算法

1）药物与疾病的网络接近度

设 S,T 分别是疾病基因集合药物靶标集，$d(s,t)$ 是 PPI 网络上节点 s 与 t 间的最短路长度。定义不同的网络距离如下。

最近（Closest）距离：$d_{\text{c}}(S,T) = \frac{1}{\|T\|} \sum_{t \in T} \min_{s \in S} d(s,t)$

最短（Shortest）距离：$d_{\text{s}}(S,T) = \frac{1}{\|T\|} \sum_{t \in T} \frac{1}{\|S\|} \sum_{s \in S} d(s,t)$

核（Kernel）距离：$d_{\text{k}}(S,T) = \frac{-1}{\|T\|} \sum_{t \in T} \ln \sum_{s \in S} \frac{e^{-[d(s,t)+1]}}{\|S\|}$

中心（Centre）距离：$d_{\text{cc}}(S,T) = \frac{1}{\|T\|} d(centre_s, t)$

其中 $centre_s$ 是 S 的拓扑中心，定义为：$centre_s = \arg\min_{u \in S} \sum_{s \in S} d(s,u)$

当 $centre_s$ 不唯一时，所有节点被用来定义中心，到达这些节点的最短路长被平均。

分隔（Seperation）距离：$d_{\text{ss}}(S,T) = dispersion(S,T) - \frac{d'_{\text{c}}(S,S) + d'_{\text{c}}(T,T)}{2}$

其中 $dispersion(S,T) = \frac{\|T\| d_{\text{c}}(S,T) + \|S\| d_{\text{c}}(T,S)}{\|T\| + \|S\|}$，$d'_{\text{c}}$ 是修正的最近距离，其中一个节点到自身的最短路长设定为无穷大。

为了评估药物与疾病的网络接近度的统计显著性，分别构建与疾病基因和药物靶标个数相同、节点连接度分布相同的随机节点集合各 1000 个，并计算它们之间的距离。由此可得到随机对照接近度的均值 $\mu_{d(S,T)}$ 和标准差 $\sigma_{d(S,T)}$，并计算疾病蛋白和药物靶标集合的距离的 z-score 作为疾病与药物间网络接近度的度量：

$$z(S,T) = \frac{d(S,T) - \mu_{d(S,T)}}{\sigma_{d(S,T)}}$$

2) ROC 曲线下面积与最优接近度的阈值分析

用 ROC 曲线下面积（Area Under ROC Curve，AUC）评估区分已知药物-疾病对和未知药物-疾病对的网络接近度。对于一组已知的阳性药物-疾病关联（即已知药物对疾病有效）和一组阴性的药物-疾病关联（即药物对疾病没有影响），可以在不同阈值下计算真阳率、假阳率以绘制 ROC 曲线并计算 AUC。这里将已知的药物-疾病关联以外的药物与疾病的对应关系取作阴性对照。由于已知和未知药物-疾病关联关系的规模不平衡，随机选择 402 对未知的药物-疾病关联作为计算 AUC 时的阴性对照。重复此过程 100 次，并使用 AUC 值的平均值比较不同的网络接近度。同时，也将所有未知的药物-疾病关联作为阴性对照计算 AUC。两种方法取得了一致的结果，发现用最近距离定义的网络接近度 z_c 能最好地区分开阳性样本与阴性样本。

为了找到最佳的网络接近度的阈值（$z_c^{threshold}$），使得一种药物与某种疾病的网络接近度小于这个阈值时，这种药物有很高概率会对该疾病起作用，使用接近度的敏感性（Sensitivity）和特异性（Specificity）曲线。敏感性即满足接近度的阳性药物-疾病关联在所有阳性药物-疾病对中所占的比例；特异性即不满足接近度的阴性药物-疾病关联在所有阴性药物-疾病对中所占的比例。因此，能获得高的覆盖率（由 Sensitivity 评估）和低的假阳性率（通过 1-Specificity 评估）的网络接近度阈值 $z_c^{threshold}$，就定义为敏感性和特异性曲线相交处的 z_c 值。通过分析，取 $z_c^{threshold} = -0.15$。

4. 分析结果

1) 药物与疾病在 PPI 网络中的接近度分析

本研究共收集了 238 种药物，对应 78 种适应症，它们之间所有可能的药物-疾病关联对有 18 564 个，其中 402 个是已知的药物-疾病关联对，其余的 18 162 个药物-疾病关联对是未知的。

将这 402 个已知药物-疾病关联对和 18 162 个未知对分别作为阳性组和阴性组，比较用五种距离（d_c、d_s、d_k、d_{cc}、d_{ss}）定义的网络接近度对 2 个组的区分能力。发现由最近距离 d_c 定义的网络接近度具有最优的区分能力（$AUC_{z_c} = 0.66$），优于由最短距离（$AUC_{z_s} = 0.58$）、核距离（$AUC_{z_k} = 0.61$）、中心距离（$AUC_{z_{cc}} = 0.58$）和分隔距离（$AUC_{z_{ss}} = 0.59$）定义的网络接近度的表现。

若一个药物的靶标蛋白与一个疾病的疾病蛋白之间的网络接近度满足：$z_c \leqslant -0.15$，定义该药物与该疾病接近。有以下发现：

（1）已知药物与它们的适应症更为接近：在 402 个已知的药物-疾病关联中，237 对是接近的（59%）；而在 18 162 个未知的药物-疾病关联中，有 7276 对是接近的（40%），这里包含了很多潜在的药物重定位的候选。

（2）临床试验中更倾向于接近的药物-疾病对：相比远离的未知药物-疾病对，接近的、当前未知的药物-疾病对在临床试验中显著富集。

（3）大多数已知药物不是特异的（exclusive）：在显著接近（$z_c \leqslant -2$）的药物-疾病对中，已知的药物-疾病对显著多于未知的药物-疾病对。然而，402 个已知药物-疾病对中，仅有 79 对是显著接近的。因此，已知的药物具有充分高的选择性（即接近于疾病），但不一定是特异的（即显著接近于疾病）。

（4）接近度能强调非平凡的关联：在 402 对已知药物-疾病关联中，有 18 对的药物靶标正好是疾病蛋白；44 对的药物靶标中有非疾病蛋白但至少有一个是疾病蛋白，其中只有一个药物与对应疾病不是接近的（丙吡胺-心律失常）。在余下的 340 对中，有 176 对的药物靶标不与相应疾病的疾病蛋白相同（如图 6-4 所示）。这说明网络方法可以找到非平凡的药物-疾病关联，即药物并不靶向任何相关疾病的蛋白的情况。

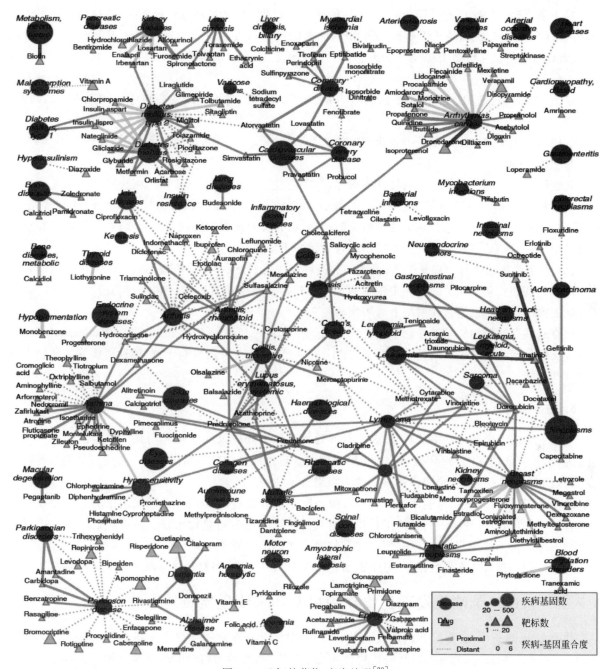

图 6-4　已知的药物-疾病关联[29]

图中三角形和圆形节点分别代表药物和疾病,节点大小与对应的药物靶标个数和疾病蛋白个数呈正比;连边代表药物与疾病的关联,实线和虚线分别代表药物与疾病是接近的和远隔的;线的颜色代表药物靶标与疾病蛋白的重合个数(0,灰色;6,深绿色)。

2) 用网络接近度确定姑息治疗

观察姑息性药物-疾病对和剩余的已知药物-疾病对的药物相对效力得分(RE)值的分布,发现姑息性药物-疾病对的 RE 值显著更小。RE 的值在 0～1,0 和 1 分别代表最差和最好的相对效力。说明姑息性药物对疾病的疗效更差。

接下来比较不同类型的已知药物-疾病对的网络接近度,发现非姑息性药物-疾病对和无标签的药物-疾病对的网络接近度,均小于姑息性药物-疾病对的网络接近度。说明网络接近度能够将姑息性药物-疾病对与非姑息性药物-疾病对区分开来,而且,无标签的药物-疾病对可能包含了比姑息性药物疗效更好的药物。

最后,考查接近的和远隔的药物-疾病对的 RE 分值的分布,发现接近的药物-疾病对具有较高的 RE 分值。

这些结果说明网络接近度是衡量药物疗效的有效指标。

3)治疗瓶颈

观察哪些疾病的药物符合网络接近度指标,发现:

(1)大多数用于哮喘、阿尔茨海默病、心脏病、心律失常、心血管疾病、糖尿病、癫痫、过敏、肾脏疾病、肝硬化、系统性红斑狼疮和溃疡性结肠炎的药物,与其适应症的网络接近度是小的。类似地,在抗肿瘤药物中,用于前列腺癌、乳腺癌和淋巴癌的药物倾向于接近其适应症。

(2)对于炎症性疾病如克罗恩病、银屑病和类风湿性关节炎,目前的药物对疾病的网络接近度是大的。说明这些免疫系统相关的疾病中使用的大部分药物都是炎症管理或症状缓解类药物。同样地,帕金森病的大多数药物也通常在网络上远离疾病。

检查这些药物的解剖学治疗化学分类号(Anatomic Therapeutic Chemical Classification,ATC),发现接近疾病的药物倾向于涉及更多的包括对内分泌系统、代谢过程的机制干预,而远离疾病的药物更富含抗炎和止痛等类别。

5. 主要结论

本研究提出一个基于网络的算法,分别计算药物靶标之间以及药物靶标与疾病基因之间在网络上的接近度,得到药物-药物-疾病组合的 6 种网络模式。通过统计方法推断出其中 2 种模式分别与药物组合的正效应和副作用相关,从而预测有效的药物组合。

总体来说,该研究的结果表明:基于网络的药物与疾病接近度提供了一种无偏见的药物治疗效果评判方法,可以作为一种有效的整体工具识别有效的治疗和区分姑息性治疗。虽然接近度可以提供系统级别的量化指标解释药物的作用,但了解药物对个体的治疗效果水平(即具有不同遗传倾向的患者)需要采纳大规模患者的水平数据,如电子健康记录和个人基因组,仍然是该领域未来工作的目标。

6.2.2　通过转录响应发现药物作用机制和药物重定位

药物发现的一个瓶颈在于识别化合物的分子靶标和脱靶效应,即作用机制(Mode of Action,MoA)。阐明药物 MoA 的方法包括分析化合物化学结构、治疗后的转录响应和文本挖掘。其中基于转录响应的方法需要的信息量最少,而且可以迅速应用于新化合物。但是缺乏好的算法和工具,有效地利用转录数据进行药物发现。

本研究中,Iorio 等开发了一种利用药物治疗后的基因表达谱的相似性,预测药物的效应和机制的方法[32]。他们根据 CMap 中的转录谱数据[26],构建了一个由 1302 个药物及其转录谱之间的相似性构成的药物网络,将网络分解成社团,发现同一社团显著富集具有相似 MoA 或作用效应的化合物。他们将新的化合物整合到这个药物网络中,预测其治疗和脱靶效应,同时可以预测网络中的药物重定位。

1. 研究目的

CMap 数据库是基于表达谱预测新化合物的 MoA 及药物重定位的很有用的工具。该数据库的 Build 02 版包含了 1309 个药物以不同剂量作用在 5 种不同细胞系后的表达谱数据。通过将新化合物处理后样本的"基因签名"(Gene Signatures)，即差异表达基因列表，与数据库中的表达谱进行比较，找到相似的表达谱，从而推断新化合物的 MoA。选择构成签名的基因，以及如何恰当处理数据库中同一药物干预不同细胞系获得的多个表达谱，影响基因签名方法的准确性。选择错误的基因签名将导致捕获到的是实验设置的相似之处（如相同的细胞系）而不是药物 MoA 的相似性。

他们将同一药物在同细胞系和/或不同剂量下的表达谱整合成一个"共识的"转录响应谱，根据药物的共识响应谱的相似性构建药物网络，然后用网络分析方法预测新化合物的 MoA。

2. 数据来源

1）CMap 数据

从 CMap 网站下载，包括 1309 个不同的药物以不同剂量作用在 5 个不同的人类细胞系上共获得 6100 个表达谱数据。

2）药物信息

从 DrugBank 和 ChemBank 数据库提取 CMap 中 1309 个药物的 ATC 码和靶标基因。获得其中 768 个药物的 ATC 码、535 个药物的靶标基因信息。

3）测试药物的转录组数据

将 9 种抗癌化合物（HSP90 抑制剂 Tanespimycin，NVP-AUY922，NMS-E973，拓扑异构酶抑制剂 SN-38 和多柔比星，细胞周期蛋白依赖性激酶 CDKs 抑制剂 Flavopiridol，PHA-848125，PHA-690509，PHA-793887）分别作用于细胞系 MCF7 和 A2780，并对用药组和对照组做了转录组实验，数据存放在 GEO 数据库，ID 是 GSE18552。这 9 种药物中，有些药物（例如 Tanespimycin）是包含在 CMap 中的，作为对照。

3. 分析指标与算法

1）方法概述

方法概述如图 6-5 所示。

2）计算原型排名序列(Prototype Ranked List，PRL)

由于 CMap 中同一药物以不同浓度处理不同的细胞系，因而产生多个基因表达谱的排序序列（即基因按表达水平由高到低排序）。这里用一个类似等级聚类算法的 Kruskal 算法[33]，根据同一个药物的多个排序序列得到一个最终的 PRL。算法步骤是：首先，计算同一药物的所有排序序列两两之间的斯皮尔曼简捷距离(Spearman's Foot-Rule Distance)[34]；然后，用 Borda 合并法[35]将 2 个距离最近的序列合并为一个新的序列，用此新序列代替原来的 2 个序列，并重新计算序列两两之间的斯皮尔曼简捷距离；重复此过程，直到将全部序列合并为一个序列。

3）计算药物之间的距离

对于每个药物的 PRL，分别取排名最前和最后的 250 个基因（即取最高表达和最低表达的基因隔 250 个），记为 p 和 q，将$\{p,q\}$作为对应药物的基因标记。

设药物 d 的基因标记为$\{p,q\}$，$p=\{p_1,p_2,\cdots,p_n\}$，$q=\{q_1,q_2,\cdots,q_n\}$，定义药物 d 的标记相对于药物 x 的 PRL 的反向总富集分(Inverse Total Enrichment Score，TES)为

图 6-5　方法概述[32]

(a) 计算每对药物的距离值,(b) 构建药物网络并识别网络社团。其中网络节点为药物,距离小于阈值的药物之间连边,边的权重与药物间的距离成正比,(c) 将未知机理的药物 X 并入网络并进行分类。计算 X 与 CMap 中每个药物 Y 之间的距离 $d(X,Y)$,将 X 连接与它距离小于某显著阈值的 Y

$$TES_{d,x} = 1 - \frac{ES_x^p - ES_x^q}{2}$$

式中,ES_x^r(r 为 p 或 q)是基于 Kolmogorov-Smirnov 统计计算 d 的 r 标记相对于 x 的 PRL 的富集分,它测量一组基因是否分布于一个基因排序序列的顶部位置,其取值在$[-1,1]$内。此值接近于 1,说明这些基因非常靠近序列的顶部,接近于-1则说明这些基因非常靠近序列的底部。$TES_{d,x}$ 衡量药物 d 的 p 集合聚集在药物 x 的 PRL 顶部的程度以及 d 的 q 集合聚集在 x 的 PRL 的底部的程度,其取值在$[0,2]$中。

定义药物 A 与药物 B 的距离如下。

平均富集分距离:$D(A,B) = \dfrac{TES_{A,B} + TES_{B,A}}{2}$

最大富集分距离:$D(A,B) = \dfrac{\min(TES_{A,B}, TES_{B,A})}{2}$

4) 估计药物距离显著性的阈值

计算 CMap 中 1309 个药物两两之间的距离,共 856 086 个距离。取 5% 分位数为显著性截断,得对应的平均富集分距离和最大富集分距离的阈值分别为 0.8339 和 0.8056。即若两个药物的距离小于阈值,则认为它们是相似的。

5) 网络社团识别

用亲和传播算法识别药物网络中的社团[36]。

6) 药物到社团的距离

设 x 是一个测试药,C 是一个网络社团,C_x 是 C 的子集,C_x 至少包含 2 个药物且它们都通过显著

边(即权重低于显著性阈值的边)与 x 连接。定义 x 到 C 的距离为

$$\sqrt[|C_x|]{\prod_{d \in C_x} D(d,x)/|C_x|}$$

其中,$D(d,x)$ 是药物 d 与 x 之间的最大富集分距离。若 $|C_x|<2$,则设定 x 到 C 的距离为∞。

4. 分析结果

1) 药物网络及社团

通过计算 CMap 中 1309 种药物的两两距离,对距离小于显著性阈值的药物对连边,构建了包含 1309 个药物、41 047 条边的药物网络,其中最大的连通分支包含 1302 个药物。用亲和传播算法分解此药物网络,识别到 106 个网络社团。

为了确定同一社团中的药物是否具有相同的作用机制(Mode of Action,MoA),将药物的 ATC 码和靶标基因对应到各社团的药物,共有 804 个药物具有已知的 MoA(即有已知的 ATC 码或靶标基因)。对每个社团,计算其中具有相同 MoA 药物的数量并分析其统计显著性,发现在 92 个可供评估的社团(即其中至少有 2 个药物具有已知的 MoA)中,52 个社团显著富集具有相似 MoA 的药物,其中 3 个社团富集相同的靶标基因、28 个社团富集相同的 ATC 码、21 个社团同时富集相同的靶标基因和 ATC 码。另外,通过文献搜索发现,43 个社团中包含许多具有相同 MoA 的药物,其中 9 个社团中的所有药物均没有已知的 ATC 码和靶标基因。因此,共有 61 个社团显著富集具有相同 MoA 的药物。

2) 预测药物的 MoA

用 9 种不包含在 CMap 中的抗癌药物作为测试药物。对每个测试药物,计算其 PRL 以及与 CMap 1039 个药物中每个药物的距离。若测试药物与 CMap 中药物的距离小于显著性阈值,则给它们连边,由此方法将测试药物整合到药物网络中。然后,计算每个测试药物到每个社团的距离,结果如图 6-6 所示。

图 6-6(a)显示了 3 种 HSP90 抑制剂在药物网络中的位置。可以看出,离三种药物最近的社团是 28 号,它包含了 CMap 中的 HSP90 抑制剂以及抗雌激素药物 Fulvestrant(已知该药与雌激素受体结合,解离 HSP90,并引发其细胞内降解)。由此可以将将这 3 个药物识别为 HSP90 抑制剂。

图 6-6(c)显示,4 个 CDK 抑制剂最邻近的社团是 14 号,其次是 32 号。这两个社团都包含了许多 CDK 抑制剂和拓扑异构酶抑制剂,其中 14 号社团中这两种抑制剂总共占了约 80%。图 6-6(b)也显示,2 个拓扑异构酶抑制剂最邻近的社团是 14 号和 32 号。这说明 CDK 抑制剂和拓扑异构酶抑制剂虽然有不同的胞内蛋白靶标,它们在转录水平可能有相似的效应。为了证实这一点,用 CMap 自有的 SN-38(Topo Ⅰ 抑制剂伊立替康的活性代谢产物)和阿霉素(Topo Ⅱ 抑制剂)的转录谱进行药物网络分析,发现 SN-38 和阿霉素在网络中接近 14 号和 32 号社团。

3) 预测已知药物的独特临床应用

药物网络方法可用于寻找药物重定位的候选,即确定已知药物的独特临床应用。这里重点鉴定可以增强自噬的药物。自噬是涉及癌症、传染病及神经退行性疾病的关键生物过程。

为此,在药物网络中检索诱导分子自噬的药物 2-脱氧 D-葡萄糖(2-deoxy-D-glucose,2DOG)的类似药。2DOG 位于 1 号社团,该社团中与它邻近的药物按距离升序排列,有法舒地尔、苯基丁酸钠、他莫昔芬、花生四烯基三氟甲烷和新生霉素。在 1 号社团中,两种药物(2DOG 和他莫昔芬)是已知的自噬诱导剂,而法舒地尔是最接近 2DOG 的药物。此外,在全网络中最接近 2DOG 的化合物,按照距离升序排列,

图 6-6　用药物网络对测试药物分类[32]

根据药物之间距离，将测试药物与原网络中药物连接，将测试药物（青色节点）整合到药物网络中，颜色表示社团，边的粗细与药物之间的距离成反比。为清楚起见，仅包括与测试药物的距离小于 0.8（（a）和（c））或 0.72（b）的药物是法舒地尔、毒胡萝卜素、三氟拉嗪和棉酚。其中,毒胡萝卜素、三氟拉嗪和棉酚是众所周知的自噬诱导因子,而法舒地尔与自噬的关系则未见报道。由此,预测法舒地尔具有诱导自噬的作用。

5. 实验验证

1) 验证 CDK 抑制剂和拓扑异构酶抑制剂在转录水平有相似效应

首先验证了拓扑异构酶抑制剂 SN-38(Topo Ⅰ 抑制剂伊立替康的活性代谢产物)和多柔比星(Topo Ⅱ 抑制剂)对 CDK 没有直接的抑制作用,而且 CDK 抑制剂夫拉平度无法干扰 Topo Ⅱ 的ATPase 活性。用 PHA-793887(CDK 抑制剂)、多柔比星或 SN-38 分别处理 MCF7 细胞 6 小时,并通过蛋白质印迹分析蛋白细胞裂解液。实验证明观察到 Topo Ⅰ 和 Topo Ⅱ 抑制剂导致的转录效应,是由于(间接)抑制 CDK2(以及可能的其他 CDK,如 CDK4)通过 p21 诱导所介导的。从而解释了拓扑异构酶抑制剂与 CDK 抑制剂在转录水平有相似效应的原因。

2) 法舒地尔诱导自噬作用的实验验证

用抗 LC3 抗体的免疫印迹(Western Blot,WB)实验,评估法舒地尔处理后的野生型人成纤维细胞中的 LC3-Ⅱ 水平。测量到用法舒地尔、三氟拉嗪,以及两种众所周知的自噬诱导剂 2DOG 和雷帕霉素处理,都会显著提高成纤维细胞的 LC3-Ⅱ 水平。用 LC3 抗体进行免疫染色,进一步证实了 WB 分析的结果。法舒地尔在自噬增强方面的效果在 HeLa 细胞中得到进一步证实。

6. 主要结论

本研究开发了一种通用性的计算方法,预测新化合物的分子影响和 MoA,并识别知名药物的未知应用。此方法能够利用隐藏在药物治疗后基因表达谱中的信息,以捕捉药物 MoA 的相似性。以前的研究在使用药物治疗后的哺乳动物细胞的基因表达谱时,没有考虑不同细胞系、不同剂量和不同实验设置下,药物转录反应的变化。而且,过去的研究没有充分挖掘药物相似性网络的全局结构信息。本研究提出的方法捕获了化合物在多种细胞系和剂量条件下的"共识"转录反应,自动提取每种化合物的基因签名,并基于基因签名计算化合物两两之间的相似性。通过网络社团分析成功预测了新化合物的 MoA和知名药物的重定位信息。

6.3　多靶标药物研发

药物发现通常遵循的是"一药,一靶,一疾病"的理念,即寻找疾病的"致病基因",并设计能与该基因对应的靶蛋白高度特异地结合的"魔术子弹"(Magic Bullet)。单一靶标药物的缺陷在于忽视了疾病作为一个系统所具有的复杂性和稳健性,即疾病网络与其他分子网络一样都存在冗余和替代补偿的信号通路。在许多情况下,抑制一个靶蛋白并不会引起表型的改变,甚至可能激活疾病系统中的另一相关蛋白,以保护系统功能的稳定,从而导致药物失去功效或产生毒副作用。研究表明,大多数情况下,抑制单个蛋白对疾病网络几乎没有影响,而同时调节多个蛋白才会对疾病稳健的表型产生效果[37]。因此,多靶标药物的发现理念逐渐成为一种新的趋势[2,38-39]。

实现多靶标治疗有两种途径:一是用现有不同的药物同时作用于不同的靶标,产生组合效应,即组合药物研发;二是设计新化学实体,用一个小分子同时阻断与疾病相关的多个靶点,达到更好的治疗效果。Ramsay 等系统地分析了 2015—2017 年美国 FDA 批准的 101 个新分子实体的类别[40],发现其中小分子单靶标、多靶标和组合药物所占比例分别为 34%、21% 和 10%,即新批准的多成分、多靶标小分子药物所占比例(31%)已与单靶标小分子药物的比例相当,充分说明了多靶标药物开发策略的良好发展趋势。

然而,无论从靶标选择还是目标小分子的发现方面,如何发现多靶标药物仍然是一个很大的挑战。就靶标选择而言,要选择针对某种疾病的靶标组合,需要深刻理解靶标-疾病、通路-靶标-药物-疾病之间的关系以及药物的副作用情况,还需要考虑选择的靶标组合是否能产生协同作用。这些问题,在分子网络背景下更容易找到解决方案,因此网络药理学在多靶标药物发现中起着越来越重要的作用。例如,为了发现多靶标的抗炎药物,Meng 等构建了花生四烯酸的代谢网络,并建立了一个多靶标最优干预计算方法(Multi-Target Optimal Intervention,MTOI),在网络中搜索并识别了既有效又安全的抗炎多靶标组合。同时提出了多靶标药物设计的策略并成功地发现了针对多个靶标的抑制剂[41]。Keane 等构建了线粒体功能障碍和自噬失调相关的蛋白-蛋白相互作用网络,并将网络中介数最大的 4 个节点对应的蛋白 P62,GABARAP,GBRL1 和 GBRL2 预测为帕金森病的 MPP^+ 细胞毒性关键蛋白,实验证实这四个蛋白中多个组合(而非单个)的高表达会导致 MPP^+ 细胞毒素的降低[42]。

以下选取两个具体的研究案例进行分析。

6.3.1 缺血性中风:从单一药物靶标到协同的网络药理学

为了开发多靶标药物,本研究以治疗缺血性中风为例,建立了一套将计算预测与实验验证相结合的系统方法[43]。首先从已知的单一靶标出发,用网络药理学的方法,预测了多个靶标,然后用预测的靶标对应单一药物进行组合治疗,开展体内和体外实验验证,证实了多靶标药物的更好疗效。

1. 研究目的

过去的多靶标药物的开发策略多从药物出发,直接研究不同的药物组合,而且很多从头预测方法的结果未得到实验验证。本研究旨在开发一种从靶标出发的方法,先用网络药理学方法预测可靠的靶标组合,然后用已有的作用于这些靶标的药物进行组合,并且进行实验验证。

2. 数据来源

(1) 蛋白-蛋白相互作用:整合相互作用数据库(the Integrated Interactions Database,IID)[44],仅提取其中实验检测到的相互作用。

(2) 蛋白-代谢物相互作用:人类代谢组数据库(the Human Metabolome Database,HMDB)[45]。

(3) 药靶蛋白:治疗靶标数据库(the Therapeutic Target Database,TTD)[46]。

3. 算法与结果

计算流程如图 6-7 所示。

该计算流程以 NADPH 氧化酶类型 4(NADPH Oxidase 4,NOX4)为与中风相关的初始靶蛋白,目标是利用公共数据库通过计算方法识别更多的相关靶蛋白,计算是基于连接有罪(Guilt-by-Association)的算法。此流程由三个相互依赖的模块构成。计算步骤如下。

(1) 模块 1 从种子 NOX4 出发,从 HMDB 数据库[47]提取与蛋白 NOX4 相互作用的代谢物共 3 个,再通过文献阅读获取 NOX4 的 2 个主要底物氧(O_2)和产物过氧化氢(H_2O_2),共获得与 NOX4 相关的 5 个代谢物;从 HMDB 数据库提取与这 5 个代谢物关联的蛋白共 537 个;将这 537 个蛋白与 TTD 中

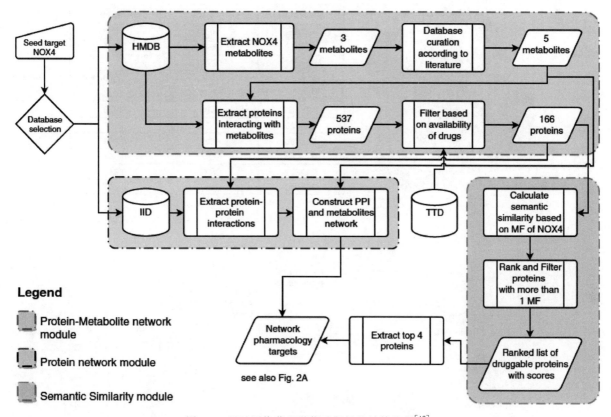

图 6-7　通过网络药理学优选靶标的计算流程[47]

的靶标蛋白求交集,获得 166 个蛋白。

(2)模块 2 使用 IID 数据库提取模块 1 产生的 166 个蛋白间的相互作用,并构建 PPI 网络;将这 166 个蛋白与 5 个代谢物的蛋白-代谢物、蛋白-蛋白关联关系整合,构建一个双层网络;在此网络中,用连接有罪的算法对该网络中的蛋白与 NOX4 的连接邻近度打分。

(3)模块 3 用 R 包 GOSim 计算 166 个蛋白与 NOX4 之间基于 GO 分子功能(MF)的语义相似性得分,按相似性分对蛋白由高到低排序。

分别将模块 2、3 求得的得分最高的 9 个蛋白提取出来,求交集后得到 4 个蛋白:CYBB、NOS2、NOS3、NOS1,这 4 个蛋白就是预测的中风潜在治疗靶点。

4. 网络构建及可视化

将 NOX4 与 5 个代谢物的关联、5 个代谢物与 166 个靶标蛋白的关联、166 个蛋白之间的关联关系整合,构建双层分子网络(如图 6-8 所示)。

5. 实验验证

1)体外实验验证

使用两个模型:器官型海马培养模型(Organotypic Hippocampal Culture,OHC)和人脑微血管内皮细胞构建的血脑屏障模型。对 OHC 模型进行缺氧缺葡萄糖(Oxygen and Glucose Deprivation,OGD)后再给氧处理,在 OGD 后 2、4、8、12 和 24 小时时刻检测,发现 NOX4 以及 NOS 所有不同亚型

Uniprot ID	Protein	MF SemSim
Q9NPH5	NOX4	1
P04839	CYBB	0.879
P35228	NOS2	0.701
P29474	NOS3	0.676
P29475	NOS1	0.673
Q9Y5S8	NOX1	0.673
P35520	CBS	0.662
P14598	NCF1	0.651
P16083	NQO2	0.644
Q12882	DPYD	0.643
P04040	CAT	0.642

(a)　　　　　　　　　　　　　　　　　　　(b)

(c)

图 6-8　整合的 NOX4 为种子的多层分子相互作用网络，用于获取候选靶蛋白
(a) 从种子 NOX4 出发构建的整合蛋白-代谢物、蛋白-蛋白相互作用的双层网络，(b) 蛋白与 NOX4 之间的基于 GO 分子功能的语义
相似性排序，(c) 简化的网络。其中只单独显示种子蛋白、排名前 4 位的相似蛋白以及相关的代谢物，其余蛋白及相互作用则被合并

的高表达。OGD 后 24 小时，用低于阈值浓度的 NOX4 抑制剂 GKT136901(0.1μM)与 NOS 抑制剂
L-NAME(0.3μM)组合治疗，显著减少了细胞死亡以及活性氧物质(Reactive Oxygen Species，ROS)和
活性氮物质(Reactive Nitrogen Species，RNS)的形成。同样地，在人体血脑屏障模型中，用相同的联合
治疗方法减少了细胞死亡并防止了缺氧后渗透增加。

2）体内实验验证

使用小鼠大脑中动脉闭塞模型（Mouse Occlusion of the middle Cerebral Artery，MCAO），比较用 GKT136901（10mg/kg）或 L-NAME（3mg/kg）处置和对照组。根据卒中治疗学术产业圆桌会议（Stroke Treatment Academic Industry Roundtable，STAIR）制定的指导方针，评估了短暂和永久、雌性和雄性、年老和年幼鼠模型。首先，对于短暂 MCAO，单药的亚阈值治疗没有显示神经保护作用，但组合治疗与对照组相比，在中风后的 1 小时和 3 小时，脑梗面积显著减少。在永久性的 MCAO 模型上，以及老年雌性和雄性小鼠上的类似效果也得以证实。另外，对成年小鼠，评估了中风后治疗 1 小时和 3 小时三个独立的神经运动功能测试：Bederson 评分、升高身体摆动测试和四肢吊线测试。3 个指标在中风后 1 小时都显著改善，Bederson 和四肢实验在 3 小时也有改善。

3）在中风治疗中预防血脑屏障破坏和 ROS 形成的实验

实验显示，与未治疗的小鼠相比，中风后的组合治疗显著降低了血脑屏障的破坏。接下来，在脑组织切片中测量氧化应激和 N-Tyr 生成，发现在组合治疗 24 小时后，ROS 和 NTyr 生成显著减少。

6. 主要结论

本研究以开发治疗中风的多靶标药物为例，开发了基于初始靶标 NADPH 氧化酶类型 4（NOX4）的计算方法，从网络药理学机制上预测了相关的靶标——一氧化氮合酶（Nitric Oxide Synthase，NOS）。经体内和体外实验验证，证实了 NOX4 和 NOS 抑制是高度协同的，同时抑制多个相关靶标导致梗塞面积显著减少，并起到直接保护神经和稳定血脑屏障的作用。

这种网络药理学方法基于机制的协同性开发多靶标药物，起到提高治疗效果、减少单一药物用量、降低副作用的效果，能降低基于单一靶标药物开发的失败风险。这种方法可以扩展到对其他复杂疾病的多靶标治疗研究中。

6.3.2　联合网络药理学与表型筛选开发新的止痛类药物

表型药物筛选是基于生物体表型的药物筛选方法。即在不明确疾病靶点和相关作用机制的情况下，基于疾病的表型数据进行药物的筛选和设计。当发现某种小分子可逆转疾病的表型，则认为该分子针对该疾病可能具有潜在治疗效应。表型药物筛选为识别对疾病系统有效的化合物提供了一个框架，在药物发现领域获得广泛关注。但是，通过表型筛选方法获得某个小分子可能调节疾病系统，其机制却不明确。阐明机制需要花费大量的时间和费用。一般基于化合物和疾病的转录谱，将化合物活性与疾病的生物学过程联系起来。

本研究探讨将表型筛选与网络药理学相结合进行止痛类药物开发[48]。首先提出了一种合理的方式，选择和筛选具有所需的多种药理学特征足够通量的化合物，提高针对复杂疾病的活性分子表型筛选小分子的能力。用网络药理学方法构建目标疾病的疾病网络，将选择的表型筛选所获得的化合物相关蛋白信息输入疾病网络，用网络算法筛选出对疾病有显著影响的化合物。这样获得的化合物的疾病机制可以用网络药理学阐明。

1. 研究目的

慢性疼痛是一种复杂的机体失调，病因涉及许多分子机制，但通常具有神经元过度兴奋的表征。现有疗法对疼痛仍然控制不佳且副作用大。患者个体的主观性和对疼痛敏感性的差异，使得新疗法开发耗时、昂贵且容易失败。

本研究将表型筛选与疼痛网络分析结合,构建一个新的神经元兴奋性表型模型,用于慢性疼痛的新多靶标药物发现。

2. 数据来源

(1) 疼痛网络:该团队过去工作所构建的慢性疼痛特异的疾病网络[49]。首先收集了 765 692 篇与疼痛相关的论文,通过文献挖掘方法从论文中获取了 93 271 对不同的蛋白-蛋白相互作用;然后基于条件相关分值和文献评估,对 PPI 进行排序;接着对排序前 3000 对 PPI 进行人工注释验证。最终构建了一个由 583 个不同蛋白之间的 822 对 PPI 构成的疼痛网络。

(2) 正常网络:提取 IRefIndex 数据库[50]中的蛋白-蛋白相互作用,构建正常 PPI 网络。

(3) 化合物-靶标信息:来自辉瑞公司的小分子化合物靶标-特异性的高通量筛选数据。共 2869 种化合物及 2322 个靶标特异性的分析。对每种化合物,选取它针对某靶标分析获得 $IC_{50} < 10\,\mu M$ 的靶标。在疼痛网络的 583 个蛋白中,共有 233 个这样的靶标。

3. 算法与结果

本研究提出一个评估网络完整性的方法,用以筛选对疼痛网络影响最大的化合物。网络完整性定义为网络受到攻击(即移除一些节点和边)后,网络中剩下边数的比例。用正常网络作为疼痛网络的对照网络。算法步骤如下:

(1) 对每个化合物,分别在疼痛网络和对照网络中找到它的 $IC_{50} < 10\,\mu M$ 的靶标,从网络中去除所有的靶标和与它们关联的边。

(2) 计算受攻击的网络中剩下的边数及网络完整性,将网络完整性的改变定义为药物的影响。

4. 分析结果

1) 单一化合物的影响效果预测

经计算,单一化合物对疼痛网络的最大影响是使其完整性下降 16.55%,同时对对照正常网络影响很小。表 6-1 列出了预测对疼痛网络影响最大的 10 个化合物。与之对照,单一化合物 Sutent 对正常网络造成最大影响,使其完整性下降 6%。

表 6-1 预测的对疼痛网络影响最大的 10 个化合物

化 合 物	靶 标 数	疼痛网络 (变化百分比)	对照网络 (变化百分比)
阿扑吗啡	14	16.55	0.84
SNX2112	24	16.55	5.14
氯丙嗪	31	15.09	0.78
洛派丁胺	24	13.5	0.3
金丝桃素	14	13.26	1.89
氟桂利嗪	23	13.26	0.43
芦布妥林	17	13.02	1.71
氟哌啶醇	29	12.9	0.38
舍曲林	21	12.77	0.41
匹莫齐特	22	12.65	0.44

2）两个化合物组合的影响效果预测

用计算方法预测到了对疼痛网络的影响大于 30%，而且大于组合中任一单药影响的药物组合对。

3）预测结果与过去实验筛选结果的对比

将对 107 个化合物的预测结果与过去用神经元兴奋测定得出的抑制水平比较，发现预测结果与实验结果中度正相关（斯皮尔曼等级相关＝0.58），而在正常网络中的预测结果与实验结果没有相关关系（斯皮尔曼等级相关＝0.22）。

5．实验验证

从预测的单一化合物中，选择 66 种化合物用于表型筛选验证。首先取出所有预测的对疼痛网络影响大于 10%，而对正常网络的影响小于 1% 的 29 种化合物。再加入预测的活性大于 3.8%，且化学结构多样性的 37 个化合物。

将所选化合物作表型分析（10 μM 的单点筛选）。发现其中 28 个化合物具有大于 75% 的神经元兴奋性抑制作用，即这组化合物的预测准确性为 42%。

6．主要结论

本研究提出一个基于网络药理学的算法，将高通量表型筛选获得的化合物-靶标关系，用于计算化合物对疼痛网络完整性的影响，从而预测化合物对疼痛的干预作用。在预测到的对疼痛网络完整性影响最大的化合物中，包含了 D2 多巴胺受体拮抗剂和多巴胺抑制剂，这些都是已知的与疼痛相关的药物。选出预测的 66 种单一化合物进行表型筛选验证，取得了 42% 的正确率。说明这种基于网络完整性的预测算法，对于多靶点药物的开发具有重要价值。

6.4　药物重新定位

药物重定位（Drug Repurposing 或 Drug Repositioning，Reprofiling，Re-Tasking）又称"老药新用"或"药物再利用"，指发现已上市药物或处于临床研究阶段药物的新用途。由于开展重定位研究的药物已用于临床或已通过临床试验的几个阶段，其安全性风险显著降低，使研发成本和风险降低、研发周期缩短。因此药物重定位是药物研发策略中风险/效益比最好的策略之一。过去药物重定位很大程度上是来自偶然发现，到目前为止最成功的药物再利用的例子并没有涉及系统的方法。例如，抗高血压药物枸橼酸西地那非再利用于治疗勃起功能障碍，镇静剂沙利度胺再利用于多发性骨髓瘤是基于意外发现。目前已有一些专门为药物重定位研发所建立的技术平台和方法，一类是以高通量筛选、高内涵技术为主的实验筛选方法，另一类是基于计算机虚拟筛选、计算生物学、生物信息学的计算方法。

在药物开发中，能结合到多个靶标的药物被称为"脏药"（Dirty Drug）。脏药中的偏离靶标（off-target），即非药物当前适应症准确靶标（on-target）的蛋白，通常被认为是与毒副作用相关。从药物重定位的角度看，偏离靶标可能会产生对其他疾病的治疗作用。网络药理学由于其对多靶标的系统性调节的分析功能而被广泛用于药物重定位的研究，这类研究通常通过对药物相似性、靶标相似性以及网络相似性的分析，预测重定位的药物[52]。例如，Cheng 等分别基于药物 2D 结构的相似性、靶标的基因序列相似性以及药物-靶标二部网络的结构相似性，提出了药物相似性推理、靶标相似性推理和网络推理的方法，用于药物未知靶标的预测和重定位研究，其中网络推理在所有的 4 个测试数据集中表现最好[53]；Iorio 等利用 CMap 数据，基于药物的"转录标签"构建了药物相似性网络，在此基础上预测并验证了法舒地尔具有诱导自噬的作用[54]；Luo 等将药物-药物相似性、疾病-疾病相似性以及药物-疾病关联关系整合成一个混杂的双层网络,在此网络上用二元随机漫步(Bi-random Walk)算法预测新的药物-疾病关联关系[55]。

以下选取两个具体的研究案例进行分析。

6.4.1 基于网络的药物重定位预测及基于人群的验证

药物重定位研究中,对于预测的已知药物的新用途,必须进行严格的验证。由于药物重定位研究主要针对已经批准并用于临床实践的药物,可以利用医疗保健中积累的大规模患者水平数据进行这种验证。常规医疗保健数据包含了大量患者群体的临床诊疗、疾病登记、并发症、人口动态登记、公共卫生监测等数据。这些丰富的数据集,使它们成为验证基于网络假设的理想选择。

本研究中,Barabasi 课题组开发了基于网络药理学的方法,在人类全基因组蛋白-蛋白相互作用中,量化疾病蛋白和药物靶标之间的关系,用于药物重定位[56]。他们用包含超过 2.2 亿患者的常规医疗保健数据检验预测效果,并用体外药理实验来测试重定位药物的潜在机制。他们选取心血管类疾病的药物重定位作为方法的示例,研究用于非心脏病的药物与心血管结局之间的关联性。研究结果表明这种综合方法的有效性,这种方法有望推广到其他类型疾病的药物重定位。

1. 研究目的

网络药理学研究中,通常采用研究对象(如疾病及药靶基因等)在全基因组蛋白-蛋白相互作用网络中距离的远近来衡量对象之间关系的强度。大规模的常规医疗保健数据有可能成为验证基于网络预测结果的理想选择。

本研究提出一个基于网络的算法,计算药物靶标与疾病基因在网络上的接近度,从而预测药物的重定位,并用两个美国大型健康保险索赔数据库的数据验证预测心血管药物的重定位。

2. 数据来源

1) 人类蛋白-蛋白相互作用网络

通过整合 15 个数据库的数据构建,具体的数据资源如下:

(1) 来自两个高质量的酵母双杂交(Yeast-two-Hybrid,Y2H)高通量实验[57,58],以及 Barabasi 实验室网站的二元蛋白-蛋白相互作用数据;

(2) 数据库 KinomeNetworkX[59]、Human Protein Resource Database(HPRD)[60]、PhosphoNetworks[61]、PhosphoSitePlus[62]、DbPTM 3.0[63] 和 Phospho.ELM[64] 所记载的来自低通量和高通量实验的激酶-底物相互作用数据;

(3) 文献记录的通过亲和纯化加质谱鉴定(AP-MS)的 PPI 数据,以及数据库 BioGRID[65]、PINA[66]、HPRD[60]、MINT[67]、IntAct 和 InnateDB[69] 所记载的文献报道的低通量实验数据;

(4) INstruct 数据库[70] 记载的通过解析蛋白质三维结构获得的高质量的 PPI;

(5) SignaLink 数据库[71] 记载的文献报道的通过低通量实验获得的信号网络。

剔除来自进化分析、基因表达谱和代谢关联的数据,并将蛋白统一对应到编码基因的 Entrez ID。最后构建的 PPI 网络包含 16 677 个节点,243 603 条边。

2) 心血管疾病基因

首先从 Medline MeSH(Medical Subject Headings)和 UMLS(Unified Medical Language System)

数据库[72]收集约 50 种心血管（CV）事件。对每种 CV 事件，从 8 个数据资源收集疾病相关基因：OMIM（Online Mendelian Inheritance in Man）[73]、CTD（Comparative Toxicogenomics Database）[74]、HuGE Navigator[75]、DisGeNET[76]、ClinVar[77]、GWAS Catalog[78]、GWASdb 以 及 PheWAS Catalog[80]。选择至少在人类蛋白-蛋白相互作用网络中有 10 个疾病相关基因的共 23 种心血管事件做后续研究。

3）药物-靶标网络

药物-靶标相互作用数据来自 DrugBank[81]、TTD（the Therapeutic Target Database）[46] 和 PharmGKB[82]数据库；药物-靶标结合亲和性数据来自 ChEMBL[83]、BindingDB[84] 和 IUPHAR/BPS 药理学指南。只保留亲和性指标 Ki、Kd、IC50 或 EC50 不大于 10μM，且靶标是人类蛋白的药物-靶标对。

4）组织特异表达基因

从 GTEx 数据库[86]下载了 32 种组织的 RNA-seq 数据（RPKM 值）。对每种组织（如血管），选取在 80% 以上的样本中 RPKM≥1 基因为在该组织中特异表达的基因。

5）常规医疗保健数据

数据来自两个美国大型健康保险索赔数据库：Truven MarketScan（2003—2014，包含 1.73 亿个患者的数据）和 Optum Clinformatics（2004—2013，包含 0.55 亿个患者的数据）[87]。这些数据源包含患者的人口统计数据、住院和门诊诊断的全面信息以及门诊处方用药情况。使用的数据已去除人员身份标识，并获得了马萨诸塞州波士顿布莱根妇女医院机构审查委员会的批准。

3. 分析指标与算法

1）网络接近度（Network Proximity）

设 S,T 分别是疾病蛋白和药物靶标集合，这两个集合在人类 PPI 网络上的最近距离（Closest Distance）定义为

$$d(S,T) = \frac{1}{\parallel T \parallel} \sum_{t \in T} \min_{s \in S} d(s,t)$$

其中 $d(s,t)$ 是 PPI 网络上节点 s 与 t 间的最短路长度。为了评估药物与疾病网络接近度的统计显著性，分别构建与疾病蛋白和药物靶标个数相同、节点连接度分布相同的随机节点集合各 1000 个，并计算它们之间的最近距离。由此可以计算疾病蛋白和药物靶标集合的最近距离的 z-score，并用它表示对应的药物与疾病的网络接近度。

2）组织特异表达基因的显著性

基因 i 在组织 t 中特异表达的显著性计算如下：

$$z_E(i,t) = \frac{E(i,t) - \langle E(i) \rangle}{\delta_E(i)}$$

其中，$\langle E(i) \rangle$ 和 $\delta_E(i)$ 分别是基因 i 在所有考虑的其他组织中表达水平的均值和标准差。

4. 网络构建及可视化

在构建的人类蛋白-蛋白相互作用网络中，计算 984 个美国 FDA 批准的西药（包括 177 个心血管用药和 807 个非心血管用药）与 23 种心血管疾病（结局）之间的网络接近度。取接近度指标 z-score<－0.4 作为高可信度的预测结果，预测到 431 种 FDA 批准的非心血管用药可以重定位为心血管药物。

图 6-9 的网络显示了预测的 431 种药物与 22 种心血管疾病的关联关系。

为了揭示抗类风湿药物羟氯喹对冠状动脉疾病疗效的作用机制,用以下方法构建了一个子网络(如图 6-10 所示):

(1) 在人类蛋白-蛋白相互作用网络中,选取血管特异性表达的基因所编码的蛋白及它们之间的连边,构建血管特异的子网络;

(2) 在血管特异子网络中,求出羟氯喹的靶标 TLR7 与 TLR9 到其他节点的最短路。在最短路上,选取同时满足条件(3)~(4)的蛋白,建立子网络;

(3) 选取已知的冠状动脉疾病(Coronary Artery Disease,CAD)或心血管疾病(CardioVascular Disease,CVD)相关基因所编码的蛋白;

(4) 选取有文献报道的体内和体外实验支持的蛋白。

5. 实验验证

1) 后期实验验证对象的选取

对于图 6-9 所显示的预测结果,综合以下五个方面选取个别结果,进行实验验证。

(1) 基于网络方法预测的关联性强度,即高的网络接近度分值;

(2) 排除已知心血管(Cardio Vascular,CV)副作用的非心血管用药后,选取新颖的预测结果;

(3) 可以获取充分多的患者数据作验证(排除不经常使用的药物);

(4) 可以获取适当的对比治疗数据,即用网络方法预测的可以用于 CV 疾病和不可用于 CV 疾病的不同非 CV 药物,在同一疾病(非 CV)上的使用数据;

(5) 在保险索赔数据库中记录预测药物产生的 CV 结局的保真度。

通过以上标准,选取了 4 组结果作后期验证。

(1) 癫痫用药卡马西平($z=-2.36$)与左乙拉西坦(对照药,$z=-0.07$)与 CAD 的关联性;

(2) 炎症性结肠病用药美沙拉嗪($z=-6.10$)与硫唑嘌呤(对照药,$z=-0.09$)与 CAD 的关联性;

(3) 类风湿关节炎用药奎宁($z=-3.85$)与氨甲蝶呤(对照药,$z=-1.87$)与 CAD 的关联性;

(4) 双相情感障碍用药锂盐($z=-5.97$)与拉莫三秦(对照药,$z=0.19$)与中风的关联性。

2) 药物流行病学方法验证

使用两个与 Aetion 证据平台连接的大型美国商业健康保险索赔数据库,进行了 4 项队列研究。根据个人水平的纵向患者数据和药物流行病学方法,分别评估预测的 4 个药物与心血管事件的关联性。

通过大规模患者数据,验证到预测的四种关联中的两种,与心血管事件具有显著关联,其中奎宁能降低 CAD 的风险,卡马西平能增加 CAD 的风险。验证结果支持了基于网络的预测。

3) 奎宁作用机制的体外验证

基于构建的与奎宁的靶标相关的血管特异表达蛋白的子网络,作者提出奎宁对冠状动脉疾病疗效的可能作用机制如下:

(1) 激活 MAPK7 所编码的蛋白 ERK5,进而抑制了细胞黏附分子 VCAM-1 与 ICAM-1 的表达,防止了血管内皮炎症;

(2) 抑制促炎细胞因子 TNF-α 与 IL-1β;

(3) 通过激活内皮型一氧化氮合酶(NOS3),提高一氧化氮生成,从而改善血管内皮功能障碍。

作者开展了体外实验来验证这些机制。用 10~50μM 的奎宁处理人主动脉内皮细胞,并监测在存在

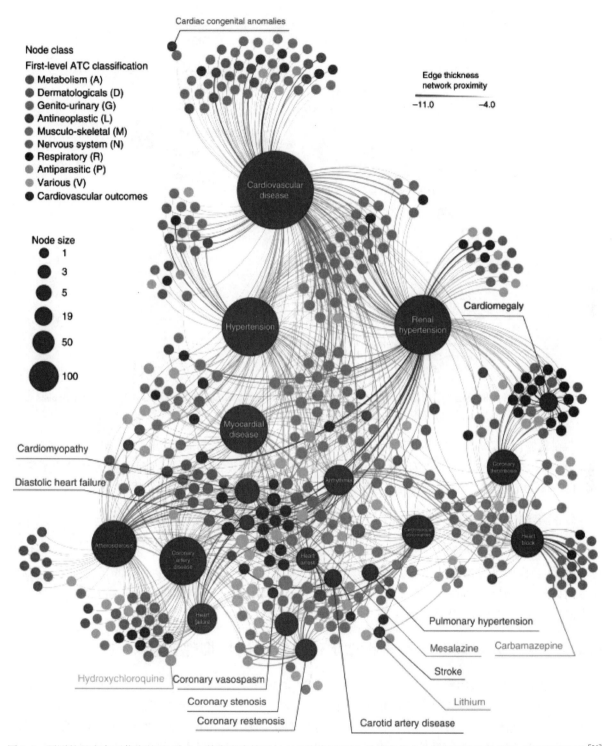

图 6-9　预测的具有高可信度的 22 种心血管类疾病结局与 431 种美国 FDA 批准的非心血管用药之间的药物-疾病关联网络[56]
　　其中药物节点的颜色代表 ATC(Anatomical Therapeutic Chemical)药物分类系统的第一位编码,节点的大小与其在网络中的连接
　　度呈比例,边的粗细代表药物与疾病的网络接近度(用 z-score 表示)

图 6-10　通过网络分析构建的子网络揭示了抗类风湿药物 Hydroxychloroquine 对冠状动脉疾病疗效的作用机制[56]
节点大小表示基因的血管特异的表达水平

和不存在细胞因子 TNF-α 的情况下，$VCAM1$，$IL1B$，$NOS3$ 基因的表达。发现 TNF-α(5ng/mL,10ng/mL,20ng/mL)引起 $VCAM1$ 和 $IL1B$ 表达的强烈增加，而这种促炎作用被所有剂量的羟氯喹显著减弱；TNF-α 显著抑制了 $NOS3$ 的表达，而 50 μM 奎宁显著地逆转了这种抑制作用。

6. 主要结论

本研究说明，分子网络的方法与药物流行病学方法相结合，可以识别药物的重定位和副作用。特别地，利用大规模的患者数据，验证了与氨甲蝶呤相比，奎宁与 24% 的 CAD 风险的降低相关，此效果也被随后的体外实验确认。同时，与左乙拉西坦相比，卡马西平与 56% 的 CAD 的风险升高有关。广泛地应用本研究提出的方法有望促进药物发现和开发的创新。

6.4.2　基于网络药理学的药物重定位发现新的抗抑郁药物

抑郁症是一种严重的精神类复杂疾病，具有很高的发病率、复发率和自杀率，造成严重的家庭和社会负担。现有的抗抑郁药物具有起效晚、毒副作用大、效果差等缺点，因此开发新型抗抑郁药具有很高的社会价值和经济效益。然而，目前以靶标为导向的药物发现模式在开发新型的抗抑郁药上屡遭失败，由此带来巨大的经济损失。虽然已经积累了丰富的疾病相关基因和药物作用靶标，但如何将这些资源用于新药发现，仍然是巨大的挑战。

本研究中，李梢课题组提出一种新的基于网络的药物重定位方法，从 DrugBank 数据库收录的药物中，预测了具有潜在的抗抑郁作用的药物及其分子靶标[88]。此方法首先通过基于网络的方法，将药物的化学相似性、治疗相似性和蛋白-蛋白相互作用相整合,从而预测药物与靶标之间的关系;然后筛选出与已知抗抑郁药的靶点相关的药物。通过此方法预测了 6 种药物具有潜在的抗抑郁作用,并通过实验验证了胃肠道解痉药阿尔维林可能是一种有效的抗抑郁药物。

1. 研究目的

药物重新定位是新药开发最经济的策略之一,可减少成本并降低与不良副作用相关的失败风险。传统上,药物重新定位主要依赖于不常发生的"快乐意外"。基于网络药理学的方法通过预测药物-靶标之间的关联,为药物重新定位提供了一种更快速有效的方法。同时,基于网络的药物重新定位有助于理解药物的作用机制,通过该方法预测药物可以减少由毒副作用引起的风险事件。

本研究用课题组开发的靶标预测算法 drugCIPHER[89] 预测 DrugBank 中所有小分子药物的靶标,通过靶标建立其他类型药物与已知抗抑郁药物的联系,从而预测新型抗抑郁药物。

2. 数据来源

从 DrugBank 数据库下载所有药物的相关信息,共 3817 种药物,其中 34 种 FDA 批准的抗抑郁药。

3. 分析指标与算法

(1) 对下载的 3817 个药物,用课题组开发的 drugCIPHER 算法预测每个药物的靶标,获得每个药物的靶标列表向量。

(2) 对任一对药物,根据它们的靶标向量计算它们生物活性相似性的一致性得分。

(3) 按照药物对之间的生物活性相似性分进行等级聚类分析。

聚类分析获得 2 个含有共 16 个已知抗抑郁药的聚类(如图 6-11 所示)。这 2 个聚类中的其他 14 种药物就可能具有抗抑郁的作用。提取这 14 种药物的药理和毒理信息,排除不能透过血脑屏障或者长期使用会诱发严重副作用的药物,筛选出 6 种药物进行进一步的实验验证(图 6-11 中红色字体)。

4. 网络构建及可视化

为了说明预测的药物阿尔维林具有抗抑郁的作用,构建了阿尔维林及与其相似的抗抑郁药的药物-靶标网络,以及阿尔维林靶向的蛋白网络(如图 6-12 所示)。图 6-12(a)显示,抗抑郁药的靶标也是阿尔维林的靶标。图 6-12(b)则表明,预测的阿尔维林靶标可以通过蛋白-蛋白相互作用或信号传导途径,直接或间接调控抑郁相关分子。从图 6-12(b)的网络中选出阿尔维林的 4 个重要靶标-SLC6A2,SLC6A4,HTR1A 和 HTR2A,它们既是抑郁相关的疾病基因又是抗抑郁药的已知靶标,同时在预测结果中位于前 100 位。对这 4 个重要靶标进行进一步的实验验证。

5. 实验验证

(1) 对预测的 6 种药物,通过小鼠的尾部悬吊实验(TST)和强迫游泳实验(FST),验证其具有抗抑郁类作用。

(2) 对胃肠道解痉药阿尔维林,进一步用抑郁症的学习无助模型和慢性不可预测压力模型,验证了其抗抑郁类作用。

(3) 对阿尔维林 4 个重要靶标进行了体外结合的实验验证,证实了阿尔维林与它们编码的蛋白具有中等强度的结合亲和性。

图 6-11 药物等级聚类分析获得的 2 个含有已知抗抑郁药的聚类[88]

图中黑色字体为已知抗抑郁药,其他的即为预测的潜在的抗抑郁药。红色字体是选择进行进一步实验验证的药物

图 6-12 药物阿尔维林的抗抑郁相关的网络

(a) 阿尔维林及与它相似的抗抑郁药的药物-靶标网络,(b) 阿尔维林靶向的蛋白网络,显示了已知的抗抑郁靶标、抑郁相关的疾病基因以及 drugCIPHER 预测的阿尔维林的前 100 个靶标之间的相互作用

6. 主要结论

本研究通过基于网络的方法预测潜在的抗抑郁药,并通过经典的抑郁实验模型验证其疗效,发现 FDA 批准的用于肠易激综合征的阿尔维林可以重新定位为抗抑郁药。此外,通过生物学实验验证了四个预测的阿尔维林靶标,即 SERT(SLC6A4),NET(SLC6A2),5-HT 1AR(HTR1A)和 5-HT2AR(HTR2A)。

6.5　组合药物研发

组合药物(Drug Combination)是指将两个或多个作用机制明确、作用靶点不同的药物或药效成分按照合理的剂量配伍后,形成的多成分、多靶标的药物。由于人体可以看作一个复杂的网络系统,疾病的发生发展是多种因素对人体网络综合作用的结果,这种复杂机制使得单靶标的药物治疗模式受到一定的限制,远不能满足复杂疾病的治疗要求。组合药物的开发和应用有效地弥补了单靶标药物的缺陷。近年来,美国食品药品监督管理局(FDA)批准了越来越多的组合药物进入临床应用,尤其针对心血管类疾病、艾滋病、神经退行性疾病、代谢类疾病、癌症等多种复杂疾病。临床研究表明,组合药物并非单一药物药效的叠加,而是通过多种药物的协同作用,达到比单靶标药物更好的疗效和更低的毒副作用的效果。

临床使用的有效组合药物大多来自直觉和经验驱动而非既定的原则。其中一种方法是高通量、系统性地测试成对药物组合,然而,这种方法却面临组合挑战,例如 1000 种 FDA 批准的药物,有 499 500 种可能的成对组合,需要多剂量组合在大约 3000 种人类疾病上进行测试[90]。随着系统生物学和网络药理学的发展,出现了许多用于组合药物预测的网络建模方法,这些方法基于药物-药物关联、药物-靶标相互作用以及药物-靶标-疾病-基因的多级相互作用,预测具有协同作用的药物组合[91]。基于药物-药物关联的方法综合利用药物的多方面相似性信息,包括药物结构相似性、治疗谱相似性、靶标相似性、不良反应相似性等,构建药物之间的相似性网络,预测药物之间的相互作用。例如,Wang 等提出的药物鸡尾酒网络方法[92],Cheng 等提出的异构网络辅助推理框架[93],Chandrasekaran 等基于化学基因组学数据的抗生素药物组合预测方法[94]等。基于药物-靶标相互作用的方法依据药物-靶标关联关系、靶标蛋白的拓扑结构相似性、靶标的生物学功能、在 PPI 网络上的位置关系等信息,预测药物间相互作用或推断药物在体内的作用模式。例如,李梢等提出的 NIMS(Network Target-based Identification of Multicomponent Synergy)算法,根据药物所治疗疾病间的关系定义药物分数,根据药物靶标在 PPI 网络中的位置关系定义拓扑分数,再整合这两个分值预测药物对的协同性[95];He 等开发的 TIMMA(Target Inhibition Interaction using Maximization and Minimization Averaging)算法,将药物-靶标相互作用网络与来自细胞样本的单药敏感谱数据结合,预测协同的多靶标药物组合[96]。还有一些研究将药物-靶标-疾病-基因之间的多维度关系整合起来,研究药物的协同作用。例如,Huang 等开发的 DrugComboRanker 算法分别构建药物功能关联网络和疾病特异的基因关联网络,将药物网络分解成连通的功能模块,根据药物功能模块对疾病网络的抑制来预测药物的协同作用[97]。

以下选取两个具体的研究案例进行分析。

6.5.1　基于网络的药物组合预测

联合治疗即共同使用多种药物,比单一用药具有更高的功效,同时通过降低单种药物的剂量,可降低不良反应的风险。但是,目前还缺乏能够系统地确定高疗效、低毒性的药物组合的原则。

本研究中,Barabasi 课题组开发了基于网络的方法,在人类蛋白-蛋白相互作用网络中,量化了药物靶标之间以及药物靶标和疾病蛋白之间的关系,从而设计了一个合理的、基于网络的药物组合发现策略[90]。

1. 研究目的

网络药理学研究中,通常采用研究对象(如疾病及药靶基因等)在全基因组蛋白-蛋白相互作用网络中距离的远近,来衡量对象之间关系的强度。本研究将药物靶标和疾病蛋白之间的网络接近程度,应用于有效的药物组合发现。

2. 数据来源

1) 人类蛋白-蛋白相互作用网络

通过整合 15 个数据库的数据构建,同 6.4.1 节。

2) 药物-靶标网络

药物-靶标相互作用数据来自 DrugBank[81],TTD(the Therapeutic Target Database)[46] 和 PharmGKB 数据库[82];药物-靶标结合亲和性数据来自 ChEMBL[98],BindingDB[99] 和 IUPHAR/BPS[85] 药理学指南。只保留亲和性指标 Ki,Kd,IC50 或 EC50 不大于 10 μM,且靶标是人类蛋白的药物-靶标对。共获得 4428 种药物与 2256 个人类蛋白靶标之间的 15 051 个高质量的相互作用,其中 1978 种药物有至少 2 个实验验证的靶标。

3) 金标准的药物组合对

从多个数据资源整合临床数据,获取有效的药物组合对。组合对中的每个药物要求具有实验验证的靶标信息:EC50,IC50,Ki 或 Kd ≤10 μM。将药物名称用 MeSH 和 UMLS 词汇标准化,再转换成 DrugBank ID。总共获得包含 362 种药物的 681 个不同的药物组合对。

4) 不良药物-药物相互作用

从 DrugBank 数据库收集临床报道的不良药物-药物相互作用(Drug-Drug Interactions,DDIs)。只收集具有实验验证的靶标信息的药物。共获得 658 种不同药物之间的 13 397 种临床报道的不良 DDIs。另外,从 TWOSIDE 数据库[102] 收集了心血管事件特异的不良 DDIs。TWOSIDE 包含了 59 220 种药物组合对,1301 种不良反应事件,合计超过 868 221 个显著的不良反应相关事件。此研究主要侧重于 4 种心血管事件:心律失常(MeSH ID:D001145)、心脏衰竭(MeSH ID:D006333)、心肌梗死(MeSH ID:D009203)以及高血压(MeSH ID:D006973)。

5) 疾病相关基因

从 8 个数据资源收集疾病相关基因并剔除重复记录。收集了 4 种心血管事件的疾病相关基因:心律失常(MeSH ID:D001145)、心脏衰竭(MeSH ID:D006333)、心肌梗死(MeSH ID:D009203)以及高血压(MeSH ID:D006973)。

3. 分析指标与算法

1) 药物的化学相似性

从 DrugBank 数据库下载每个药物的 SMILES 结构式,用 Open Babel 软件计算其 MACCS 指纹。用谷本系数(Tanimoto Coefficient)计算一对药物之间的化学相似性:

$$T = \frac{c}{a+b-c}$$

其中,a,b 分别是两个药物的指纹的总位数,c 是它们指纹中相同的位数。

2) 靶蛋白的序列相似性

从 UniProt 数据库下载靶标蛋白的序列。用局部序列比对算法 Smith-Waterman 计算两个靶标蛋白 a,b 之间的蛋白序列相似性 $S_p(a,b)$。药物 A 和 B 的靶标序列相似性则定义为它们的不同靶标对间的相似性的平均值:

$$\langle S_p \rangle = \frac{1}{n_{\text{pairs}}} \sum_{\{a,b\}} S_p(a,b)$$

其中,$a \in A$,$b \in B$,$a \neq b$。

3) 基因共表达相似性

从 GTEx 数据库下载 32 种组织的 RNA-seq 数据(RPKM 值)。对每种组织,选取在 80% 以上的样本中 RPKM $\geqslant 1$ 基因为在该组织中特异表达的基因。两个药靶编码基因 a 与 b 之间的共表达程度用它们表达谱的皮尔逊相关系数 $PCC(a,b)$ 衡量。药物 A 和 B 的靶标共表达相似性则定义为它们的靶标基因间的皮尔逊相关系数的平均值:

$$\langle S_{co} \rangle = \frac{1}{n_{\text{pairs}}} \sum_{\{a,b\}} PCC(a,b)$$

其中,$a \in A$,$b \in B$。

4) 基因本体(GO)相似性

从基因本体数据库下载所有药靶编码基因的 GO 信息(Gene Ontology,GO),剔除计算预测的 GO 注释信息。用 R 包 GOSemSim 计算两个药靶编码基因 a 与 b 之间的 GO 相似性 $S_{GO}(a,b)$。药物 A 和 B 的靶标的 GO 相似性则定义为它们的靶标基因间的 GO 相似性的平均值:

$$\langle S_{GO} \rangle = \frac{1}{n_{\text{pairs}}} \sum_{\{a,b\}} S_{GO}(a,b)$$

其中,$a \in A$,$b \in B$。

5) 药物的临床相似性

从 DrugBank 下载本研究中所有 FDA 批准的药物的 ATC(Anatomical Therapeutic Chemical)码。药物 A 与 B 的第 k 层临床相似性 $S_k(A,B)$ 定义如下:

$$S_k(A,B) = \frac{ATC_k(A) \bigcap ATC_k(B)}{ATC_k(A) \bigcup ATC_k(B)}$$

其中,ATC_k 代表所有 ATC 码的第 k 位。药物 A 与 B 的临床相似性 $S_{atc}(A,B)$ 定义如下:

$$S_{atc}(A,B) = \frac{\sum_{k=1}^{n} S_k(A,B)}{n}$$

其中 $n=5$,即对 ATC 码的第 1~5 位的相似性求平均。对有多个 ATC 码的药物,对每个 ATC 码计算相似性然后求平均。

6) 药物之间的网络接近度

设 A、B 分别是药物 A 与 B 的药物靶标的集合(如图 6-13(a)所示),这两个集合在人类 PPI 网络上的分隔分为:

$$s_{AB} = \langle d_{AB} \rangle - \frac{\langle d_{AA} \rangle + \langle d_{BB} \rangle}{2}$$

其中，$\langle d_{AB} \rangle$ 是集合 A 与 B 中靶标之间的平均最短路长。由此定义可知，若 $s_{AB} < 0$，则药物 A 与 B 的靶标在网络上是相邻的，此时称药物 A 与 B 是拓扑重叠的（如图 6-13(b)所示）；若 $s_{AB} \geq 0$，则药物 A 与 B 的靶标在网络上是分隔的，此时称药物 A 与 B 是拓扑分隔的（如图 6-13(c)所示）。

7）药物与疾病的网络接近度

设 X，Y 分别是药物 X 与疾病 Y 的药物靶标和疾病蛋白的集合，这两个集合在人类 PPI 网络上的最近距离定义为：

$$d(X,Y) = \frac{1}{\|Y\|} \sum_{y \in Y} \min_{x \in X} d(x,y)$$

其中，$d(x,y)$ 是 PPI 网络上节点 x 与 y 间的最短路长度。为了评估药物与疾病的网络接近度的统计显著性，分别构建与疾病蛋白和药物靶标个数相同、节点连接度分布相同的随机节点集合各 1000 个，并计算它们之间的最近距离。由此可以计算疾病蛋白和药物靶标集合的最近距离的 z-score：$z = \frac{d - \mu}{\sigma}$，并用它来表示对应的药物 X 与疾病 Y 的网络接近度。若 $z < 0$，则药靶模块与疾病模块在网络上重叠；对于 $z \geq 0$，药靶模块与疾病模块在网络上分隔（如图 6-13(a)～(f)所示）。

4. 分析结果

1）药物的网络接近度指标与药物相似性之间的相关性

对于 1978 种至少有 2 个实验验证靶标的药物，计算各个药物对的网络接近度、化学相似性、临床相似性、靶标蛋白的序列相似性、靶标蛋白编码基因的共表达相似性及 GO 相似性，发现药物对的网络接近度与后面几个指标所代表的药物对的化学、生物学、功能及临床相似性具有负相关关系（如图 6-13(d)～(j)所示）。即在网络上接近的药物在化学、生物学、功能及临床方面具有更高的相似性，因此药物的网络接近度指标可以用于药物关系的研究。

2）药物-药物-疾病组合的网络结构

分析两个药靶模块与一个疾病模块（即药物-药物-疾病组合）的网络关系，发现这种组合有 6 种不同的网络结构关系。

(1) 重叠暴露：两个重叠的药靶模块，同时与疾病模块重叠（图 6-14(a)中的 P1）；

(2) 补充暴露：两个分隔的药靶模块，分别与疾病模块重叠（图 6-14(b)中的 P2）；

(3) 间接暴露：两个重叠的药靶模块之一，与疾病模块重叠（图 6-14(c)中的 P3）；

(4) 单一暴露：两个药靶模块彼此分隔，其中一个与疾病模块重叠（图 6-14(d)中的 P4）；

(5) 无暴露：两个重叠的药靶模块，均与疾病模块分隔（图 6-14(e)中的 P5）；

(6) 独立作用：两个药靶模块、一个疾病模块在拓扑上是彼此分隔的（图 6-14(f)中的 P6）。

通过对 FDA 批准的用于高血压和癌症的药物对组合的统计分析（如图 6-14 右侧柱状图所示），发现以下规律：

(1) 只有两个药靶模块都与疾病模块重叠，这个药物对才会产生治疗相关效果；

(2) 重叠暴露的药物对（图 6-14(a)）的治疗作用不如单一用药，而且有显著的副作用；

(3) 只有补充暴露的药物对（图 6-14(b)）才有比单一用药显著的治疗作用。

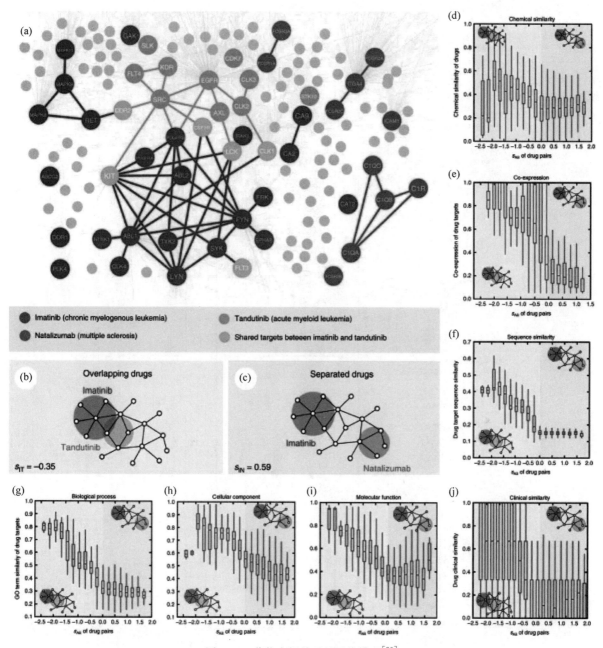

图 6-13　药物之间关系的网络模型[90]

(a) 三个药物(伊马替尼[I]、坦度替尼[T]、那他珠单抗[N])的靶标集在人类蛋白-蛋白相互作用网络中的关系；(b)(c) 拓扑重叠($s_{AB}<0$)及拓扑分隔($s_{AB}\geqslant0$)的药物对的定义；(d)~(j) 药物对的网络接近度与 5 种类型的药物相似性之间的相关性：(d)药物-药物化学相似性；(e) 药靶基因在人类不同组织的共表达相似性；(f) 药靶蛋白的序列相似性；(g) 药靶基因的 GO 相似性，包括生物学过程相似性；(h) 细胞组分相似性；(i) 分子功能相似性；(j) 药物的临床相似性；图中拓扑重叠的药物对($s_{AB}<0$)的背景色是粉色，拓扑分隔的药物对($s_{AB}\geqslant0$)的背景色是蓝色

图 6-14　高血压药物相互作用的功效[90]

（a）～（f）药物-药物-疾病组合的六个不同类别网络结构关系。彩色直方图（Real）分别表示药物对组合的抗高血压增强效果（紫色）和副作用（蓝色），灰色直方图显示随机对照，误差棒表示标准偏差

5. 实验验证

将 FDA 批准的 65 种抗高血压药物进行两两组合,计算它们的分隔分 S_{AB},并将分隔分按升序排列。然后依次寻找 $S_{AB}<0$ 且与高血压疾病模块呈补充暴露的药物对组合。这种方法成功预测到 FDA 批准的 24 对抗高血压药物组合,准确率为 59%。

接下来重点关注氢氯噻嗪参与的药物组合。氢氯噻嗪是一种 FDA 批准的抗高血压的氯化钠同向转运抑制剂。提取包含氢氯噻嗪且与高血压疾病模块呈补充暴露的药物对组合,将 S_{AB} 升序排列,取排名前 30 的组合,发现其中 21 例(70% 的成功率)组合有证据支持,包括获 FDA 批准、临床实验记录或报道过的临床前数据。

本研究共计算确定了涉及 65 种高血压药物的 1455 种满足补充暴露关系的潜在药物组合。此外,还提供了预测的满足补充暴露关系的包含非高血压用药的药物组合,以及满足重叠暴露关系的药物副作用组合对的详细清单。这些数据提供了高血压的潜在药物组合,可用于未来的实验验证和前瞻性临床试验。

6. 主要结论

本研究提出一个基于网络的算法,分别计算药物靶标之间以及药物靶标与疾病基因之间在网络上的接近度,得到药物-药物-疾病组合的 6 种网络模式。通过统计方法推断出其中 2 种模式分别与药物组合的正效应和副作用相关,从而预测有效的药物组合。

本研究提出的方法,通过在人类基因组蛋白-蛋白相互作用网络中探索药靶模块与疾病模块间的近邻关系,成功地发现有效的药物组合。这里开发的网络工具如果得以广泛应用,有助于开发针对复杂疾病的新颖、有效的联合疗法。

6.5.2　结合基因组和网络特征预测协同的抗癌药物组合

癌症是一种涉及多种因素、多个生物学过程的复杂疾病。在临床,单一药物的抗癌治疗易造成耐药性和副作用,联合用药已被广泛认为是更好替代。近年来,协同药物组合受到特别关注,它能取得比单一用药效果的总和更好的疗效,同时由于每种成分与单一疗法相比用药剂量较低,大大减少了副作用。已有一些高通量筛选平台,用以识别潜在的协同药物组合。而计算方法有望提供更为经济和快速的筛选。

本研究中,曹志伟课题组开发了基于基因组信息和网络特征的计算模型,用已知协同作用的药物对(标记药物对)为种子,对未知协同作用的药物对(未标记药物对)潜在的协同作用进行排序,预测抗癌药物的协同组合[101]。

1. 研究目的

目前,数据库或抗癌文献中已经积累一些已知的协同药物组合。现有协同药物在不同方面的分子机制已经部分得以了解。例如,协同药物可能靶向信号通路及其交叉通路中的多个蛋白;此外还有补偿性的通路相互作用、适应性抗性,以及分子、药理和基因表达的相似性等。本研究基于已知协同作用的药物对,提取协同药物的可能特征,构建预测模型,预测更多的具有协同作用的药物组合。

2. 数据来源

1）药物对数据

（1）从药物组合数据库（Drug Combination Database，DCDB）[102]和 PubMed 文献搜索共获得 41 种已进入临床试验的协同抗癌剂组合对，删除其中靶标不能映射到 KEGG 信号通路的药物对，剩下的 26 对作为阳性/标记样本用于进一步建模。

（2）从 NCI-DREAM 联盟数据集获得 14 种单独的药物或化合物[103]，其中只有 13 种有已知的蛋白靶标。将这 13 种试剂的 78 种成对组合用作干扰人类 b 细胞淋巴瘤细胞系 OCI-LY3 的测试数据集。

（3）从 DrugBank 3.0 版、TTD 和 PubMed 获得 142 种 FDA 批准或进入临床试验的抗癌药。删除其中靶标没有基因本体（GO）注释或 KEGG 信息的药物，获得 118 种抗癌药。将这 118 种药物进行组合，产生 6877 种未标记药物对，作为肺腺癌细胞系 A549 和 ER 阳性乳腺癌细胞系 MCF7 的测试数据集。从 DrugBank 3.0 版、TTD 和 PubMed 提取所有研究药物的靶标蛋白信息。

2）网络数据

（1）背景蛋白-蛋白相互作用网络：用数据库 HPRD、MINT、Inact、BioGRID、DIP、MIPS 的数据构建网络，并取最大的连通子网络。

（2）癌症网络（Cancer Network，CN）：取 KEGG 中"Pathways in cancer"信号通路上的全部基因以及文献中的癌症相关基因，将这些基因及它们在背景蛋白-蛋白相互作用网络中的邻居以及连边提取出来，构建子网络。

（3）特异的癌症信号通路（以乳腺癌 MCF7 为例）：从 CCLE（Cancer Cell Line Encyclopedia）[104] 获取 MCF7 癌症细胞系的基因表达谱，以该数据库里所有其他细胞系的表达数据为对照组，按 |log2foldchange|＞0.5 的标准求得 MCF7 的差异表达基因。这些差异表达基因通过背景网络连接，构成乳腺癌通路。

3）基因表达数据

（1）标记药物的阵列数据：从 CMap、ArrayExpress 和 GEO 中搜索标记药物对中各个单药的基因表达谱。由于这些协同药物组合对适用于不同的癌症类型，针对每种药物对搜索指定癌症类型的相同细胞系上的基因表达谱。最后，发现 9 对标记药物对（包括 11 种药物）的基因表达谱。

（2）β-细胞淋巴瘤细胞系 Ly3 的阵列数据：单一药物处理该细胞系的表达谱数据从 DREAM 网站[103]下载。

（3）肺腺癌细胞系 A549、ER 阳性乳腺癌细胞系 MCF7 的阵列数据：测试药物作用于这两个细胞系的表达谱数据也从 CMap、ArrayExpress 和 GEO 中获取。

3. 分析指标与算法

本研究构建了一个半监督学习模型，称为抗癌协同药物排序系统（Ranking-system of Anti-Cancer Synergy，RACS），其工作流程如图 6-15 所示。

初级排名模型的特征：最初提出描述药物对协同作用的 14 个特征。然后进行 z 分数测试，选择使得协同药物对和未标记药物对之间存在显著差异的如下 7 个特征（$|z\text{-score}|＞3$）。

（1）基于 GO 的互信息熵（MI）：此特征表示两种药物的靶标所调节的生物过程（BP）之间的相似性。其计算方法是：

① 将 KEGG 中"Pathways in cancer"信号通路上的全部基因，输入 DAVID 进行 GO 富集分析，获

图 6-15　RACS 系统工作流程[103]

五星对代表已知的协同药物对(标记对),圆点对代表未知协同作用与否的药物对(未标记对)。通过流形排序算法,在多维特征向量空间对所有标记对和未标记对排序。剔出标记对以后,用基因表达谱进一步过滤,优化未标记对的排序

得 1006 个显著富集(P<0.05)的 GO BP 条目,这就是癌症相关的 BP;

② 对每种药物构建一个 1006 维的 0-1 二元向量,若药物靶标在某个 BP 中,则对应的分量为 1;

③ 用互信息熵计算药物对 x,y 的癌症相关 BP 向量之间的相似性:

$$MI(x,y) = P(x,y) \times \log \frac{P(x,y)}{P(x) \times P(y)}$$

其中,$P(x)$、$P(y)$ 分别是药物 x、y 的癌症相关 BP 向量中分量为 1 的比率,$P(x,y)$ 是药物 x、y 的癌症相关 BP 向量的相同位置都是 1 的比率。

(2) 距离(Dis):描述两种药物的靶蛋白在蛋白-蛋白相互作用网络中的平均距离。

$$Dis(x,y) = \frac{\sum\limits_{i=1}^{M}\sum\limits_{j=1}^{N} dis(i,j)}{M \times N}$$

其中,$dis(i,j)$ 是药物 x 的第 i 个靶标与药物 y 的第 j 个靶标之间在背景蛋白-蛋白相互作用网络中的最短距离,M,N 分别是药物 x,y 的靶标个数。

(3) 药物组合干扰(DCI):描述组合药物对与单药应用的加和对网络信息传输效率影响的方差。

$$DCI(x,y) = \Delta E_{x+y} - (\Delta E_x + \Delta E_y)$$

其中,$\Delta E_x = \dfrac{E - E_x}{E}$,$E$ 代表在没有药物扰动时癌症网络的信息传递效率,它是网络中节点对之间的平均最短路。E_x 是从癌症网络中移出药物 x 的所有靶标后计算的网络信息传递效率。

（4）功效（Eff. D、Eff. B 和 Eff. E）：这些特征代表同时考虑疗效和额外疗效时，药物组合对的功效，其计算则分别根据药物的靶标在网络中的连接度，介数，特征向量中心性。三个特征的设计是基于假设：良好的组合会产生最大的治疗效果和最小额外影响。功效（Eff）的设计理念是药物组合应该击中癌症网络的关键目标同时避免在非癌症网络中击中目标：

$$Eff = \lambda \frac{\sum\limits_{i \in CN} W_i}{\sum\limits_{i \in BD} W_i} - (1-\lambda) \frac{\sum\limits_{i \in NCN} W_i}{\sum\limits_{i \in V} W_i}$$

公式的第一、二部分分别代表治疗效果和额外效果。参数 $\lambda \in [0,1]$ 用于平衡公式的两部分，这里取为 0.1。对三种不同的功效 Eff. D、Eff. B 和 Eff. E，节点 i 的权重 W_i 分别取该节点在相应网络中的连接度、介数、特征向量中心性。

CN：癌症网络中的靶蛋白；

BD：背景 PPI 网络中的靶蛋白，包括 CN；

NCN：在 BD 内但 CN 外的靶蛋白；

V：背景 PPI 网络中的所有节点，包括 CN。

（5）映射的不相关通路对（MP. U）：首先将 KEGG 中"Pathways in cancer"信号通路上的全部基因，输入 DAVID 进行 KEGG 通路富集分析，获得 132 个显著富集（$P < 0.05$）的通路，这就是癌症相关的通路。然后将一个药物的靶标映射到 132 个癌症相关的通路，靶标映射上的通路构成该药物的通路集。从药物对 x,y 的通路集分别取一个通路构成通路对，则通路对有以下四种类型：

① 相同的通路对；

② 交叉的通路对：两个不同的通路上至少有一个共同的基因；

③ 相互作用的通路对：两个通路既不相同、也非交叉，但两个通路上的基因之间在 PPI 网络上存在相互作用；

④ 不相关的通路对：不属于以上三种情况的通路对。

MP. U 定义为不相关通路对占 x,y 的总通路对的比例。

初级排名系统：对每个药物对（包括阳性和未标记的药物对），用基于上述 7 个特征的 7 维特征向量表示，将所有药物对排列成列表：

$$X = \{x_1, \cdots, x_q, x_{q+1}, \cdots, x_n\}$$

其中，$x_1, \cdots, x_q$ 是已标记药物对，后面是未标记药物对。然后用半监督学习算法——流形排序算法（Manifold Ranking）将药物对排序。步骤如下：

① 计算两两药物对的欧氏距离 $d(x_i, x_j)$，将距离降序排列，按顺序连接药物对，直到构成连通网络；

② 定义网络的边权为：$W_{ij} = 1/d(x_i, x_j)$；

③ 定义打分函数为：$f(t+1) = \alpha S f(t) + (1-\alpha)y$

其中，$S = D^{-\frac{1}{2}} W D^{-\frac{1}{2}}$，$y$ 为初始向量，其前 q 个分量为 1，后面的分量为 0。

打分函数迭代至收敛，其各个分量就是对应的药物对的分值。

二次过滤系统：两个由基因表达谱导出的指标 DEG_Overlap、Pathway_Coverage 用来进一步过滤初级排名系统得出的排名。

$$DEG\_Overlap(x,y) = \frac{|A \cap B|}{\sqrt{|A| \times |B|}}$$

$$Pathway\_Coverage(x,y) = \frac{|(A \cup B) \cap N|}{|N|}$$

其中,A,B 分别代表药物 x,y 干预所导致的差异表达基因(DEG)集,N 代表特异癌症信号通路的所有基因。

对每个药物对计算这两个指标,保留两个指标均满足 P 值小于 0.05 的药物。

4. 分析结果

1) RACS 系统显著改善 DLBCL 细胞上的 DREAM 数据

为了评估其预测能力,将 RACS 应用于从 DREAM 联盟获得的标准数据。该实验数据是将 14 种不同药物/化合物的二元组合用于人类弥漫性大 B 细胞淋巴瘤(Diffuse Large B-Cell Lymphoma,DLBCL)细胞系 OCI-LY3,检测组合的活性以及基因表达谱。由于其中 DNA 交联剂丝裂霉素 C 的靶标尚未明确,将其余 13 种药剂组合成的 78 种药物对作为未标记的组合,使用 RACS 进行测试,并与目前认可的方法进行比较。比较的方法包括 DIGRE(DREAM 报告中表现最好的方法),SynGen(DREAM 组织者提出的方法),DrugComboRanker[97] 和 Zhao[105] 的方法。比较指标是 ROC 曲线下面积(AUC)值,真阳性率和 PC-指标。结果显示,RACS 系统在这三个指标上都表现最佳;同时,在初级排序的基础上,基于转录谱数据的二次过滤对 RACS 系统的表现有显著提高。

2) RACS 系统对作用于乳腺癌和肺癌细胞上的药物对具有显著的排序能力

使用 ER 阳性乳腺癌细胞系 MCF7 进一步评估 RACS 系统。将 118 种抗癌药物组合成二元对,删除 26 个已知的协同对,余下的 6877 对是未标记组合。使用不同数量的标记对,将 RACS 运行 30 次。对于一直出现在排序前 1% 的组合,通过斯皮尔曼简捷距离法(Spearman's Footrule Distance)得到包含 41 种药物对的共识排名,此即初步排名清单。基于 MCF7 细胞系的药物干扰转录谱数据进行二次过滤后,最终排名列表剩下 41 种药物对的 33 种。文献检索表明,其中有五种药物对具有协同的组合抗癌作用,包括姜黄素和白藜芦醇联合干预结直肠癌,曲妥珠单抗和厄洛替尼治疗乳腺癌,拓扑替康和伏立诺他治疗小细胞肺癌,雌莫司汀和多西他赛治疗乳腺癌,以及博来霉素和依托泊苷治疗子宫内膜癌。从剩下的 28 种组合中,剔除包含抗体药物和没有商业化药物的组合,对剩下的 17 组药物对进行后续的体外实验验证。

然后,使用人类肺腺癌细胞系 A549 进一步验证 RACS 系统。基于基因表达谱和靶标信息分析了 11 种药物的 55 种组合,用相同的程序和标准对这 55 种药物对进行排名。将排名前 10% 和后 10% 的药物对进行实验验证。

5. 实验验证

1) 体外实验验证药物对的协同作用

对基于 MCF7 细胞系排序得到的其余 17 对药物,购买相应药物并使用人 MCF7 细胞系进行体外实验验证。本研究根据 Chou 和 Talalay 组合指数(Combination Index,CI)测量合作效应。当一对药物在四个组合浓度的 CI 值均小于 0.9,才被接受为协同作用。基于此标准,17 对中有 9 对(52.94%)是被新鉴定为具有抑制 MCF7 细胞增殖的协同作用。

对基于 A549 细胞系排序得到的前 10% 和后 10% 的药物对进行体外实验验证,结果显示前 10% 的两个药物对(33.33%),即吉非替尼与奎纳西林、厄洛替尼与奎纳克林对抑制 A549 细胞增殖有明显的协同作用(CI<0.3)。相反,排名底部的六对中没有一对显示出来协同效应。

2）体内实验验证药物对的协同作用和潜在毒性

因为抗癌作用通常涉及细胞毒性,应该进一步筛选,以确定强的协同组合是否对正常细胞或器官毒性低、副作用少。为了用体内实验获得的验证结果,选择四种药物即吉非替尼、厄洛替尼、索拉非尼、他莫昔芬,使用基于斑马鱼的人类癌细胞异种移植毒性模型,评价药物协同效应和潜在毒性。观察到斑马鱼对吉非替尼或厄洛替尼单独治疗的耐受程度与细胞实验中使用的浓度相同;然而,他莫昔芬和索拉非尼合用在斑马鱼模型中显示出严重的毒性。厄洛替尼和索拉非尼的组合对抑制异种移植的 MCF-7 细胞在斑马鱼中的增殖,显示出显著的协同作用,而且没有明显的副作用;相反,单一药物治疗对肿瘤没有影响。

6. 主要结论

本研究提出了抗癌药物协同作用相关的一组特征,并构建了一种有效模型 RACS,用于预测治疗癌症的药物组合的协同作用。通过在三种癌细胞系和一种斑马鱼模型上验证预测的协同作用,表明 RACS 在对于具有潜在的协同抗癌作用的药物组合进行排序方面,显示出很好的效果。

目前,发现新的单种药物越来越困难,已有药物的组合应用为治疗癌症提供了新的机会。随着越来越多的 TCGA 数据和异种移植（PDX）模型的积累,本研究提出的从 RACS 预测药物组合、再用细胞系验证、进而用体内模型筛选的流程,有望加速个性化组合治疗的进展。

从系统生物学的观点来看,生命体可看作多种分子相互作用形成的复杂网络,而药物则是通过作用在网络的部分结点上,改变其功能状态,从而对疾病的发生、发展进行干预,达到治病的效果。网络药理学在全基因组系统层面上研究复杂疾病和药物开发,在不同生物学水平的各种调控网络的背景中研究疾病的多个基因和药物靶标之间的作用与联系,从而系统地预测和解释药物的作用,发现影响药物有效性和安全性的因素,在此基础上提出新的治疗复杂疾病的策略。网络药理学是药物开发的哲学理念与研究模式的转变,并已在本章所介绍的五个方面取得了显著进展。随着各种生物学数据库进一步完善,对疾病过程所涉及的分子网络和信号通路的更深入了解,以及一些最新的实验技术（如单细胞测序、基因敲除等）、计算技术（如人工智能、机器学习等）被引入到网络生物学研究中,网络药理学有望在对复杂疾病的认识和治疗上取得更大的进展。

参 考 文 献

[1] KAUFMANN S H. Paul Ehrlich: founder of chemotherapy[J]. Nature Reviews Drug Discovery, 2008, 7(5): 373-373.

[2] HOPKINS A L. Network pharmacology: the next paradigm in drug discovery[J]. Nature Chemical Biology, 2008, 4(11): 682-690.

[3] OLIVER S. Guilt-by-association goes global[J]. Nature, 2000, 403(6770): 601-602.

[4] WU X, JIANG R, ZHANG M Q, et al. Network-based global inference of human disease genes[J]. Molecular Systems Biology, 2008, 4: 189.

[5] LIN L, YANG T, FANG L, et al. Gene gravity-like algorithm for disease gene prediction based on phenotype-specific network[J]. BMC Systems Biology, 2017, 11(1): 121.

[6] ZHANG B, GAITERI C, BODEA L-G, et al. Integrated systems approach identifies genetic nodes and networks in late-onset Alzheimer's disease[J]. Cell, 2013, 153(3): 707-720.

[7] MANI K M, LEFEBVRE C, WANG K, et al. A systems biology approach to prediction of oncogenes and molecular perturbation targets in B-cell lymphomas[J]. Molecular Systems Biology, 2008, 4: 169.

［8］　MENCHE J,SHARMA A,KITSAK M,et al. Uncovering disease-disease relationships through the incomplete interactome[J]. Science,2015,347(6224)：1257601.

［9］　CHEN C,MENG Q,XIA Y,et al. The transcription factor POU3F2 regulates a gene coexpression network in brain tissue from patients with psychiatric disorders[J]. Science Translational Medicine,2018,10(472)：eaat8178.

［10］　TORREY E F,WEBSTER M,KNABLE M,et al. The stanley foundation brain collection and neuropathology consortium[J]. Schizophrenia Research,2000,44(2)：151-155.

［11］　GIBBS J R,VAN DER BRUG M P,HERNANDEZ D G,et al. Abundant quantitative trait loci exist for DNA methylation and gene expression in human brain[J]. PLoS Genetics,2010,6(5)：e1000952.

［12］　LANGFELDER P,HORVATH S. WGCNA：an R package for weighted correlation network analysis[J]. BMC Bioinformatics,2008,9(1)：559.

［13］　ATEN J E,FULLER T F,LUSIS A J,et al. Using genetic markers to orient the edges in quantitative trait networks：the NEO software[J]. BMC Systems Biology,2008,2(1)：34.

［14］　DE LEEUW C A,MOOIJ J M,HESKES T,et al. MAGMA：generalized gene-set analysis of GWAS data[J]. PLoS Computational Biology,2015,11(4)：e1004219.

［15］　LEE P H,O'DUSHLAINE C,THOMAS B,et al. INRICH：interval-based enrichment analysis for genome-wide association studies[J]. Bioinformatics,2012,28(13)：1797-1799.

［16］　PURCELL S M,MORAN J L,FROMER M,et al. A polygenic burden of rare disruptive mutations in schizophrenia[J]. Nature,2014,506(7487)：185-190.

［17］　GENOVESE G,FROMER M,STAHL E A,et al. Increased burden of ultra-rare protein-altering variants among 4877 individuals with schizophrenia[J]. Nature Neuroscience,2016,19(11)：1433-1441.

［18］　LI J,CAI T,JIANG Y,et al. Genes with de novo mutations are shared by four neuropsychiatric disorders discovered from NPdenovo database[J]. Molecular Psychiatry,2016,21(2)：290-297.

［19］　BASS J I F,SAHNI N,SHRESTHA S,et al. Human gene-centered transcription factor networks for enhancers and disease variants[J]. Cell,2015,161(3)：661-673.

［20］　KHERADPOUR P,KELLIS M. Systematic discovery and characterization of regulatory motifs in ENCODE TF binding experiments[J]. Nucleic Acids Research,2014,42(5)：2976-2987.

［21］　GUO Y,BAO C,MA D,et al. Network-based combinatorial CRISPR-Cas9 screens identify synergistic modules in human cells[J]. ACS Synthetic Biology,2019,8(3)：482-490.

［22］　SCHÄFER H,STRUCK B,FELDMANN E,et al. TGF-β1-dependent L1CAM expression has an essential role in macrophage-induced apoptosis resistance and cell migration of human intestinal epithelial cells[J]. Oncogene, 2013,32(2)：180-189.

［23］　BASSIK M C,KAMPMANN M,LEBBINK R J,et al. A systematic mammalian genetic interaction map reveals pathways underlying ricin susceptibility[J]. Cell,2013,152(4)：909-922.

［24］　KAMPMANN M,BASSIK M C,WEISSMAN J S. Integrated platform for genome-wide screening and construction of high-density genetic interaction maps in mammalian cells[J]. Proceedings of the National Academy of Sciences,2013,110(25)：E2317-E2326.

［25］　BANDYOPADHYAY S,MEHTA M,KUO D,et al. Rewiring of genetic networks in response to DNA damage [J]. Science,2010,330(6009)：1385-1389.

［26］　LAMB J,CRAWFORD ED,PECK D,et al. The connectivity map：using gene-expression signatures to connect small molecules,genes and disease[J]. Science,2006,313(5795)：1929—1935.

［27］　SUBRAMANIAN A,NARAYAN R,CORSELLO S M,et al. A next generation connectivity map：L1000 platform and the First 1,000,000 profiles[J]. Cell,2017,171(6)：1437-1452.

［28］　IWATA M,SAWADA R,IWATA H,et al. Elucidating the modes of action for bioactive compounds in a cell-specific manner by large-scale chemically-induced transcriptomics[J]. Scientific Reports,2017,7：40164.

［29］　GUNEY E,MENCHE J,VIDAL M,et al. Network-based in silico drug efficacy screening［J］. Nature

Communications,2016,7: 10331.

[30] WEI W-Q,CRONIN R M,XU H,et al. Development and evaluation of an ensemble resource linking medications to their indications[J]. Journal of the American Medical Informatics Association,2013,20(5): 954-961.

[31] SARTOR M A,ADE A,WRIGHT Z,et al. Metab2MeSH: annotating compounds with medical subject headings [J]. Bioinformatics,2012,28(10): 1408-1410.

[32] IORIO F,BOSOTTI R,SCACHERI E,et al. Discovery of drug mode of action and drug repositioning from transcriptional responses[J]. Proceedings of the National Academy of Sciences,2010,107(33): 14621-14626.

[33] KRUSKAL J B. On the shortest spanning subtree of a graph and the traveling salesman problem[J]. Proceedings of the American Mathematical Society,1956,7(1): 48-50.

[34] DIACONIS P,GRAHAM R L. Spearman's footrule as a measure of disarray[J]. Journal of the Royal Statistical Society: Series B (Methodological),1977,39(2): 262-268.

[35] LIN S. Space oriented rank-based data integration[J]. Statistical Applications in Genetics and Molecular Biology, 2010,9(1): 20.

[36] FREY B J,DUECK D. Clustering by passing messages between data points[J]. Science, 2007, 315(5814): 972-976.

[37] CSERMELY P,AGOSTON V,PONGOR S. The efficiency of multi-target drugs: the network approach might help drug design[J]. Trends in Pharmacological Sciences,2005,26(4): 178-182.

[38] KEITH C T,BORISY A A,STOCKWELL B R. Multicomponent therapeutics for networked systems[J]. Nature Reviews Drug Discovery,2005,4(1): 71-78.

[39] KORCSMáROS T,SZALAY M S,BÖDE C,et al. How to design multi-target drugs: target search options in cellular networks[J]. Expert Opinion on Drug Discovery,2007,2(6): 799-808.

[40] RAMSAY R R,POPOVIC-NIKOLIC M R,NIKOLIC K,et al. A perspective on multi-target drug discovery and design for complex diseases[J]. Clinical and Translational Medicine,2018,7(1): 3.

[41] MENG H,LIU Y,LAI L. Diverse ways of perturbing the human arachidonic acid metabolic network to control inflammation[J]. Accounts of Chemical Research,2015,48(8): 2242-2250.

[42] KEANE H,RYAN B J,JACKSON B,et al. Protein-protein interaction networks identify targets which rescue the MPP^+ cellular model of Parkinson's disease[J]. Scientific Reports,2015,5: 17004.

[43] CASAS A I,HASSAN A A,LARSEN S J,et al. From single drug targets to synergistic network pharmacology in ischemic stroke[J]. Proceedings of the National Academy of Sciences,2019,116(14): 7129-7136.

[44] KOTLYAR M,PASTRELLO C,SHEAHAN N,et al. Integrated interactions database: tissue-specific view of the human and model organism interactomes[J]. Nucleic Acids Research,2016,44(D1): D536-D541.

[45] WISHART D S,FEUNANG Y D,MARCU A,et al. HMDB 4.0: the human metabolome database for 2018[J]. Nucleic Acids Research,2018,46(D1): D608-D617.

[46] LI Y H,YU C Y,LI X X,et al. Therapeutic target database update 2018: enriched resource for facilitating bench-to-clinic research of targeted therapeutics[J]. Nucleic Acids Research,2018,46(D1): D1121-D1127.

[47] WISHART D S,TZUR D,KNOX C,et al. HMDB: the human metabolome database[J]. Nucleic Acids Research, 2007,35(suppl_1): D521-D526.

[48] SIDDERS B,KARLSSON A,KITCHING L,et al. Network-based drug discovery: coupling network pharmacology with phenotypic screening for neuronal excitability[J]. Journal of Molecular Biology,2018,430(18): 3005-3015.

[49] JAMIESON D G, MOSS A, KENNEDY M, et al. The pain interactome: connecting pain-specific protein interactions[J]. Pain,2014,155(11): 2243-2252.

[50] RAZICK S,MAGKLARAS G,DONALDSON I M. iRefIndex: a consolidated protein interaction database with provenance[J]. BMC Bioinformatics,2008,9(1): 405.

[51] PUSHPAKOM S,IORIO F,EYERS P A,et al. Drug repurposing: progress,challenges and recommendations[J]. Nature Reviews Drug Discovery,2019,18(1): 41-58.

［52］ 张永祥,程肖蕊,周文霞. 药物重定位——网络药理学的重要应用领域［J］. 中国药理学与毒理学杂志,2012,26(6)：779-786.

［53］ CHENG F,LIU C,JIANG J,et al. Prediction of drug-target interactions and drug repositioning via network-based inference［J］. PLoS Computational Biology,2012,8(5)：e1002503.

［54］ IORIO F,ISACCHI A,DI BERNARDO D,et al. Identification of small molecules enhancing autophagic function from drug network analysis［J］. Autophagy,2010,6(8)：1204-1205.

［55］ LUO H,WANG J,LI M,et al. Drug repositioning based on comprehensive similarity measures and Bi-Random walk algorithm［J］. Bioinformatics,2016,32(17)：2664-2671.

［56］ CHENG F,DESAI R J,HANDY D E,et al. Network-based approach to prediction and population-based validation of in silico drug repurposing［J］. Nature Communications,2018,9(1)：1-12.

［57］ ROLLAND T,TAŞAN M,CHARLOTEAUX B,et al. A proteome-scale map of the human interactome network［J］. Cell,2014,159(5)：1212-1226.

［58］ RUAL J-F,VENKATESAN K,HAO T,et al. Towards a proteome-scale map of the human protein-protein interaction network［J］. Nature,2005,437(7062)：1173-1178.

［59］ CHENG F,JIA P,WANG Q,et al. Quantitative network mapping of the human kinome interactome reveals new clues for rational kinase inhibitor discovery and individualized cancer therapy［J］. Oncotarget,2014,5(11)：3697-3710.

［60］ KESHAVA PRASAD T,GOEL R,KANDASAMY K,et al. Human protein reference database—2009 update［J］. Nucleic Acids Research,2009,37(suppl_1)：D767-D772.

［61］ HU J,RHO H-S,NEWMAN R H,et al. PhosphoNetworks：a database for human phosphorylation networks［J］. Bioinformatics,2014,30(1)：141-142.

［62］ HORNBECK P V,ZHANG B,MURRAY B,et al. PhosphoSitePlus,2014：mutations,PTMs and recalibrations［J］. Nucleic Acids Research,2015,43(D1)：512-520.

［63］ LU C-T,HUANG K-Y,SU M-G,et al. DbPTM 3.0：an informative resource for investigating substrate site specificity and functional association of protein post-translational modifications［J］. Nucleic Acids Research,2013,41(D1)：295-305.

［64］ DINKEL H,CHICA C,VIA A,et al. Phospho. ELM：a database of phosphorylation sites—update 2011［J］. Nucleic Acids Research,2010,39(suppl_1)：261-267.

［65］ OUGHTRED R,STARK C,BREITKREUTZ B-J,et al. The BioGRID interaction database：2019 update［J］. Nucleic Acids Research,2019,47(D1)：529-541.

［66］ COWLEY M J,PINESE M,KASSAHN K S,et al. PINA v2.0：mining interactome modules［J］. Nucleic Acids Research,2012,40(D1)：862-865.

［67］ CHATR-ARYAMONTRI A,CEOL A,PALAZZI L M,et al. MINT：the Molecular INTeraction database［J］. Nucleic Acids Research,2007,35(suppl_1)：572-574.

［68］ ORCHARD S,AMMARI M,ARANDA B,et al. The MIntAct project—IntAct as a common curation platform for 11 molecular interaction databases［J］. Nucleic Acids Research,2014,42(D1)：358-363.

［69］ BREUER K,FOROUSHANI A K,LAIRD M R,et al. InnateDB：systems biology of innate immunity and beyond—recent updates and continuing curation［J］. Nucleic Acids Research,2013,41(D1)：1228-1233.

［70］ MEYER M J,DAS J,WANG X,et al. INstruct：a database of high-quality 3D structurally resolved protein interactome networks［J］. Bioinformatics,2013,29(12)：1577-1579.

［71］ FAZEKAS D,KOLTAI M,TüREI D,et al. SignaLink 2-a signaling pathway resource with multi-layered regulatory networks［J］. BMC Systems Biology,2013,7(1)：7.

［72］ BODENREIDER O. The unified medical language system（UMLS）：integrating biomedical terminology［J］. Nucleic Acids Research,2004,32(suppl_1)：267-270.

［73］ HAMOSH A,SCOTT A F,AMBERGER J S,et al. Online Mendelian Inheritance in Man（OMIM），a knowledgebase of human genes and genetic disorders[J]. Nucleic Acids Research,2005,33(suppl_1):514-517.

[74]　DAVIS A P,GRONDIN C J,LENNON-HOPKINS K,et al. The Comparative Toxicogenomics Database's 10th year anniversary:update 2015[J]. Nucleic Acids Research,2015,43(D1):914-920.

[75]　YU W,GWINN M,CLYNE M,et al. A navigator for human genome epidemiology[J]. Nature Genetics,2008,40 (2):124-125.

[76]　PIñERO J,BRAVO À,QUERALT-ROSINACH N,et al. DisGeNET:a comprehensive platform integrating information on human disease-associated genes and variants[J]. Nucleic Acids Research,2016,45(D1):833-839.

[77]　LANDRUM M J,LEE J M,RILEY G R,et al. ClinVar:public archive of relationships among sequence variation and human phenotype[J]. Nucleic Acids Research,2014,42(D1):980-985.

[78]　WELTER D,MACARTHUR J,MORALES J,et al. The NHGRI GWAS Catalog,a curated resource of SNP-trait associations[J]. Nucleic Acids Research,2014,42(1):1001-1006.

[79]　LI M J,LIU Z,WANG P,et al. GWASdb v2:an update database for human genetic variants identified by genome-wide association studies[J]. Nucleic Acids Research,2016,44(1):869-876.

[80]　DENNY J C,BASTARACHE L,RITCHIE M D,et al. Systematic comparison of phenome-wide association study of electronic medical record data and genome-wide association study data[J]. Nature Biotechnology,2013,31(12):1102-1110.

[81]　WISHART D S,FEUNANG Y D,GUO A C,et al. DrugBank 5.0:a major update to the DrugBank database for 2018[J]. Nucleic Acids Research,2018,46(1):1074-1082.

[82]　HERNANDEZ-BOUSSARD T,WHIRL-CARRILLO M,HEBERT J M,et al. The pharmacogenetics and pharmacogenomics knowledge base:accentuating the knowledge[J]. Nucleic Acids Research,2007,36(suppl_1):913-918.

[83]　BENTO A P,GAULTON A,HERSEY A,et al. The ChEMBL bioactivity database:an update[J]. Nucleic Acids Research,2014,42(1):1083-1090.

[84]　GILSON M K,LIU T,BAITALUK M,et al. BindingDB in 2015:a public database for medicinal chemistry, computational chemistry and systems pharmacology[J]. Nucleic Acids Research,2016,44(1):1045-1053.

[85]　PAWSON A J,SHARMAN J L,BENSON H E,et al. The IUPHAR/BPS Guide to PHARMACOLOGY:an expert-driven knowledgebase of drug targets and their ligands[J]. Nucleic Acids Research,2014,42(D1):1098-1106.

[86]　CONSORTIUM G. The Genotype-Tissue Expression(GTEx) pilot analysis:multitissue gene regulation in humans[J]. Science,2015,348(6235):648-660.

[87]　WANG S,VERPILLAT P,RASSEN J,et al. Transparency and reproducibility of observational cohort studies using large healthcare databases[J]. Clinical Pharmacology & Therapeutics,2016,99(3):325-332.

[88]　ZHANG T-T,XUE R,WANG X,et al. Network-based drug repositioning:A novel strategy for discovering potential antidepressants and their mode of action[J]. European Neuropsychopharmacology,2018,28(10):1137-1150.

[89]　ZHAO S,LI S. Network-based relating pharmacological and genomic spaces for drug target identification[J]. PLoS One,2010,5(7):e11764.

[90]　CHENG F,KOVÁCS I A,BARABáSI A-L. Network-based prediction of drug combinations[J]. Nature Communications,2019,10(1):1-11.

[91]　李玮婕,毛霞,郭秋岩,等. 网络药理学研究策略在组合药物研究中的应用[J]. 转化医学电子杂志,2018,5(3):3-16.

[92]　WANG Y-Y,XU K-J,SONG J,et al. Exploring drug combinations in genetic interaction network[J]. BMC Bioinformatics,2012,13(Suppl 7):S7.

[93]　CHENG F,ZHAO Z. Machine learning-based prediction of drug-drug interactions by integrating drug phenotypic, therapeutic,chemical,and genomic properties[J]. Journal of the American Medical Informatics Association,2014,

21(2)：278-286.

[94]　CHANDRASEKARAN S,COKOL-CAKMAK M,SAHIN N,et al. Chemogenomics and orthology-based design of antibiotic combination therapies[J]. Molecular Systems Biology,2016,12(5)：872.

[95]　LI S,ZHANG B,ZHANG N. Network target for screening synergistic drug combinations with application to traditional Chinese medicine[J]. BMC Systems Biology,2011,5(S1)：S10.

[96]　HE L,WENNERBERG K,AITTOKALLIO T,et al. TIMMA-R：an R package for predicting synergistic multi-targeted drug combinations in cancer cell lines or patient-derived samples[J]. Bioinformatics,2015,31(11)：1866-1868.

[97]　HUANG L,LI F,SHENG J,et al. DrugComboRanker：drug combination discovery based on target network analysis[J]. Bioinformatics,2014,30(12)：228-236.

[98]　GAULTON A,BELLIS L J,BENTO A P,et al. ChEMBL：a large-scale bioactivity database for drug discovery [J]. Nucleic Acids Research,2012,40(1)：1100-1107.

[99]　LIU T,LIN Y,WEN X,et al. BindingDB：a web-accessible database of experimentally determined protein-ligand binding affinities[J]. Nucleic Acids Research,2007,35(suppl_1)：198-201.

[100]　TATONETTI N P,PATRICK P Y,DANESHJOU R,et al. Data-driven prediction of drug effects and interactions[J]. Science Translational Medicine,2012,4(125)：125ra131.

[101]　SUN Y,SHENG Z,MA C,et al. Combining genomic and network characteristics for extended capability in predicting synergistic drugs for cancer[J]. Nature Communications,2015,6(1)：1-10.

[102]　LIU Y,WEI Q,YU G,et al. DCDB 2.0：a major update of the drug combination database[J]. Database,2014：bau124.

[103]　BANSAL M,YANG J,KARAN C,et al. A community computational challenge to predict the activity of pairs of compounds[J]. Nature Biotechnology,2014,32(12)：1213-1222.

[104]　BARRETINA J,CAPONIGRO G,STRANSKY N,et al. The Cancer Cell Line Encyclopedia enables predictive modelling of anticancer drug sensitivity[J]. Nature,2012,483(7391)：603-607.

[105]　ZHAO J,ZHANG X S,ZHANG S. Predicting cooperative drug effects through the quantitative cellular profiling of response to individual drugs[J]. CPT：Pharmacometrics & Systems Pharmacology,2014,3(2)：1-7.

第7章 基于药物的网络药理学实践流程

本章导读：

中药是我国传统中医特有药物，其历史悠久，疗效显著[1,2]。网络药理学以药物-靶点-疾病间相互作用的整体性和系统性为出发点，利用复杂网络模型表达和分析药物-靶点-疾病的网络关系[3]。网络药理学的整体性、系统性特点与中医药理论的整体观、辨证论治原则不谋而合，为中医药的系统研究提供了新的思路和视角[4]。

本章节将以经典名方冠心丹参方和常用中药人参、三七、丹参为例，从有效成分识别、作用机制解析、中药配伍理论、中西药相互作用、药物重定位、多靶点药物研发6方面介绍基于药物的网络药理学实践流程，试图为网络药理学在中医药研究中的应用提供具有参考价值的线索。

7.1 寻找单味中药或方剂的有效成分

物质基础不清、作用机制不明是阻碍中医药走向国际社会的壁垒之一。因此，中药活性物质的识别是中医药现代化研究亟须解决的一个关键问题。网络药理学识别中药有效成分群的一般流程如下：首先，基于数据库检索和计算机模拟技术分别收集中药化学成分、化学成分靶点和疾病靶点相关信息。然后，将这些数据作为网络中的节点，基于各节点间的相关关系分别构建"中药-成分"网络、"成分-靶点"网络和"疾病-基因"网络。最后，通过网络叠合构建"中药-成分-靶点-疾病"整体网络。基于整体网络分析各要素之间的相关关系，从而发现中药治疗特定疾病的潜在有效成分群。

冠心丹参方(Guanxindanshen Formulation, GXDSF)是临床常用经典方剂，由丹参、三七和降香油三味中药组成，具有活血化瘀、理气止痛的功效，临床主要用于治疗气滞血瘀型冠心病。以 GXDSF 为基础开发的现代复方制剂如冠心丹参片、冠心丹参胶囊和冠心丹参滴丸临床疗效显著，被广泛用于冠心病的预防与治疗[5]。理清 GXDSF 的活性物质基础可为心血管疾病(Cardiovascular Disease, CVD)新药的研发提供具有价值的线索。因此，下面以 GXDSF 为例详细介绍如何基于网络药理学的方法识别中药方剂的有效成分群，研究流程如图 7-1 所示。

图 7-1　研究与流程

7.1.1　数据采集与处理

1. GXDSF 全方化学成分的收集

基于 ETCM 和 TCM-MESH 两个经典的中草药数据库收集 GXDSF 全方化学成分。ETCM 数据库菜单栏 MENU 选项下选定"Herbs"选项,在检索框中输入"丹参",得到药材丹参的化学成分列表 1。TCM-MESH 数据库 Search Type 选项下选定"Herb"选项,Herb Name Type 选项下选定"Pinyin Name"选项,在检索框中输入"Dan Shen",得到药材丹参的化学成分列表 2。整合基于 ETCM 和 TCM-MESH 数据库收集的两个丹参化学成分列表,进行去重处理,即为丹参药材的完整化学成分列表。采用同样的方法,收集三七和降香两味药材的化学成分。各中药与其化学成分的对应关系以二维列表的形式保存。

2. 化学成分靶点的收集

CTD 数据库 Keyword Search 项下选定"Chemicals"选项,在检索框中分别输入各化学成分的英文名,采集各化学成分的靶点数据。各化学成分与其靶点的对应关系以二维列表的形式保存。也可采用 CTD 数据库提供的批量检索功能检索各化学成分的靶点数据。

3. CVD 相关疾病基因的收集

DisGeNET 数据库菜单栏选定"Search"选项,检索类型设置为"diseases",在检索框中输入

Cardiovascular disease,采集 CVD 相关的靶基因数据。疾病与其相关基因的对应关系以二维列表的形式保存。

7.1.2　网络构建与可视化

将数据来源部分获得的"中药-成分"列表、"成分-靶点"列表以及"疾病-基因"列表分别输入 Cytoscape 3.5.0 网络分析与可视化软件中。利用菜单栏"Tools"选项下的 merge 功能进行网络的叠合,构建"中药-成分-疾病靶点"网络。为了增加网络的自明性,可为网络中不同的节点设置不同的属性(形状、大小、颜色、字体等)。同时,可通过菜单栏"Layout"选项下的网络布局功能调节网络的可视化效果。

利用 Cytoscape 3.5.0 菜单栏"Tools"选项下的 NetworkAnalyzer 功能分析网络中各节点的拓扑属性(连通度)。

7.1.3　网络分析与预测

1. GXDSF 全方化学成分及其靶点

基于 ETCM 和 TCM-MESH 数据库,本研究共收集到丹参化学成分 115 个,三七化学成分 121 个,降香化学成分 35 个。通过化学成分去重处理,本研究共收集到 GXDSF 全方化学成分 267 个。丹参、三七、降香和 GXDSF 对应的化学成分靶点数目分别为 241、215、101 和 398(如表 7-1 所示)。维恩图分布显示:丹参、三七和降香三味药材化学成分组成存在较大差异(如图 7-2 所示)。

表 7-1　GXDSF 全方化学成分及其靶点

数据类型	中药			总和
	丹参	三七	降香	
化学成分	115	121	35	267
靶点	241	215	101	398

图 7-2　维恩图-GXDSF 化学成分

2. 中药-成分-疾病靶点网络分析

图 7-3 显示了 GXDSF 治疗 CVD 的中药-成分-疾病靶点网络。如图 7-3 所示,丹参、三七和降香三味中药均对 CVD 相关基因具有一定的调控作用。GXDSF 中共有 37 个成分参与了对 CVD 的调控。其中,21 个成分来自丹参,2 个成分来自降香,16 个成分来自三七。结果表明,丹参、降香和三七三味中药通过不同的活性成分协同发挥治疗 CVD 的作用。

总的来说,山奈酚、木犀草素、棕榈酸、丹参酮 IIB、丹参酮 IIA 和丹参酮 I 等 37 个成分共同构成了 GXDSF 的有效成分群,从而发挥协同治疗 CVD 的作用。表 7-2 展示了 GXDSF 有效成分群中各成分的来源、英文名、中文名、CAS 号和拓扑参数信息。

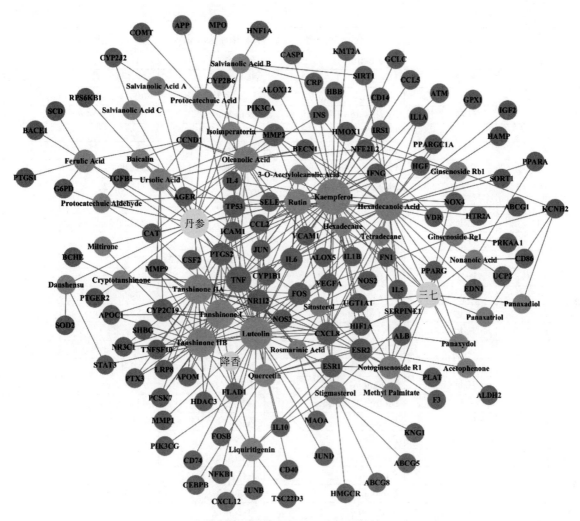

图 7-3　中药-成分-疾病靶点网络

黄色、绿色和红色的圆形节点分别代表中药、中药化学成分和疾病靶点。各节点的大小依据节点在网络中的拓扑参数-连通度进行调节。节点越大表示该节点在网络中的连通度越大，反之越小。节点的大小在一定程度上体现该节点在网络中的重要性。灰色的边代表两个节点之间存在着包含或者调控的关系

表 7-2　GXDSF 有效成分群

编　号	药材来源	化 合 物	中 文 名	CAS	连通度
1	三七	Kaempferol	山柰酚	520-18-3	44
2	降香	Luteolin	木犀草素	491-70-3	36
3	三七	Hexadecanoic Acid	棕榈酸	1957-10-3	26
4	丹参	Tanshinone IIb	丹参酮 IIB	17397-93-2	19
5	丹参	Tanshinone IIa	丹参酮 IIA	568-72-9	19
6	丹参	Tanshinone I	丹参酮 I	568-73-0	19
7	丹参	Rutin	芦丁	153-18-4	15
8	丹参	Oleanolic Acid	齐墩果酸	508-02-1	12

续表

编　号	药材来源	化　合　物	中　文　名	CAS	连通度
9	三七	Quercetin	槲皮素	117-39-5	8
10	丹参	Ursolic Acid	熊果酸	77-52-1	8
11	三七	Notoginsenoside R1	三七皂苷 R1	80418-24-2	8
12	丹参,三七	Stigmasterol	豆甾醇	83-48-7	7
13	丹参	Ferulic Acid	阿魏酸	1135-24-6	6
14	丹参	Protocatechuic Acid	原儿茶酸	99-50-3	5
15	降香	Liquiritigenin	甘草素	578-86-9	5
16	丹参	Salvianolic Acid B	丹酚酸 B	115939-25-8	4
17	丹参	Protocatechuic Aldehyde	原儿茶醛	139-85-5	4
18	三七	Ginsenoside Rg1	人参皂苷 Rg1	22427-39-0	4
19	丹参	Cryptotanshinone	隐丹参酮	35825-57-1	4
20	丹参	3-O-Acetyloleanolic Acid	齐墩果酸 3-乙酸酯	4339-72-4	4
21	丹参	Rosmarinic Acid	迷迭香酸	537-15-5	4
22	三七	Hexadecane	正十六烷	544-76-3	3
23	三七	Tetradecane	正十四烷	629-59-4	3
24	三七	Acetophenone	苯乙酮	98-86-2	3
25	三七	Ginsenoside Rb1	人参皂苷 Rb1	41753-43-9	3
26	丹参	Isoimperatorin	异欧前胡素	482-45-1	3
27	三七	Nonanoic Acid	壬酸	112-05-0	2
28	三七	Methyl Palmitate	棕榈酸甲酯	112-39-0	2
29	丹参	Baicalin	黄芩苷	21967-41-9	2
30	丹参	Danshensu	丹参素	23028-17-3	2
31	丹参	Salvianolic Acid A	丹酚酸 A	96574-01-5	2
32	丹参,三七	Sitosterol	β-谷甾醇	83-46-5	2
33	三七	Panaxadiol	人参二醇	19666-76-3	1
34	丹参	Miltirone	丹参新酮	27210-57-7	1
35	三七	Panaxatriol	人参三醇	32791-84-7	1
36	三七	Panaxydol	人参环氧炔醇	72800-72-7	1
37	丹参	Salvianolic Acid C	丹酚酸 C	115841-09-3	1

7.1.4　验证与总结

综合各化学成分在药材中的含量及其在网络中的拓扑参数-连通度,我们从以上 37 个成分中选取了 9 个成分(山柰酚、木犀草素、丹参酮 IIA、槲皮素、三七皂苷 R1、丹酚酸 B、人参皂苷 Rg1、人参皂苷 Rb1 和丹酚酸 A)进行心血管保护作用的活性验证。

通过实验,研究者验证:①丹参酮 IIA、丹酚酸 B、三七皂苷 R1、人参皂苷 Rb_1、槲皮素和木犀草素对 H_2O_2 诱导 H9c2 心肌细胞损伤具有保护作用;②三七皂苷 R1 和人参皂苷 Rg1 对缺氧复氧诱导的 H9c2 心肌细胞损伤具有保护作用;③丹酚酸 A 对氧化型低密度脂蛋白(Oxidized Low Density Lipoprotein,ox-LDL)诱导的人脐静脉内皮细胞损伤具有保护作用;④山柰酚对多柔比星诱导的 H9c2 心肌细胞损伤具有保护作用。总的来说,基于网络药理学的方法发现了 GXDSF 的有效成分群,并通过不同的体外细胞模型验证了一部分成分的心血管保护作用。网络分析结果与实验结果具有高度的一致性。表明网络药理学是识别中药/中药复方物质基础的有效手段。

1. 丹参酮 IIA、丹酚酸 B、三七皂苷 R1、人参皂苷 Rb₁、槲皮素和木犀草素对 H_2O_2 诱导的 H9c2 心肌细胞损伤的影响 H_2O_2 诱导 H9c2 心肌细胞损伤的保护作用

不同浓度丹参酮 IIA、丹酚酸 B、三七皂苷 R1、人参皂苷 Rb1 和木犀草素预孵育相应时间后，150μM H_2O_2 作用 6 小时。MTT 法检测各活性成分对 H9c2 心肌细胞活力的影响。结果发现：丹参中脂溶性成分丹参酮 IIA 在 50μg/ml 和 25μg/ml 具有显著的心肌细胞保护作用（如图 7-4 所示），水溶性成分丹酚酸 B 在 12.5μg/ml 和 6.25μg/ml 对心肌细胞具有保护作用（如图 7-5 所示）；三七中人参皂苷 Rb1 在 50μg/ml 和 25μg/ml 对 H_2O_2 引起的心肌细胞活力的下降具有显著的抑制作用（如图 7-6 所示）；而三七皂苷 R1 在检测浓度范围内（3.125～200μg/ml）对 H_2O_2 诱导的 H9c2 细胞损伤无显著影响（如图 7-7 所示）。降香中黄酮类化合物木犀草素具有显著的心肌细胞保护作用。模型组心肌细胞活力为正常组的 52.7%±1.1%，而木犀草素 12.5μg/ml 和 25μg/ml 预孵育组心肌细胞活力分别为 81.9%±1.4% 和 89.2%±1.4%，木犀草素组心肌细胞活力显著高于模型组（如图 7-8 所示）。槲皮素在 20μg/ml、40μg/ml 的浓度下均显示出显著的心肌细胞保护作用。同等剂量下，其心肌细胞保护作用显著高于丹参酮 IIA、人参皂苷 Rb1 和三七皂苷 R1（如图 7-4、图 7-6、图 7-7 所示）。

图 7-4　丹参酮 IIA 对 H_2O_2 诱导的 H9c2 心肌细胞损伤的影响

IIA：丹参酮 IIA，Que：槲皮素，[#]$P<0.01$（模型组 VS 空白组），[**]$P<0.01$（处理组 VS 模型组）

图 7-5　丹酚酸 B 对 H_2O_2 诱导的 H9c2 心肌细胞损伤的影响

B：丹酚酸 B，Que：槲皮素，[#]$P<0.01$（模型组 VS 空白组），[**]$P<0.01$（处理组 VS 模型组）

图 7-6　人参皂苷 Rb1 对 H_2O_2 诱导的 H9c2 心肌细胞损伤的影响

Rb1：人参皂苷 Rb1，Que：槲皮素，[#] $P < 0.01$（模型组 VS 空白组），[**] $P < 0.01$（处理组 VS 模型组）

图 7-7　三七皂苷 R1 对 H_2O_2 诱导的 H9c2 心肌细胞损伤的影响

R1：三七皂苷 R1，Que：槲皮素，[#] $P < 0.01$（模型组 VS 空白组），[**] $P < 0.01$（处理组 VS 模型组）

图 7-8　木犀草素对 H_2O_2 诱导的 H9c2 心肌细胞损伤的影响

Lut：木犀草素，Que：槲皮素，[##] $P < 0.01$（模型组 VS 空白组），[**] $P < 0.01$（处理组 VS 模型组）

2. 三七皂苷 R1 和人参皂苷 Rg1 对缺氧复氧诱导的 H9c2 心肌细胞损伤的保护作用

不同浓度的三七皂苷 R1 和人参皂苷 Rg1 预孵育相应时间后,对心肌细胞进行缺氧复氧损伤,利用 CCK-8(Cell Counting Kit-8)法检测心肌细胞的活力。与对照组相比,缺氧 6 小时复氧 12 小时能够显著降低 H9c2 细胞存活率。不同浓度的三七皂苷 R1 和人参皂苷 Rg1($2.5\,\mu mol/L,5\,\mu mol/L,10\,\mu mol/L,20\,\mu mol/L,40\,\mu mol/L,80\,\mu mol/L$)预孵育 24h 后,均呈现较好的细胞保护作用,能够显著提高细胞存活率,且呈剂量依赖性趋势(如图 7-9 所示)。

图 7-9　三七皂苷 R1 和人参皂苷 Rg1 对缺氧复氧诱导的 H9c2 心肌细胞损伤的影响

R1：三七皂苷 R1,Rg1：人参皂苷 Rg1,$^{###}$ $P<0.001$(模型组 VS 空白组),* $P<0.05$(处理组 VS 模型组),** $P<0.01$(处理组 VS 模型组),*** $P<0.001$(处理组 VS 模型组)

3. 丹酚酸 A 对 ox-LDL 诱导的人脐静脉内皮细胞损伤的保护作用

不同浓度的丹酚酸 A 预孵育 12h 后,$70\,\mu g/ml$ 的 ox-LDL 作用 24h,利用 CCK-8 法进行细胞活力测定。结果发现,丹酚酸 A 能够剂量依赖性地保护 ox-LDL 诱导的人脐静脉内皮细胞损伤。丹酚酸 A 起效浓度较低,在 $0.2\,\mu m$ 的浓度下即能显著改善 ox-LDL 诱导的人脐静脉内皮细胞损伤。但是,浓度在 $25\,\mu mol$ 以上时,丹酚酸 A 显示明显的细胞毒性作用(如图 7-10 所示)。

图 7-10　丹酚酸 A 对 ox-LDL 诱导的人脐静脉内皮细胞损伤的影响

Sal. A：丹酚酸 A,$^#$ $P<0.001$(模型组 VS 空白组),* $P<0.05$(处理组 VS 模型组),** $P<0.01$(处理组 VS 模型组)

4. 山奈酚对多柔比星诱导的 H9c2 心肌细胞损伤的保护作用

不同浓度山奈酚预孵育 24h 后,$1\,\mu M$ 多柔比星作用 4 小时。MTT 法检测不同浓度山奈酚对 H9c2

心肌细胞活力的影响。结果发现,不同浓度的山柰酚均能显著改善多柔比星诱导的 H9c2 心肌细胞损伤(如图 7-11 所示)。

图 7-11　山柰酚对多柔比星诱导的 H9c2 心肌细胞损伤的影响

$^{\#}P < 0.05$(模型组 VS 空白组),$^{**}P < 0.05$(处理组 VS 模型组)

5. 总结

本节以经典名方 GXDSF 为例,详细介绍了基于网络药理学的方法识别中药/中药复方有效成分群的实验思路与流程,试图为网络药理学在中药/中药复方物质基础研究中的应用提供参考。依赖于 ETCM、TCM-MESH、CTD 和 DisGeNET 等数据库,本节基于网络药理学的方法构建了 GXDSF 治疗 CVD 疾病的中药-成分-疾病靶点网络。通过网络分析,我们共识别出了 37 个单体化学成分,它们共同构成了 GXDSF 的有效成分群。基于各有效成分在药材中的含量及其在网络中的拓扑参数-连通度,我们从以上 37 个成分中选取了 9 个成分(山柰酚、木犀草素、丹参酮 IIA、槲皮素、三七皂苷 R1、丹酚酸 B、人参皂苷 Rg1、人参皂苷 Rb1 和丹酚酸 A)进行心血管保护作用的活性验证。结果发现,丹参酮 IIA、丹酚酸 B、人参皂苷 Rb1、槲皮素和木犀草素对 H_2O_2 诱导 H9c2 心肌细胞损伤具有保护作用。人参皂苷 Rg1 对缺氧复氧诱导的 H9c2 心肌细胞损伤具有保护作用。三七皂苷 R1 虽然对 H_2O_2 诱导的 H9c2 细胞损伤无显著影响,但能显著改善缺氧复氧诱导的 H9c2 心肌细胞损伤。不同浓度的山柰酚均能显著改善多柔比星诱导的 H9c2 心肌细胞损伤。基于 ox-LDL 诱导的人脐静脉内皮细胞损伤模型,我们检测了丹酚酸 A 预处理对细胞活性的影响。结果发现,丹酚酸 A 能够剂量依赖性地保护 ox-LDL 诱导的人脐静脉内皮细胞损伤。总的来说,我们基于网络药理学的方法发现了 GXDSF 的有效成分群,并通过不同的体外细胞模型验证了一部分成分的心血管保护作用。网络分析结果与实验结果具有高度的一致性。表明网络药理学是识别中药/中药复方物质基础的有效手段。

7.2　阐述单味中药或方剂的药效机制

中药及方剂具有多成分-多靶点-多通路的作用特点,对于复杂疾病的治疗有显著的优势。传统研究方法主要是以植物化学的分离、提取、鉴定等技术探索中药或复方中的主要有效成分,然后采用现代药理学手段研究主要的作用靶点和信号通路,从而探索其作用机理。然而,这种"单一靶点-单一成分"

的化学药物开发模式与中药及其复方的协同配伍的应用不符,无法充分解释中药及其复方的临床效果。网络药理学的出现推动了药物的发现、研发和治疗机理的阐明[6],为中药及其复方提供了一种新的研究思路和研究方法[7~9]。

冠心丹参方是由丹参、三七、降香油组成的一个经典复方,笔者前期在其对心肌缺血再灌注损伤后心室重构(Ischemia Reperfusion Injury-Induced Left Myocardial Ventricular Remodeling,MIRI-LVR)的保护作用研究中发现,冠心丹参方可剂量依赖性改善 MIRI-LVR 模型大鼠的心脏收缩功能,表现出明显的抑制 MIRI-LVR 的作用,但其作用机制并不明确。冠心丹参方中的部分化学成分的药理作用及作用机制虽然已经研究报道,但并不能阐明复方中多种复杂成分的共同作用机制。本节中我们利用网络药理学方法,预测冠心丹参方对 MIRI-LVR 可能的作用靶点和药效机制,为阐明中药复方复杂的作用机理提供了研究思路。

7.2.1　数据采集与处理

研究思路与流程如图 7-12 所示。

图 7-12　研究思路与流程

1. GXDSF 全方化学成分的收集

基于 ETCM 和 TCM-MESH 两个经典的中草药数据库收集 GXDSF 全方化学成分。ETCM 数据库菜单栏 MENU 选项下选定"Herbs"选项,在检索框中输入"丹参",得到药材丹参的化学成分列表 1。TCM-MESH 数据库 Search Type 选项下选定"Herb"选项,Herb Name Type 选项下选定"Pinyin Name"选项,在检索框中输入"Dan Shen",得到药材丹参的化学成分列表 2。整合基于 ETCM 和 TCM-MESH 数据库收集的两个丹参化学成分列表,进行去重处理,即为丹参药材的完整化学成分列表。采用同样的方法,收集三七和降香两味药材的化学成分。各中药与其化学成分的对应关系以二维列表的形式保存。

2. 化学成分靶点的收集

CTD 数据库 Keyword Search 项下选定"Chemicals"选项,在检索框中分别输入各化学成分的英文名,采集各化学成分的靶点数据。各化学成分与其靶点的对应关系以二维列表的形式保存。也可采用 CTD 数据库提供的批量检索功能检索各化学成分的靶点数据。

3. VR 相关疾病基因的收集

CTD 数据库菜单栏选定"Search"选项,检索类型设置为"diseases",在检索框中输入 Ventricular remodeling,采集 Inference Score 排名前 100 的 VR 相关基因。疾病与其相关基因的对应关系以二维列表的形式保存。

7.2.2 网络构建与可视化

1. 通路富集分析

CTD 数据库 Analyze 项下单击"Set Analyzer"选项,输入类型单击 Genes,输入框内输入目标基因简称,分析类型选择 Enriched pathways,校正 P-value 阈值设置为 0.001。

2. 中药-靶点网络

将 GXDSF 中各味中药与 VR 相关基因的对应关系以二维列表的形式保存。利用 Cytoscape 3.5.0 软件实现中药-靶点网络的可视化。

利用 Cytoscape 3.5.0 菜单栏"Tools"选项下的 NetworkAnalyzer 功能分析网络中各节点的拓扑属性(连通度)。

7.2.3 网络分析与预测

1. GXDSF 成分靶蛋白与 VR 相关基因的重合度

对 GXDSF 全方化学成分靶蛋白与 VR 相关基因进行一致性分析,发现 GXDSF 中共有 56 个靶蛋白出现在 VR 相关基因列表中,占全部 VR 相关基因的 56%(56/100)。GXDSF 可能通过这些靶蛋白实现对 VR 的直接调控。

2. GXDSF 治疗 VR 的中药-靶点网络

对中药-靶点网络进行连通度分析,发现 GXDSF 参与调控的 56 个基因中连通度为 1、2 和 3 的基因数目分别有 20、15 和 21(如图 7-13 所示)。即 GXDSF 中三味中药同时作用的 VR 相关基因有 21 个,至少两味中药同时作用的 VR 相关基因有 15 个,仅有一味中药作用的 VR 相关基因有 20 个。

3. GXDSF 治疗 VR 潜在通路的发现

以与 VR 相关基因重叠的 GXDSF 靶蛋白作为输入,进行 KEGG 通路富集分析。结果发现,GXDSF 参与调控的 VR 相关通路共有 75 条。表 7-3 提供了各通路的名称、校正 P 值和涉及的 VR 相关基因。通路富集分析结果体现了中药复方多靶点、多途径治疗疾病的特点。

图 7-13　GXDSF 治疗 VR 的中药-靶点网络

黄色的方形节点代表中药；红色、绿色和蓝色的圆形节点分别代表连通度为 1、2 和 3 的 VR
相关基因。连通度的大小代表 GXDSF 中参与调控该基因的中药的数目；黑色圆圈内的基
因分别为 ESR1 和 ESR2

表 7-3　GXDSF 治疗 VR 潜在通路

编号	通　　路	校正 P 值	相 关 基 因
1	AGE-RAGE signaling pathway in diabetic complications	5.72E-55	AKT1｜BAX｜BCL2｜CASP3｜CCL2｜COL1A1｜EDN1｜EGR1｜FN1｜ICAM1｜IL1A｜IL1B｜IL6｜MAPK1｜MAPK3｜MMP2｜NFKB1｜NOS3｜PRKCA｜RELA｜SERPINE1｜SMAD3｜STAT3｜TGFB1｜TNF｜VCAM1｜VEGFA
2	Fluid shear stress and atherosclerosis	2.82E-33	AKT1｜BCL2｜CCL2｜EDN1｜FOS｜HMOX1｜ICAM1｜IFNG｜IL1A｜IL1B｜MMP2｜MMP9｜NFKB1｜NOS3｜PLAT｜RELA｜SQSTM1｜TNF｜VCAM1｜VEGFA
3	HIF-1 signaling pathway	1.27E-31	AKT1｜BCL2｜EDN1｜EGFR｜HMOX1｜IFNG｜IL6｜MAPK1｜MAPK3｜NFKB1｜NOS2｜NOS3｜PRKCA｜RELA｜SERPINE1｜STAT3｜TIMP1｜VEGFA
4	TNF signaling pathway	1.03E-28	AKT1｜CASP3｜CCL2｜CCL5｜EDN1｜FOS｜ICAM1｜IL1B｜IL6｜MAPK1｜MAPK3｜MMP9｜NFKB1｜PTGS2｜RELA｜TNF｜VCAM1
5	IL-17 signaling pathway	1.12E-20	CASP3｜CCL2｜FOS｜IFNG｜IL1B｜IL6｜MAPK1｜MAPK3｜MMP9｜NFKB1｜PTGS2｜RELA｜TNF
6	Colorectal cancer	1.42E-18	AKT1｜BAX｜BCL2｜CASP3｜CASP9｜FOS｜MAPK1｜MAPK3｜MYC｜SMAD3｜TGFB1

续表

编号	通　　　路	校正 P 值	相关基因
7	PI3K-Akt signaling pathway	3.64E-18	AKT1|BCL2|BCL2L1|CASP9|COL1A1|EGFR|FN1|IL6|MAPK1|MAPK3|MYC|NFKB1|NOS3|PRKCA|RELA|VEGFA
8	Inflammatory bowel disease (IBD)	3.70E-18	IFNG|IL10|IL1A|IL1B|IL6|NFKB1|RELA|SMAD3|STAT3|TGFB1|TNF
9	EGFR tyrosine kinase inhibitor resistance	3.68E-17	AKT1|BAX|BCL2|BCL2L1|EGFR|IL6|MAPK1|MAPK3|PRKCA|STAT3|VEGFA
10	MAPK signaling pathway	1.46E-16	AKT1|CASP3|EGFR|FOS|IL1A|IL1B|MAPK1|MAPK3|MYC|NFKB1|PRKCA|RELA|TGFB1|TNF
11	Apoptosis	2.46E-16	AKT1|BAX|BCL2|BCL2L1|CASP3|CASP9|FOS|MAPK1|MAPK3|NFKB1|RELA|TNF
12	Prion diseases	2.56E-16	BAX|CCL5|EGR1|IL1A|IL1B|IL6|MAPK1|MAPK3|SOD1
13	Endocrine resistance	3.13E-16	AKT1|BAX|BCL2|EGFR|ESR1|ESR2|FOS|MAPK1|MAPK3|MMP2|MMP9
14	Th17 cell differentiation	1.23E-15	FOS|IFNG|IL1B|IL6|MAPK1|MAPK3|NFKB1|RELA|SMAD3|STAT3|TGFB1
15	NOD-like receptor signaling pathway	3.20E-15	ATG5|BCL2|BCL2L1|CCL2|CCL5|IL1B|IL6|MAPK1|MAPK3|NFKB1|RELA|TNF
16	Small cell lung cancer	1.05E-14	AKT1|BCL2|BCL2L1|CASP9|FN1|MYC|NFKB1|NOS2|PTGS2|RELA
17	FoxO signaling pathway	1.34E-14	AKT1|CAT|EGFR|IL10|IL6|MAPK1|MAPK3|SMAD3|SOD2|STAT3|TGFB1
18	Apelin signaling pathway	2.22E-14	ACTA2|AKT1|EGR1|MAPK1|MAPK3|NOS2|NOS3|PLAT|PPARGC1A|SERPINE1|SMAD3
19	Estrogen signaling pathway	5.23E-14	AKT1|EGFR|ESR1|ESR2|FOS|MAPK1|MAPK3|MMP2|MMP9|NOS3
20	Non-alcoholic fatty liver disease (NAFLD)	5.26E-14	AKT1|BAX|CASP3|IL1A|IL1B|IL6|NFKB1|PPARA|RELA|TGFB1|TNF

7.2.4　验证与总结

　　作者前期通过实验研究发现冠心丹参方中多种主要活性成分均可与雌激素受体结合产生雌激素样作用,通过调控 ERs-PI3K/Akt 信号通路发挥抗炎、抗氧化及抗凋亡[4]以及神经保护作用[10]。综合通路富集结果及其在网络中的拓扑参数-连通度,并结合前期研究基础,从以上 75 条通路中选取了 ERs-PI3K/Akt 信号通路进行冠心丹参方抗 MIRI-LVR 的药效机制验证。

1. 冠心丹参方抗 MIRI-LVR 大鼠心肌组织中 ERs-PI3K/Akt 信号通路相关蛋白的表达

　　Western Blot 结果显示,与假手术组比较,MIRI-LVR 模型组雌激素受体 α 和雌激素受体 β 的表达量均有所增加,但是并没有显著性差异。辛伐他汀对于雌激素受体的表达也没有显著影响。冠心丹参方处理后,心肌组织中 ERα 的表达也没有受到显著影响,但是 ERβ 的表达量呈剂量依赖性增加。同时,随着 ERβ 表达量的增加,心肌组织中 ERβ 下游信号通路蛋白 PI3K/Akt 的磷酸化水平显著增加。结果如图 7-14 所示。

图 7-14　冠心丹参对雌激素受体及其下游信号通路中蛋白表达的影响

通过免疫荧光双染考察冠心丹参方对于 MIRI-LVR 模型大鼠心肌组织中 ERβ/α-SMA 分布的影响。结果表明,与假手术组比较,MIRI-LVR 模型组 ERβ 的表达没有显著增加,但是,心肌梗死区以及梗死边界区 α-SMA 的表达分布显著增加。与模型组比较,辛伐他汀组梗死区以及梗死边界区 α-SMA 的表达分布降低;冠心丹参方低、中、高剂量组,梗死边界区心肌组织中 ERβ 的表达随剂量增加而增加。同时,梗死区以及梗死边界区 α-SMA 的表达分布随剂量增加而减少,结果如图 7-15 所示。

图 7-15　冠心丹参方对心肌组织中 ERβ/α-SMA 表达和分布的影响

(a)、(c)、(e)、(g)、(i)、(k) 图的 bar 值为 100 μm,(b)、(d)、(f)、(h)、(j)、(l) 图的 bar 值为 25 μm

结果提示,冠心丹参方可剂量依赖性促进 ERβ 在心肌组织中的表达,同时能够增加其下游信号通路 PI3K/Akt 的磷酸化。说明冠心丹参方的心肌保护作用可能与选择性激活 ERβ/PI3K/Akt 信号通路有关。

2. ERβ/PI3K/Akt 信号通路在冠心丹参方抗 MIRI-LVR 中的药效机制验证

1) 抑制 ERβ 对冠心丹参方抗 MIRI-LVR 药效作用的影响

心肌三酶检测结果显示,MIRI-LVR 模型大鼠单独给予 PHTPP 处理后心肌三酶水平没有显著变化。与冠心丹参方处理组比较,冠心丹参方＋PHTPP 处理组,LDH($P<0.001$)和 CK-MB($P<0.05$)显著增加,结果如图 7-16 所示。

马松染色的结果显示,MIRI-LVR 模型大鼠单独给予 PHTPP 处理后,心肌纤维化面积没有显著变化。与冠心丹参方处理组比较,冠心丹参方＋PHTPP 处理组心肌纤维化面积显著增加($P<0.01$)。

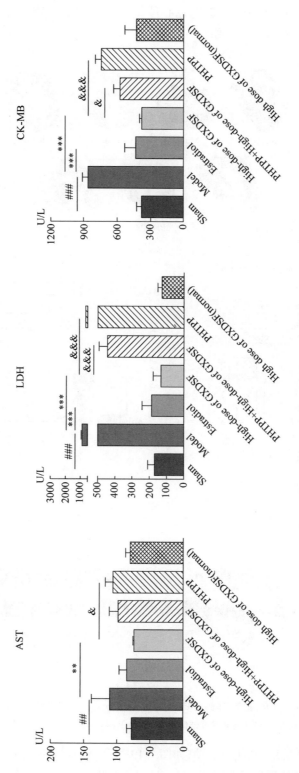

图 7-16　ERβ 抑制剂 PHTPP 对冠心丹参方作用的心肌三酶表达的影响

Western Blot 检测心肌组织中 α-SMA 的表达水平结果显示,MIRI-LVR 模型大鼠单独给予 PHTPP 处理后,α-SMA 的表达水平没有显著变化。与冠心丹参方处理组比较,冠心丹参方+PHTPP 处理组 α-SMA 的表达水平显著增加($P<0.001$),结果如图 7-17 所示。

图 7-17　ERβ 抑制剂 PHTPP 对冠心丹参方逆转心肌纤维化的影响

(a) 心肌组织切片马松染色结果;(b) 马松染色切片纤维化面积统计结果;(c) Western Blot 检测心肌组织中 α-SMA 表达量结果

血流动力学(如图 7-18 所示)和超声心动(如图 7-19 所示)所示检测心脏功能结果表明,MIRI-LVR 模型大鼠单独给予 PHTPP 处理后,LVSP、+dp/dt、LVEF 和 LVFS 均没有显著变化。与冠心丹参方处理组比较,冠心丹参方+PHTPP 处理组 LVSP($P<0.05$)、+dp/dt($P<0.05$)、LVEF($P<0.01$)和 LVFS($P<0.05$)显著降低。17β-雌二醇与冠心丹参方组比较 LVEF($P<0.05$)、LVFS($P<0.05$)有显著差异。

图 7-18　ERβ 抑制剂 PHTPP 对冠心丹参方改善血流动力学指标的影响

2）抑制 ERβ 对冠心丹参方作用的蛋白和信号通路的影响结果

Western Blot 检测雌激素受体 β 及其下游信号通路 PI3K/Akt 的表达情况结果表明,与假手术组比较,冠心丹参方对正常大鼠心肌组织中雌激素受体 β 及其下游信号通路 PI3K/Akt 的表达没有显著的影响。PHTPP 处理后,与冠心丹参方处理组比较,冠心丹参方+PHTPP 处理组,雌激素受体 β 的表达显著降低($P<0.001$),其下游信号通路 PI3K/Akt 的磷酸化水平也显著降低($P<0.001$)。结果如图 7-20 所示。

图 7-19 ERβ 抑制剂 PHTPP 对冠心丹参方改善超声心动指标的影响

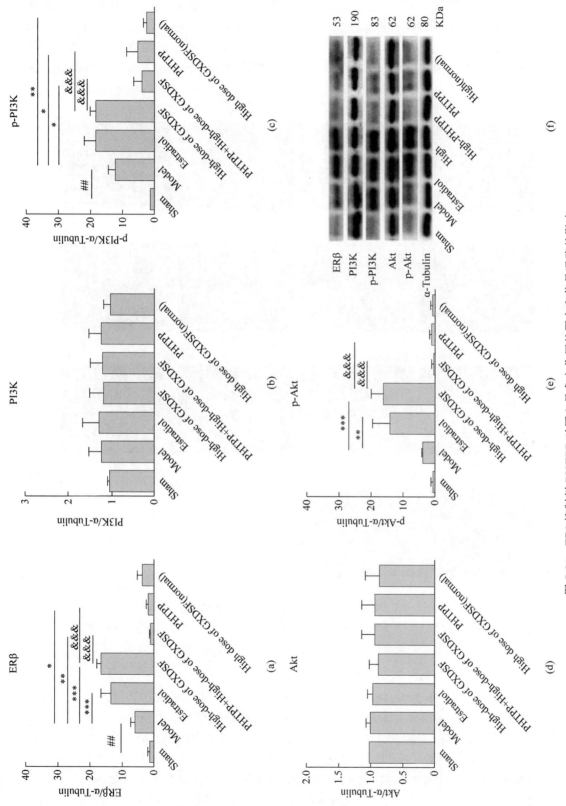

图 7-20　ERβ 抑制剂 PHTPP 对冠心丹参方作用的蛋白和信号通路的影响

注：与假手术组比较：## $P<0.01$。与 M|R|模型组比较：* $P<0.05$，** $P<0.01$，*** $P<0.001$。与 GXDSF 高剂量组比较：&&& $P<0.001$。数据以平均值±SD 表示（各组 $n=6$）。

通过免疫荧光双染检测 PHTPP 对 ERβ/α-SMA 表达分布的影响结果表明,MIRI-LVR 模型大鼠单独给予 PHTPP 处理后,雌激素受体 β 在心肌组织梗死区以及梗死边区的表达显著降低,同时梗死区和梗死边界区 α-SMA 的表达显著增加。与冠心丹参方处理组比较,冠心丹参方＋PHTPP 处理组,梗死区和梗死边界区心肌组织中 ERβ 的表达受到显著抑制,同时 α-SMA 有大量表达和分布。结果如图 7-21 所示。

图 7-21　ERβ 抑制剂 PHTPP 对 ERβ/α-SMA 表达分布的影响

(a)、(c)、(e)、(g)、(i)、(k)、(m)图的 bar 值为 100μm,(b)、(d)、(f)、(h)、(j)、(l)、(n)图的 bar 值为 25μm

3. 总结

本节以经典名方 GXDSF 为例,详细介绍了基于网络药理学的方法研究中药复方药效机制的实验思路与流程,以期为中药/中药复方作用机制研究提供研究思路与参考。依赖于 ETCM、TCM-MESH 和 CTD 数据库及 Cytoscape 分析软件,本节基于网络药理学的方法构建了 GXDSF 抗 MIRI-LVR 的中药-靶点-疾病网络。通过网络分析,我们共识别出了 75 条信号通路,它们共同构成了 GXDSF 的药效作用网络。综合通路富集结果及其在网络中的拓扑参数-连通度,并结合前期研究基础,我们从以上 75 条通路中选取了 ERs-PI3K/Akt 信号通路对 GXDSF 抗 MIRI-LVR 的药效机制进行实验验证。验证结果发现,冠心丹参方可以显著地呈剂量依赖性地促进 MIRI-LVR 模型大鼠心肌组织中 ERβ 及其下游信号通路蛋白 PI3K/Akt 的表达。给予大鼠 ERβ 特异的抑制剂 PHTPP 验证 ERβ 在冠心丹参方发挥心肌保护中的作用,结果表明 PHTPP 能显著拮抗冠心丹参方对心肌三酶的改善以及对心脏结构和功能的改善作用,提示冠心丹参方的心肌保护作用与 ERβ/PI3K/Akt 信号通路的激活密切相关。综上所述,我们利用网络药理学的分析方法发现了 GXDSF 的药效作用机制网络,并通过动物实验验证了 ERβ/PI3K/Akt 信号通路在 GXDSF 药效中的重要作用[11]。网络分析结果与实验结果具有高度的一致性,表明网络药理学是研究中药/中药复方药效机制的有效手段。

7.3　诠释中药配伍理论的科学内涵

近年来,随着基因组学、蛋白组学、系统生物学的发展,以及对生物网络、药物作用靶点与生物网络关系研究的不断深入,一种建于"疾病表型-基因-靶点-药物"相互作用基础之上的网络药理学应运而生[12]。这种"药-靶"与生物网络相整合的模式强调针对疾病复杂体系中的多个靶点,采用多种单一化合物组合的方式来产生网络生物效应。而我国传统医学中的中药复方"君、臣、佐、使"的配伍原则,多成分、多靶点的特征恰好与这种研究模式相对应。因此,网络药理学的理论与方法对于中药复方作用机制的研究是一个重要启示。

中草药配方是中医的主要治疗理念,它通过潜在的中草药交互作用来治疗各种疾病,在降低不良反应的同时最大化治疗效果。多成分、多靶点的特征使得中药的作用机制异常复杂,传统研究方法的不足,更是加剧了中草药配伍理论解析的难度。为了解决中药配伍理论难以阐释的问题,本节建立了一套网络药理学模型,用于识别中药活性组分并阐释其配伍机理[13]。该模型集成了包括药物药代动力学筛选、靶点预测、网络构建、代谢通路和系统分析在内的众多模块。具体包括以下四个步骤:收集中草药的组成组分;ADME 性质标准的建立和药效物质的筛选;活性组分的靶点预测及网络分析;以及对中药中的活性组分作用机理进行系统分析。以经典名方麻黄汤为例,概述和讨论中药的配伍规则,理解中药的配伍机制:君药在复方中起主导作用,通过作用于主要靶点来治疗疾病;臣药通过作用于与君药相同的靶点来增强君药的药理作用,从而减少君药所需剂量;佐、使药可以提高君、臣药的生物利用度,协调他们各成分的活性。这项工作为在分子水平研究中药作用机制奠定了基础,并在系统层面上为理解中药的"多成分、多靶点、多疗效"提供了方法学参考。

7.3.1　数据采集与处理

1. 麻黄汤分子数据库的构建

我们通过数据库(TCMSP)和文献检索共收集麻黄汤中化学成分 728 个。其中,麻黄 237 个、桂枝 117 个、杏仁 86 个和甘草 288 个。根据糖苷酶水解规则,这些化合物中含糖基的化合物在体内可能会转化成相应的苷元。为了避免因糖苷水解代谢而造成活性物质的流失,麻黄汤中的 21 个糖苷所对应的糖苷配基也都纳入麻黄汤的分子数据库中,并将其命名为"化合物_qt"。

2. 中草药比较

对于中药复方而言,一种中草药的药理活性通常会受到其他中草药的影响。因此,我们通过分析药物分子组成的多样性来确定具有相似药理活性的药物是否有相似的物理化学性质。重点考察了包括口服利用度(OB),类药性(DL),分子量(MW)、H-键配位电子供体数目(nHDon)、H-键配位电子受体数目(nHAcc)和辛醇-水分配系数 logP(MLOGP)在内的六种化学性质。这些物理化学特性均被证明与药物的成药性显著相关。对以上六种物理化学性质进行区间分布分析和均值分析,并在其分布区间内进行 T 检验,结果如下:

麻黄与桂枝在化学性质上存在着一定的重叠(MW,$P=0.9$;nHDon,$P=0.5$;nHAcc,$P=0.8$;MlogP,$P=0.1$;OB,$P=0.3$;DL,$P=0.06$),但与杏仁和甘草存在显著差异。我们推测,麻黄汤中的四味中草药在治疗疾病的过程中可能扮演着不同的角色(如表 7-4 和图 7-22 所示)。

表 7-4 麻黄汤各中草药分子物理化学性质比较[13]

INDEX	Eph(mean±SD)	RC(mean±SD)	SAA(mean±SD)	RG(mean±SD)
MW	177.62 (76.45)	191.84 (72.45)	273.46 (123.7)	355.84 (158.51)
nHDon	0.68 (1.24)	0.59 (1.00)	0.78 (1.38)	2.57 (2.44)
nHAcc	1.52 (1.78)	1.46 (1.45)	1.70 (2.13)	5.28 (3.93)
MLogP	2.83 (1.93)	3.17 (2.95)	4.81 (3.15)	2.48 (1.91)
OB	38.62 (20.63)	36.29 (18.17)	27.85 (18.24)	32.31 (22.5)
DL	0.06 (0.09)	0.08 (0.12)	0.17 (0.17)	0.41 (0.25)

SD:标准偏差(Standard Deviation),OB:口服利用度,DL:类药性,MW:分子量,nHDon:H-键配位电子供体数目,nHAcc:H-键配位电子受体数目,MLOGP:辛醇-水分配系数 logP

3. 活性成分的筛选

分析结果显示,麻黄汤中 6.15%(45 个)的化合物满足 OB≥30% 且 DL≥0.18。

7.3.2 网络构建与可视化

1. 药物-靶点网络

首先,利用所有候选药物和它们的靶标构建药物-靶标互作网络。然后,基于网络分析方法筛选有治疗效果的核心药物和靶标。如图 7-23 所示,在这个药物-靶点网络中,共有 45 个候选化合物分子和156 个化合物靶点,其中,42 个化合物分子与至少 10 个化合物靶点连接,7 个分子与至少 80 个化合物靶点连接。

2. 靶点-疾病网络

通过对疾病与疾病靶点进行关联,我们建立了靶点-疾病网络,试图理解中药多靶点、多疗效的作用机制。网络显示不同的疾病可能具有相同的病理变化,并且可被同一复方治愈,即一个复方可以治疗多种疾病。如图 7-24 所示,44 个靶蛋白(圆形、碧绿)连接到多种疾病(方形、紫色),其中 35 个靶蛋白连接到至少一类疾病,如神经系统疾病,呼吸道疾病和心血管疾病等。

7.3.3 网络分析与预测

1. 药物-靶点网络

在 45 个化合物分子中,香豆素(RC.1)的度数最高(degree=94),异甘草素(RG.9)、山奈酚(Eph.12)、

图 7-22　麻黄汤各中草药分子物理化学性质比较[13]

Eph：麻黄，RC：桂枝，SAA：杏仁，RG：甘草

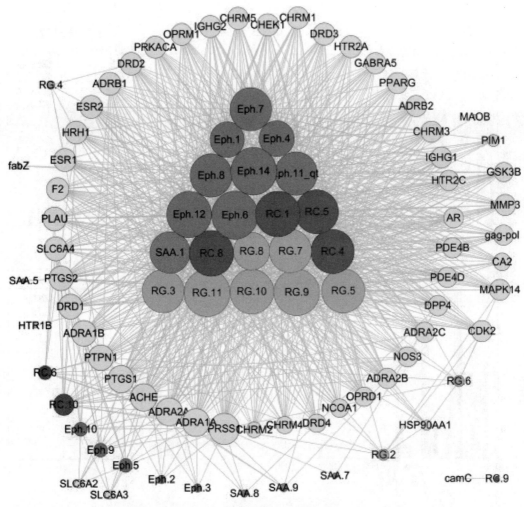

图 7-23　麻黄汤的分子-靶标网络(Drug-Target Network)[13]

该网络由 45 个候选药物和 156 个候选靶点组成,包含 201 个节点和 2151 条边。节点的大小与其度数成正比。

Eph,麻黄；RC,桂枝；SAA,杏仁；RG,甘草

去糖芦丁(Eph.11_qt)、槲皮素(Eph.8)、五羟基黄酮(Eph.7),白天竺葵苷(Eph.6)、白矢车菊素(Eph.14)等次之。具有最高度数(59)的靶蛋白是胰蛋白酶 1(PRSS1),其次是乙酰胆碱酯酶(ACHE),前列腺素合成酶 G/H 2(PTGS2)、Alpha-肾上腺素受体 2A(ADRA2A)、前列腺素合成酶 G/H1(PTGS1)、Alpha-肾上腺素受体 1A(ADRA1A)等。我们发现度数与介数(Betweenness,BC)显著相关,且具有最高介数的节点具有向心性,如图 7-25 所示。

　　基于以上分析,共筛选出 24 个活性化合物(麻黄 8 个,桂枝 6 个,杏仁 2 个,甘草 8 个)和 49 个靶蛋白,用于进一步分析麻黄汤的药理活性。此外,在药物靶点预测模型中,具有较高亲和力(SVM>0.9 和 RF>0.9)的药物和靶点也被用于进一步的分析。最后,共有 35 个候选药物和 57 个靶点被用于构建核心药物靶点网络(核心药物-靶点网络,cD-T 网络)。如图 7-26 所示,每一味中药均与大多数靶点相连接,这表明他们之间存在潜在的协同效应。

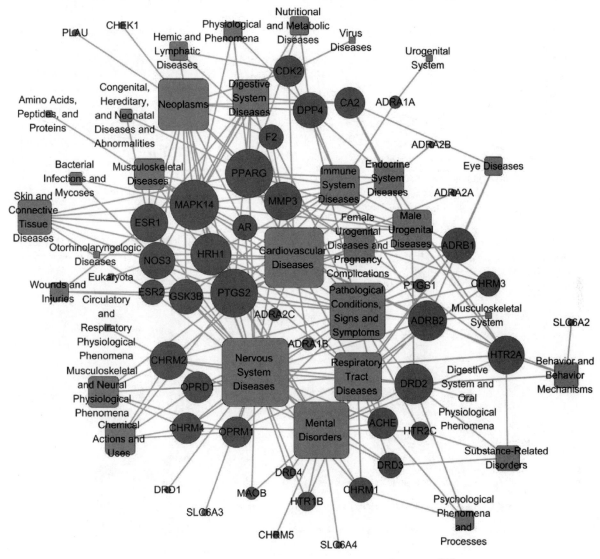

图 7-24　麻黄汤靶点-疾病网络（Target-Disease Network）[13]

由 44 个靶蛋白（圆形，品红）与对应的疾病（方形，墨绿色）连接起来的。Eph，麻黄；RC，桂枝；SAA，杏仁；RG，甘草

2. 靶点-疾病网络

发汗、缓解咳嗽、哮喘是麻黄汤的主要功能。靶点分析结果显示，包括肾上腺素受体（Adrenergic Receptors，ADRs）、组胺 H1 受体（Histamine H1 Receptor）、多巴胺受体（Dopamine Receptor）、毒蕈碱受体（Muscarinic Acetylcholine Receptor）等在内的一系列神经递质对于麻黄的发汗功能是至关重要的。此外，许多化合物，如 7,2′,4′-三羟基-5-甲氧基-3-芳香基香豆素（RG. 11）和新甘草酚（RG. 6）作用于热激蛋白 HSP90-α（HSP90AA1）可使细胞适应并生存于恶劣环境。因此，甘草可能通过激活和促进相关蛋白的表达，从而实现缓解疾病症状的功能。除了发汗，许多其他疾病综合征也受控于神经系统。其中，26 种蛋白可导致一些神经系统疾病，如头痛等，19 种蛋白可导致神经紊乱。

图 7-25　麻黄汤药物靶点网络拓扑参数分析[13]

（a）网络拓扑参数分析-药物。度表示与某节点相连接的边的数目，介数是指网络中所有最短路径中经过该节点的路径的数目占最短路径总数的比例。RC. 6（肉桂醛，Cinnamaldehyde，degree＝22，betweenness＝0.036），RC. 10（肉桂酸，Cinnamic acid，degree＝36，betweenness＝0.07）和 SAA. 9（二十烯酸，Eicosenoic acid，degree＝11，betweenness＝0.042）等三个分子具有较低的度数，但是具有较高的介数；（b）网络拓扑参数分析-靶点

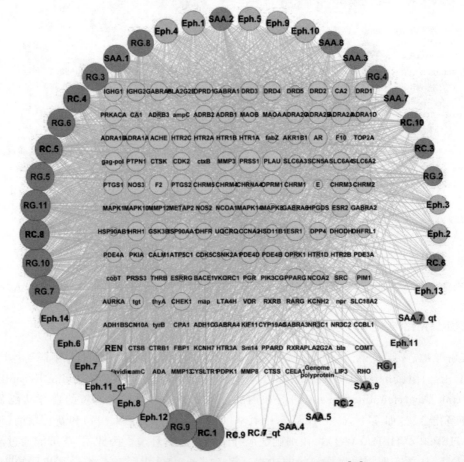

图 7-26　麻黄汤核心药物-靶点网络（cD-T 网络）[13]

核心药物靶点网络由 36 个候选药物和 56 个候选靶点组成，包括 92 个节点和 1049 条边。节点的大小与其度数成正比。黄色的实心圆代表四味中药所共有的靶点，体现了中药复方中各单味药之间的协同作用。Eph，麻黄；RC，桂枝；SAA，杏仁；RG，甘草

　　预测结果显示有 14 个靶点蛋白可以影响呼吸道疾病（RTD），包括咳嗽、哮喘等。有趣的是，我们发现，止咳的作用机制与出汗密切相关。如麻黄碱（Ephedrine，Eph. 1）和伪麻黄碱（Pseudoephedrine，Eph. 4）可靶向作用于 β1 肾上腺素受体和 β2 肾上腺素受体。此外，甘草中，7,2,4-三羟基-5-甲氧基-3-芳香基香豆素（RG. 11）和异甘草素（RG. 9）可作用于环腺苷酸磷酸二酯酶 4B（PDE4B）和过氧化物酶体增殖物激活受体 γ（PPARG）对抗哮喘。另外，杏仁中的雌激素（Estrone，SAA. 1）可作用于 Delta 型阿片样受体（OPRD1）治疗哮喘。综上所述，有理由相信麻黄是治疗呼吸道疾病的主要药物，甘草和杏仁（特别是甘草）发挥辅助作用。

7.3.4　验证与总结

　　在这项研究中，以麻黄汤为例，试图阐释中药复方的配伍机理。麻黄汤的组方原则如图 7-27 所示。在这个复方中，麻黄作为君药，主要作用于普通感冒有关的主要症状，如发热、头痛、哮喘和炎症等。桂枝作为臣药，杏仁和甘草分别作为佐药和使药，它们通过作用于与麻黄的共有靶点如肾上腺素受体，环腺苷酸磷酸二酯酶 4B（PDE4B），过氧化物酶体增殖物激活受体 γ（PPARG），Delta 型阿片样受体（OPRD1）以调整或增强麻黄的疗效。有趣的是，靶点网络分析揭示了一个麻黄汤治疗感冒的意想不到的机理，多种化学成分作用于相同的关键靶点，如麻黄中的麻黄碱、伪麻黄碱和甲基伪麻黄碱；桂枝里的香豆素、肉桂酸、肉桂醛；杏仁里的雌酮；甘草里的菜豆素、甘草苷和异甘草素。

图 7-27　麻黄汤复方的组合原理[13]

1. "君"——治疗疾病的主导因素

　　从分子水平上来讲，君药有两个显著的特征：活性分子数目较多和药理活性较强。OB 筛选结果表明，麻黄含有 150 个潜在的活性化学物质（如表 7-5 所示）。麻黄汤中各单味药活性成分的比较表明，麻黄作为君药,其活性成分在血液循环中相对浓度最大,高达 23.7%。网络分析发现麻黄可作用于感冒相关的大多数靶点。此外,药物靶点网络中的一些关键节点,如白天竺葵苷、白矢车菊苷、山奈酚等对多种信号通路均有显著的调控作用。

表 7-5　麻黄汤中各中草药候选活性物质的比较[13]

Herb	No. of ingredients	OB≥ 30% (%)	DL≥ 0.18 (%)	Dose ratio	Relative blood concentration (OB×dose ratio/8) (%)
Herba Ephedrae	237	63.3	8.4	3	23.7
Ramulus Cinnamomi	117	57.3	7.7	2	14.3
Semen Armeniacae Amarum	86	40.7	33.7	2	10.2
Radix Glycyrrhizae	288	52.8	76.0	1	6.6

2. "臣"——辅佐君药

结构分析表明,麻黄与桂枝具有相似的物理化学特征。此外,两者具有大量共有的靶点。这表明桂枝与麻黄可能具有相似的药效。临床上并不建议单独过量使用麻黄治疗感冒,因为它可能对神经系统产生严重的副作用。桂枝不仅可以增强麻黄的药效,还能同时降低麻黄的副作用。此外,桂枝富含油脂类物质,可以作为溶剂来增加其他成分的水溶性,从而提高亲脂性成分的生物利用度。这些进一步帮助我们理解为什么桂枝可以作为臣药提高麻黄的药理作用。

3. "佐"——协助君药和臣药

在麻黄汤中,杏仁作为佐药,活性成分含量最低,作用的靶点也较少。网络分析结果表明杏仁可能对君药和/或者臣药具有协同作用,主要发现如下:①杏仁中约含 50% 的类脂物质,可增加麻黄主要成分的溶解度和肠道吸收度,从而提高药物的药效;②如图 7-28 所示,通过对 P-gp 或 CYP3A 的抑制作用,可影响麻黄和桂枝中某些化学物质的 ADME 特性。例如,豆甾醇和绿原酸是已知的 P-gp/CYP3A4 抑制剂,胆固醇、二十碳二烯酸、角鲨烯、杏仁苷和二十烯酸是潜在的抑制剂。综上所述,杏仁在整个复方行使着佐药的功能,促进君药与臣药的整体药效。

4. "使"——引导复方药效的信使

使药的两个主要功能是调和其他中草药成分并改善他们的药物动力学性能。甘草作为使药,它的作用主要包括三方面:①具有广泛的药理作用。活性物质筛选和网络分析表明其具有广泛的药理作用如抗呼吸道疾病、抗炎症等,因此甘草可以增加药物组合的疗效。②降低混合物的毒性作用。甘草中的化合物,如甘草酸能与生物碱反应产生沉淀,从而转化成无毒的化合物。化合物 7,2',4'-三羟基-5-甲氧基-3-芳香基香豆素和新甘草酚可以作用于热激蛋白 HSP90-α(HSP90AA1),增加身体应对环境刺激的能力。③影响其他中草药的 ADME 性能作用。18β-甘草酸、粗毛甘草素 F、甘草黄酮、紫檀素、甘草苷、新甘草酚、甘草吡喃香豆精、菜豆素、甘草酸能与 P-gp/CYP3A4 相互作用调节药物运输/代谢,由于药物联合应用交互作用,这可能会影响到其他中草药的药理作用(如图 7-29 所示)。

图 7-28　杏仁中活性分子与 P-gp 和 P450 的对接结果[13]

虚线表示氢键的长短位置,活性氨基酸残基用黑色字体表示。(a)SAA. 8(绿原酸,Chlorogenic Acid)与 P-糖蛋白的结合模式;(b) SAA. 6(鲨烯,Squalene)与 P-糖蛋白的结合模式;(c) SAA. 3 (豆甾醇,Stigmasterol)与 CYP3A4 的结合模式;(d) SAA. 7(苦杏仁苷,Amygdalin)与 P-糖蛋白的结合模式

图 7-29　甘草中活性成分与 P-gp 和 P450 的对接结果[13]

虚线表示氢键的长短位置,活性氨基酸残基用黑色字体表示。(a) RG. 12(甘草酸,Glycyrrhizic acid)与 P-糖蛋白的结合模式;(b) RG. 2(甘草素 F,Glyasperin F)与 P-糖蛋白的结合模式;(c) RG. 5 (甘草苷,Liquiritin)与 CYP3A4 的结合模式;(d) RG. 8(Phaseol)与 P-糖蛋白的结合模式

7.4　解释中药与西药之间的相互作用

缺血性脑卒中是一个全球性的健康问题,占所有脑卒中的 77% 以上,是导致全球残疾的第一大原因和死亡的第二大原因,并且死亡率呈上升趋势[14]。尽管近年来国内外在缺血性脑中风的病理生理机制的研究工作获得了很大进展,但临床上用于治疗缺血性脑卒中的药物仍然十分有限。迄今为止,唯一批准用于治疗急性缺血性脑卒中的药物是重组组织型纤溶酶原激活剂(rt-PA)。然而,rt-PA 的应用是由于治疗时间窗短(3 小时)和潜在的副作用(颅内出血)而受到限制[15]。溶栓疗法仅适用于缺血性脑卒中急性期,目前临床常用的治疗和预防脑血管病药物阿司匹林仅对轻度中风患者有效,而且治疗效果不满意。王拥军教授主持的 CHANCE 研究发现[16],对于发病 24 小时的轻型卒中和 TIA 患者给予阿司匹林联合氯吡格雷,并且连续用药 21 天(B 级证据,IIb 级推荐),对降低 90 天内卒中复发有效,证实了阿司匹林联合氯吡格雷治疗效果优于阿司匹林单用。虽然联合抗血小板疗效强于阿司匹林单用,但是联合抗血小板治疗也陷入困境(适宜人群受限,出血风险和胃肠黏膜损伤)。由于现有的药物还未能满足临床需求,目前临床迫切需要新的急性缺血性脑卒中的治疗策略。中成药类中的活血化瘀剂、清热开窍剂、益气活血剂,如临床上具有确切疗效的三七、丹参、川芎、银杏制剂等,因其具有独特的效果越来越受到重视和关注。因此,寻找更为有效和更有价值的治疗手段以及脑卒中的治疗药物成为医药研究领域的热点。

三七是我国传统名贵中药,享有"金不换""南国神药""参中之王""外科圣药"等美誉。《本草纲目拾遗》记载:"人参补气第一,三七补血第一,味同而功异等,故称人参三七,为中药之最珍贵者"[17]。三七是五加科多年生草本植物三七的根,其味甘微苦,性湿,归肝、胃经,生品化瘀止血,消肿定痛,用于咯血吐血、跌仆肿痛、外伤出血;熟品补血活血,用于失血、贫血[18]。通过构建以网络药理学、基因组学、系统药理学等多种技术集成的整合药理学,分析三七作用机理多层次研究技术,推动原创新药临床定位及再评价,阐明其药效物质基础具有重要意义。血塞通是由三七中的有效活性组分研制而成,国内外研究证明其具有明确的体内体外心脑血管保护作用,抑制血小板聚集,降低血液黏度,抗血栓,改善微循环,抑制炎症反应,激活雌激素受体发挥抗细胞凋亡作用等[19]。血塞通软胶囊具有活血祛瘀,通脉活络的功效,主要用于瘀血闭脉络证的中风的经络恢复期,症见偏瘫、半身不遂、口舌歪斜、舌强言蹇或不语。国内外研究证明其具有抗氧化应激和抗炎作用,并具有明确的体内体外神经保护作用等。

根据临床资料大数据分析,目前治疗急性缺血性脑卒中的中成药主要以活血化瘀药物为主,为对证治疗,辅以化痰醒脑开窍药,而西药使用按照急性缺血性脑卒中诊治指南推荐药物使用,中成药与西药联合使用多为活血化瘀药+抗血小板药[20]。临床发现阿司匹林,阿司匹林与氯吡格雷合用的疗效均不能满足临床需求,而且由于长期使用阿司匹林可产生胃肠黏膜损伤和出血性风险等副作用,临床使用时不单独使用抗血小板药物。虽然临床发现中成药与抗血小板药物合用效果优于单用,但是缺乏联合应用的量化数据支撑,其作用环节、药效靶点、使用剂量、多靶点协同增效减毒机制等目前均不清楚。因此,我们采用 MCAO/R 模型大鼠进行实验。

7.4.1　数据采集与处理

研究思路与流程如图 7-30 所示。

图 7-30　研究思路与流程

1. 目标成分的选择

基于文献报道与前期实验研究结果,选择血塞通中的 5 种主要有效成分三七皂苷 R1、人参皂苷 Rg1、人参皂苷 Rb1、人参皂苷 Rd 和人参皂苷 Re(如表 7-6 所示)为血塞通的代表性成分进行后续的研究。

表 7-6　血塞通主要有效成分

编　号	化　合　物	中　文　名	CAS	分　子　式	分　子　量
1	Notoginsenoside R1	三七皂苷 R1	80418-24-2	$C_{47}H_{80}O_{18}$	933.139
2	Ginsenoside Rg1	人参皂苷 Rg1	22427-39-0	$C_{42}H_{72}O_{14}$	801.024
3	Ginsenoside Rb1	人参皂苷 Rb1	41753-43-9	$C_{54}H_{92}O_{23}$	1109.307
4	Ginsenoside Rd	人参皂苷 Rd	52705-93-8	$C_{48}H_{82}O_{18}$	947.15
5	Ginsenoside Re	人参皂苷 Re	52286-59-6	$C_{48}H_{82}O_{18}$	947.15

2. 化学成分靶点的收集

CTD 数据库 Keyword Search 项下选定"Chemicals"选项,在检索框中分别输入各化学成分的英文名,采集各化学成分的靶点数据。各化学成分与其靶点的对应关系以二维列表的形式保存。

3. 缺血性脑卒中相关疾病基因的收集

CTD 数据库 Keyword Search 项下选定"Diseases"选项,在检索框中输入"Cerebral infarction/Brain infarction",采集缺血性脑卒中相关的基因数据。各基因与缺血性脑卒中的对应关系以二维列表的形式保存。

7.4.2　网络构建与可视化

1. 网络构建与可视化

将数据来源部分获得的"成分-靶点"列表和"疾病-基因"列表分别输入 Cytoscape 3.5.0 网络分析

与可视化软件中。利用菜单栏"Tools"选项下的"merge功能"进行网络的叠合,分别构建"血塞通-缺血性脑卒中靶标网络""阿司匹林-缺血性脑卒中靶标网络"和"血塞通 & 阿司匹林-缺血性脑卒中靶标网络"。基于药物-靶标网络分析血塞通与阿司匹林的靶标谱,解释两者之间的相互作用。

2. 分析指标与算法

利用 Cytoscape 3.5.0 菜单栏"Tools"选项下的 NetworkAnalyzer 功能分析网络中各节点的拓扑属性(连通度)。

7.4.3　网络分析与预测

1. 血塞通治疗缺血性脑卒中靶标网络

图 7-31 展示了血塞通治疗缺血性脑卒中的靶标网络。三七皂苷 R1、人参皂苷 Rg1、人参皂苷 Rb1、人参皂苷 Rd 和人参皂苷 Re 分别通过调控缺血性脑卒中相关的 29 个、18 个、8 个、9 个和 23 个基因调

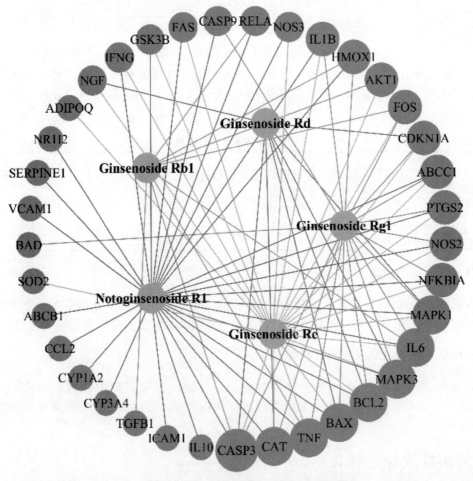

图 7-31　血塞通-缺血性脑卒中相关基因网络

绿色和红色的圆形节点分别代表血塞通中的主要成分和缺血性脑卒中相关基因

控缺血性脑卒中。各成分调控的缺血性脑卒中相关基因之间存在一定程度的交叉。同时，各成分又有其特异性调控的靶点，体现了中药多成分、多靶点的特点。网络中连通度大于 3 的基因有 CASP3、CAT、TNF、BAX、BCL2、MAPK3、IL6 和 MAPK1。这些基因可能是血塞通治疗缺血性脑卒中的关键靶点。

2. 阿司匹林治疗缺血性脑卒中靶标网络

阿司匹林通过调控缺血性脑卒中相关的 62 个基因实现治疗缺血性脑卒中的作用（如图 7-32 所示）。血塞通调控的 CASP3、CAT、TNF、BAX、BCL2、MAPK3、IL6 和 MAPK1 在阿司匹林-缺血性脑卒中相关基因网络中均有体现，进一步说明了这些基因在治疗缺血性脑卒中过程中的重要作用。

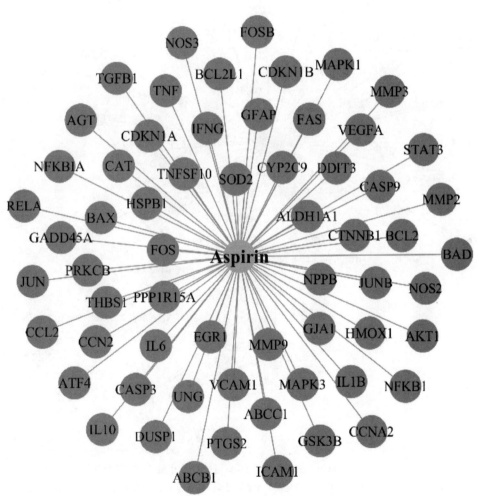

图 7-32　阿司匹林-缺血性脑卒中相关基因网络

绿色和红色的圆形节点分别代表阿司匹林和缺血性脑卒中相关基因

3. 血塞通与阿司匹林联合用药增强阿司匹林治疗缺血性脑卒中的作用

图 7-33 展示了阿司匹林与血塞通联合用药的分子靶标网络。阿司匹林与血塞通参与调控的缺血

性脑卒中相关基因存在着高度的重叠。血塞通参与调控的 37 个基因中有 31 个基因与阿司匹林参与调控的基因是重叠的,提示两者联合用药可能具有增强阿司匹林治疗缺血性脑卒中作用的潜力(如图 7-34 所示)。与单独使用阿司匹林相比,阿司匹林与血塞通联合用药参与调控的缺血性脑卒中相关基因增加了 6 个(CYP3A4、NRI12、NGF、CYP1A2、SERP1NE1 和 ADIPOQ)。但是,这些基因在阿司匹林与血塞通联合用药中的具体作用还有待进一步研究。

图 7-33　阿司匹林 & 血塞通-缺血性脑卒中相关基因网络

绿色的圆形节点代表血塞通中的主要成分;蓝色圆形节点代表阿司匹林;红色的 V 形节点代表缺血性脑卒中相关基因。蓝色、红色、紫色、黄色、绿色和蓝色的边分别连接与阿司匹林、三七皂苷 R1、人参皂苷 Rd、人参皂苷 Re、人参皂苷 Rg1 和人参皂苷 Rb1 相关的缺血性脑卒中相关基因

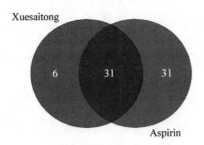

图 7-34　维恩图-阿司匹林 VS 血塞通（缺血性脑卒中相关基因）

7.4.4　验证与总结

1. 临床治疗效果

以 2015 年 8 月—2017 年 10 月治疗的脑梗死患者 120 例为研究对象，并随机分为治疗组和对照组各 60 例[21]。治疗组采用三七总皂苷与阿司匹林联合治疗，对照组仅采用阿司匹林进行治疗，对比 2 组的治疗效果、血小板聚集率、复发率以及并发症发生率。治疗组的总有效率 86.67%(52/60)明显高于对照组 71.67%(43/60)($P<0.05$)。治疗后治疗组患者的 NIHSS 量表评分明显低于对照组，血小板聚集率明显低于对照组，复发率明显低于对照组，并发症发生率也明显低于对照组($P<0.05$)。三七总皂苷联合阿司匹林可起到一定的预防作用，治疗脑梗死效果显著，安全性较高。

2. 血塞通与抗血小板药合用可显著减少 MCAO/R 模型大鼠的神经功能缺损评分

如图 7-35 所示，与假手术组比较，MCAO/R 模型组大鼠神经功能缺损评分显著增加($P<0.05$)；与 MCAO/R 模型组比较，血塞通、阿司匹林、血塞通与阿司匹林合用、氯吡格雷和阿司匹林合用、血塞

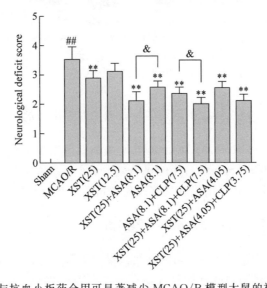

图 7-35　血塞通与抗血小板药合用可显著减少 MCAO/R 模型大鼠的神经功能缺损评分

注：##,$P<0.01$ vs 假手术组；**,$P<0.01$ vs MCAO/R 模型组；&,$P<0.05$ vs ASA+CLP 组

通与阿司匹林和氯吡格雷三者合用均可显著减少大鼠神经功能缺损评分（$P<0.05$）。与阿司匹林（8.1mg/kg）组比较，血塞通（25mg/kg）与阿司匹林（8.1mg/kg）合用显著减少大鼠神经功能缺损评分（$P<0.05$）。与阿司匹林（8.1mg/kg）和氯吡格雷（7.5mg/kg）合用组比较，血塞通（25mg/kg）与阿司匹林（8.1mg/kg）和氯吡格雷（7.5mg/kg）三者合用组大鼠神经功能缺损评分显著减少（$P<0.05$）。

3. 血塞通与抗血小板药合用可显著减少 MCAO/R 模型大鼠的脑梗死体积

如图 7-36 所示，与假手术组比较，MCAO/R 模型组大鼠脑梗死体积显著增加（$P<0.05$）；与 MCAO/R 模型组比较，血塞通、阿司匹林、血塞通与阿司匹林合用、氯吡格雷和阿司匹林合用、血塞通与阿司匹林和氯吡格雷三者合用均可显著减少脑梗死体积（$P<0.05$）；与阿司匹林（8.1mg/kg）组比较，血塞通（25mg/kg）与阿司匹林（8.1mg/kg）合用显著减少脑梗死体积（$P<0.05$）。与阿司匹林（8.1mg/kg）和氯吡格雷（7.5mg/kg）合用组比较，血塞通（25mg/kg）与阿司匹林（8.1mg/kg）和氯吡格雷（7.5mg/kg）三者合用组大鼠脑梗死体积显著减少（$P<0.05$）。

图 7-36　血塞通与抗血小板药合用可显著减少 MCAO/R 模型大鼠的脑梗死体积

4. 血塞通与抗血小板药合用能够改善阿司匹林或双抗对血小板的抑制作用

如图 7-37 所示，与假手术组比较，MCAO/R 模型血小板最大聚集率显著增加，与 MCAO/R 模型组比较，阿司匹林或氯吡格雷和阿司匹林合用能显著减少血小板最大聚集率。血塞通与阿司匹林合用、血塞通与阿司匹林和氯吡格雷三者合用能够显著改善阿司匹林对血小板的抑制作用。

5. 血塞通能显著减轻阿司匹林所致大鼠胃黏膜损伤

如图 7-38 所示，与空白对照组比较，阿司匹林组大鼠胃黏膜上皮细胞坏死，炎性细胞浸润。与阿司匹林组比较，血塞通可显著减轻阿司匹林所致胃黏膜上皮细胞坏死和炎性细胞浸润。血塞通单用对大鼠胃黏膜无显著影响。

图 7-37　血塞通与抗血小板药合用能够改善阿司匹林或双抗对血小板的抑制作用

注：＃＃，$P<0.01$ vs 假手术组；＊，$P<0.05$ vs MCAO/R 模型组；＊＊，$P<0.01$ vs
MCAO/R 模型组；&，$P<0.05$ vs ASA＋CLP 组

图 7-38　血塞通能显著减轻阿司匹林所致大鼠胃黏膜损伤

6. 血塞通可显著减轻阿司匹林所致大鼠十二指肠微绒毛损伤

如图 7-39 所示，与空白对照组比较，阿司匹林组大鼠十二指肠表面微绒毛显著减少。与阿司匹林组比较，血塞通可显著减轻阿司匹林所致十二指肠表面微绒毛减少，血塞通单用对大鼠十二指肠表面微绒毛无显著影响。

图 7-39　血塞通可显著减轻阿司匹林所致大鼠十二指肠微绒毛损伤

7. 血塞通与阿司匹林合用对 MCAO 模型大鼠基因表达的影响有协同作用

如图 7-40 所示,阿司匹林对 MCAO 模型大鼠基因表达影响较小,血塞通对 MCAO 模型大鼠基因表达有显著影响,血塞通与阿司匹林联合用药对 MCAO 模型大鼠基因表达的影响有协同作用。

图 7-40　阿理疗法差异基因聚类图

8. 血塞通与阿司匹林合用可显著影响 MCAO 模型大鼠基因表达

如图 7-41 所示,与 MCAO 模型组比较,阿司匹林可引起 58 个差异基因表达,三七总皂苷给药引起 267 个差异基因表达,阿理疗法引起 677 个差异基因表达;与阿司匹林比较,阿理疗法引起 32 个差异基因表达;与三七总皂苷比较,阿理疗法引起 132 个差异基因表达。

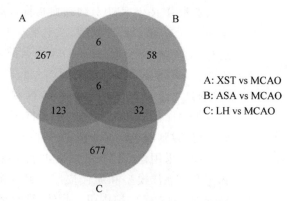

图 7-41　阿理疗法差异基因维恩图

A: XST vs MCAO
B: ASA vs MCAO
C: LH vs MCAO

9. 总结

本节以血塞通和阿司匹林联合用药为例,详细介绍了基于网络药理学的方法解释中药与西药相互作用的实验思路与流程,试图为网络药理学在中西药之间相互作用的研究中提供参考。依赖于 CTD 数据库和文献调研结果,本节基于网络药理学的方法分别构建了血塞通和阿司匹林调控缺血性脑卒中的分子靶标网络。通过网络叠合技术,对血塞通和阿司匹林的靶标谱进行一致性分析,发现阿司匹林与血塞通参与调控的缺血性脑卒中相关基因存在着高度的重叠。血塞通参与调控的 37 个基因中有 31 个基因与阿司匹林参与调控的基因完全一致,提示两者联合用药具有增强阿司匹林治疗缺血性脑卒中作用的潜力。基于 SD 大鼠的 MCAO/R 模型,我们分别检测了血塞通、阿司匹林和"血塞通＋阿司匹林"对神经功能缺损评分和脑梗死体积的影响,结果发现"阿司匹林＋血塞通"联合使用效果优于两者单用。此外,血塞通对阿司匹林或双抗造成的胃肠黏膜损伤具有一定的缓解作用。总的来说,本节基于网络药理学的方法从药物靶标层次推理血塞通和阿司匹林联合用药具有增强阿司匹林治疗缺血性脑卒中作用的潜力,并基于 MCAO/R 大鼠模型从整体水平对网络分析结果进行了验证。实验结果与网络分析结果高度吻合,表明网络药理学用于解释中西药之间的相互作用具有广阔的应用前景。

7.5　药物临床应用的重定位——中药成分保护脑缺血再灌注损伤的新用途

溶栓治疗仍然是急性缺血性脑中风的主要治疗手段。然而,脑缺血再灌注损伤伴随着溶栓治疗阻碍了成功治疗急性缺血性脑中风。再灌注虽然是恢复脑功能的关键,但是,再灌注导致过多的活性氧自由基产生,引起氧化应激,使脑损伤进一步恶化[22]。消除产生的活性氧是一个治疗急性缺血性中风的策略。不幸的是,临床前实验证明有效地清除活性氧的抗氧化剂,临床试验结果却无效。然而,令人失望的临床试验结果并不能否定氧化应激在脑缺血再灌注损伤的重要作用。靶向活性氧的来源可能是一种新的治疗策略。虽然活性氧的来源还没有完全确定,但是,很多证据表明,NADPH 氧化酶和线粒体是脑缺血再灌注的病理过程中主要的活性氧来源[23,24]。

评价指标: 神经功能缺损评分和脑梗死体积

图 7-42　研究思路与流程

越来越多的证据表明,植物雌激素和三七对神经退行性疾病包括急性缺血性中风具有保护作用。从三七中分离的植物雌激素人参皂苷 Rg1,Rb1 对脑缺血再灌注损伤具有显著的神经保护作用[25,26]。最近研究发现,三七皂苷 R1 通过雌激素受体依赖性途径激活 Akt/Nrf2/HO-1 信号通路,抑制 PC12 细胞氧化应激[27]。而且,HO-1 能够抑制 NADPH 氧化酶的活性和线粒体功能障碍[28]。基于上述研究结果,推测,三七皂苷 R1 可能是通过诱导 HO-1 的表达来抑制 NADPH 氧化酶活性和线粒体功能障碍,发挥对脑缺血再灌注损伤的神经保护作用。

我们采用体内体外脑缺血再灌注损伤模型,即大鼠大脑中动脉闭塞再灌注模型和原代皮层神经元缺氧缺糖模型来评估三七皂苷 R1 的神经保护作用。此外,我们阐明了三七皂苷 R1 的神经保护作用机制,即三七皂苷 R1 通过雌激素受体依赖性途径激活 Akt/Nrf2 信号通路,从而抑制 NADPH 氧化酶活性和线粒体功能障碍。研究思路与流程如图 7-42 所示。

7.5.1　数据采集与处理

1. 化学成分靶点的收集

CTD 数据库 Keyword Search 项中单击"Chemicals"选项,在检索框中输入 Notoginsenoside R1,采集三七皂苷 R1 的靶点数据。ETCM 数据库菜单栏 MENU 选项中单击"Chemicals"选项,在检索框中输入"Notoginsenoside R1",采集三七皂苷 R1 的靶点数据。整合基于 CTD 和 ETCM 数据库收集的三七皂苷 R1 的靶点数据,进行去重处理。三七皂苷 R1 与其靶点的对应关系以二维列表的形式保存。

2. 疾病本体富集分析

CTD 数据库 Analyze 项中单击"Set Analyzer"选项,输入类型选择 Genes,输入框内输入目标基因简称,分析类型选择 Enriched diseases,校正 P-value 阈值设置为 0.01。

7.5.2　网络构建与可视化

1. 网络构建与可视化

将疾病本体富集分析获得的三七皂苷 R1 的疾病谱输入到 Cytoscape 3.5.0 实现三七皂苷 R1 疾病谱的可视化。将与三七皂苷 R1 相关的神经系统疾病、疾病相关基因输入 Cytoscape 3.5.0 构建"三七皂苷 R1-靶点-神经系统疾病"分子网络。

2. 分析指标与算法

依据疾病本体富集分析结果中各疾病的校正 P 值(Corrected P-value<0.01)筛选具有显著性差异的疾病。

7.5.3　网络分析与预测

1. 三七皂苷 R1 疾病谱分析

我们选择了疾病本体富集分析结果中排名前 60 的疾病绘制了三七皂苷 R1 的疾病谱(如图 7-43 所示),共涉及疾病类型 19 种(如图 7-44 所示)。排名前五的疾病类型分别是癌症、心血管疾病、消化系统疾病、泌尿生殖系统疾病(男、女)和神经系统疾病。近年来,国内外对三七皂苷类成分的神经保护作用均有报道,但并未对三七的神经保护活性的物质基础进行系统研究,更未对其作用机

图 7-43　三七皂苷 R1 疾病谱

绿色和红色的 V 形节点分别代表三七皂苷 R1 和与三七皂苷 R1 相关的疾病

制开展深入的研究。疾病谱分析结果表明,三七皂苷 R1 可能在三七的神经保护作用中发挥着重要的作用。

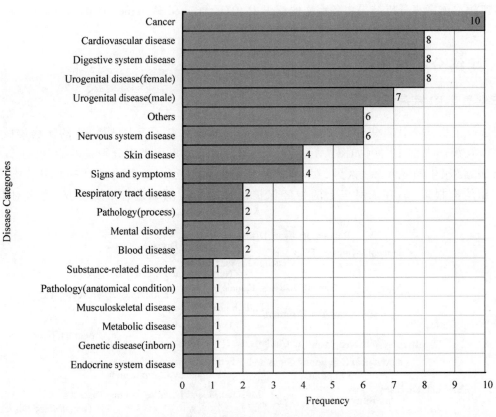

图 7-44　三七皂苷 R1 相关疾病类型统计分析(TOP60)

Frequency 代表各疾病类型涉及的疾病种类

2. 三七皂苷 R1 保护脑缺血再灌注损伤新用途的发现

图 7-45 展示了三七皂苷 R1 调控神经系统疾病的分子网络,涉及的疾病种类包括脑缺血、脑血管疾病、脑部疾病、神经系统表现、中枢神经系统疾病和痛觉过敏。除脑缺血外,其他五种疾病类型(脑血管疾病、脑部疾病、神经系统表现、中枢神经系统疾病和痛觉过敏)均是一类疾病的统称。考虑到实验验证的可行性与合理性,仅对三七皂苷 R1 对脑缺血的保护作用进行验证。

7.5.4　验证与总结

1. 三七皂苷 R1 能够减少脑缺血再灌注导致的神经功能损伤和脑梗死体积

文献报道,三七皂苷 R1 能够减少脑缺血再灌注导致的神经功能损伤和脑梗死体积[29]。如图 7-46 所示,假手术组和三七皂苷 R1 单药组动物未见梗死灶,MCAO 模型组动物再灌注 48h 后有梗死灶出现,缺血核心区和半暗区明显。与假手术组动物相比,MCAO 模型组动物脑梗死体积显著增加(如图 7-46(a)

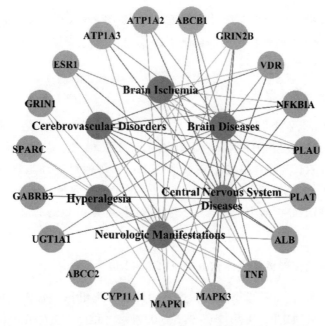

图 7-45　三七皂苷 R1-靶点-神经系统疾病分子网络

绿色和红色的圆形节点分别代表与三七皂苷 R1 相关的神经系统疾病和三七皂苷 R1 调控的神经系统疾病相关基因。橙色、蓝色、红色、绿色、浅蓝色和紫色的边分别连接与脑缺血、脑部疾病、神经系统表现、中枢神经系统疾病、脑血管疾病和痛觉过敏相关的疾病基因。

(a) TTC染色法检测脑梗死体积　　　　　　　　　　(b) 脑梗死体积统计结果

(c) 神经功能评分

图 7-46　三七皂苷 R1 能够减少脑缺血再灌注导致的神经功能损伤和脑梗死体积

和(b),$n=10$,$P<0.01$),神经功能缺损评分也显著增加(如图 7-46(c),$n=10$,$P<0.01$)。与 MCAO 模型组动物相比,三七皂苷 R1 预孵育动物的脑梗死体积显著减小,神经功能缺损评分也显著减少(如图 7-46(a)、(b)、(c),$n=10$,$P<0.01$)。

2. 三七皂苷 R1 能够增加大鼠脑皮层 HO-1 的表达

HO-1 是一种具有神经保护作用的抗氧化酶。如图 7-47(a)(b)所示,免疫组化结合类流式仪器分析结果显示,假手术组大鼠脑皮层 HO-1 阳性细胞很少,而 I/R 模型组病灶周围 HO-1 表达增高,但多为弱阳性细胞。三七皂苷 R1 预孵育组较 I/R 模型组 HO-1 阳性反应细胞数目增多,反应强度增高。有趣的是,三七皂苷 R1 只给药能够显著增加 HO-1 阳性反应细胞数量。进一步检测 HO-1 活力,结果显示,I/R 模型组病灶周围 HO-1 活力增加,三七皂苷 R1 预孵育组和三七皂苷 R1 单药组 HO-1 活力显著增加(如图 7-47(c),$n=6$,$P<0.01$)。

3. 三七皂苷 R1 能够活化雌激素受体依赖的 Akt/Nrf2 信号通路

Western Blot 结果显示,在 I/R 模型组,三七皂苷 R1 预孵育组和三七皂苷 R1 单药组大脑皮层中,HO-1 的蛋白表达显著上调(如图 7-48(b),$n=6$,$P<0.01$)。而且,三七皂苷 R1 显著增加了 Nrf2 在细胞核内积聚(如图 7-48(b),$n=6$,$P<0.01$)。我们考察了雌激素受体和 Akt/GSK-3β 信号通路,以阐明 Nrf2 的活化机制。如图 7-48(a)所示,三七皂苷 R1 可以显著增加 ERα 和 ERβ 蛋白表达以及 Akt 和 GSK-3β 的磷酸化($n=6$,$P<0.01$)。

三七皂苷 R1 在体内体外通过激活雌激素受体依赖的 Akt/Nrf2 信号通路途径上调 HO-1 蛋白表达和活力,抑制 NADPH 氧化酶活性和线粒体功能障碍,从而抑制脑缺血再灌注损伤和氧糖剥夺再灌注损伤(如图 7-49 所示)。

4. 三七皂苷 R1 神经保护作用其他机制研究

文献报道,国内外对三七皂苷 R1 的神经保护作用机制进行了深入的研究。三七皂苷 R1 可激活雌激素受体,引起 Akt 和 ERK1/2 信号通路的串扰,从而活化 Nrf2/ARE 信号通路[30]。三七皂苷 R1 可通过雌激素受体介导的内质网应激发挥抗新生儿脑缺血缺氧损伤作用[31],通过 PLC 抑制内质网应激钙释放发挥神经保护作用[32]。

5. 总结

本节以三七皂苷 R1 为例,详细介绍了基于网络药理学的方法进行药物重定位的实验思路与流程,试图为网络药理学在药物重定位研究中的应用提供参考。依赖于 CTD 数据库,我们收集了三七皂苷 R1 的靶点数据,通过疾病本体富集预测了三七皂苷 R1 的疾病谱。疾病本体富集结果提示三七皂苷 R1 对脑缺血等神经系统疾病具有保护作用。为了考察预测结果的可靠性,我们基于 MCAO 模型检测了三七皂苷 R1 的脑缺血保护作用。结果发现三七皂苷 R1 可通过雌激素受体依赖性激活 Akt/Nrf2/HO-1 途径,抑制 NADPH 氧化酶活性和线粒体功能障碍,从而抑制过氧化物的产生,最终发挥对脑缺血再灌注损伤的神经保护作用。总的来说,本节基于网络药理学的方法预测了三七皂苷 R1 的疾病谱,发现了三七皂苷 R1 保护脑缺血的新用途。三七皂苷 R1 的这一用途在 MCAO 模型上得到了验证,表明网络药理学是药物重定位研究的有效方法。

(a) 免疫组化法检测大鼠大脑皮层组织中HO-1表达(左)，类流式分析HO-1表达水平(右)

(b) 大鼠大脑皮层组织中HO-1表达水平统计图　　(c) 三七皂苷R1能够增加大鼠脑皮层组织的HO-1活力

图 7-47　三七皂苷 R1 能够增加大鼠脑皮层 HO-1 的表达

(a) 三七皂苷R1可增加大鼠大脑皮层组织中 ERα、ERβ的蛋白表达以及Akt的磷酸化

(b) 三七皂苷R1可增加大鼠大脑皮层组织中GSK-3β 的磷酸化，Nrf2在细胞核内积聚以及HO-1的蛋白表达

图 7-48　三七皂苷 R1 能够活化雌激素受体依赖的 Akt/Nrf2 信号通路

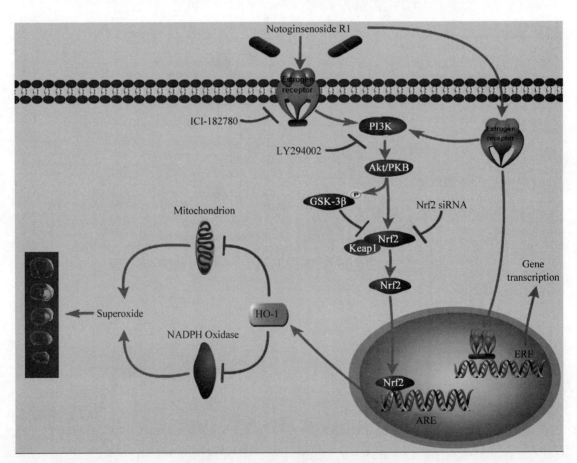

图 7-49　三七皂苷 R1 抗脑缺血分子机制图

7.6　多靶点药物的开发——中药配伍保护低密度脂蛋白诱导的内皮细胞损伤

作为一种复杂疾病,动脉粥样硬化的发生发展涉及多种靶点,市售的单靶点的药物对其治疗效果有限[33]。"一个基因,一种疾病,一个药物"的传统药物研发思路在防治动脉粥样硬化方面面临着巨大的挑战。近年来,"多基因,多靶点"的药物研发模式的兴起为动脉粥样硬化新药的开发指明了方向。中药在治疗复杂疾病方面有着丰富的实践经验,以其多途径、多靶点、毒性小等治疗特色,得到了普遍的认可。但由于成分复杂、起效慢、质量难以控制和缺乏系统的毒理研究等多种原因,难以确定其药效物质基础。作用机制不清,作用靶点不明,限制了中医药在国际社会上的推广与应用。因此,开发疗效确切、质量可控、作用机制清楚的创新型中药方剂成为治疗动脉粥样硬化的迫切需求。

网络药理学是在系统生物学与多向药理学的基础上发展而来的新方法[34],通过整合药物-靶蛋白相互作用网络与生物网络,分析药物在网络中与其他节点的相互作用,进而分析药物的有效性和毒性。冠心丹参方是我们研发的用于治疗冠状动脉性心血管疾病的有效方剂,主要由三味药材组成:丹参、三七以及降香。临床上用其治疗由气滞血瘀所引起的冠心病效果较佳,但对其治疗动脉粥样硬化的报道较少。近年来,相关实验研究表明,丹参的主要水溶性成分丹酚酸B能够有效降低血脂,降低斑块内脂质含量,减小斑块面积,增加纤维冒厚度,降低斑块糜烂以及斑块内血管的生成[35],从而有效地阻止了动脉粥样硬化的发生以及稳定动脉粥样硬化斑块。三七中的人参皂苷 Re 尽管没有直接关于防治动脉粥样硬化的报道,但其能有效减少丙二醛(Malondialdehyde,MDA)含量,增强超氧化物歧化酶(Superoxide Dismutase,SOD)和谷胱甘肽过氧化物酶(Glutathione Peroxidase,GSH-Px)活性,降低乳酸脱氢酶(Lactate Dehydrogenase,LDH)的释放量,增强 DPPH(1,1-diphenyl-2-picrylhydrazyl)自由基的清除,从而达到抗氧化性损伤的作用。此外,人参皂苷 Re 能有效降低血清中 IL-6、TNF-α、IL-10 等相关炎症因子分泌,抑制炎症反应。关于人参皂苷 Re 调节凋亡相关蛋白的作用也有报道[36]。既往文献研究提示人参皂苷 Re 能够通过其抗炎、抗氧化、抗凋亡作用发挥抗动脉粥样硬化作用。

本节基于网络药理学研究丹酚酸B(Sal B)和人参皂苷 Re(Re)通过多靶点、多途径发挥对氧化型低密度脂蛋白(Ox-LDL)诱导人脐带静脉内皮细胞(Human Umbilical Vein Endothelial Cells,HUVECs)损伤的保护作用的整体效应。

7.6.1　数据采集与处理

首先,构建动脉粥样硬化的病理数据库,Ox-LDL 诱导 HAEC 细胞损伤表达谱数据库以及 Ox-LDL 诱导 HUVECs 损伤蛋白芯片据库。然后,采用分子对接技术结合文献统计确定丹酚酸B和人参皂苷 Re 的直接作用靶点。将丹酚酸B(Sal B)和人参皂苷 Re(Re)的靶点导入构建的疾病病理数据库,寻找重叠靶点。最后,通过相关 GO 功能注释、KEGG 通路分析以及蛋白互作分析来探讨两种化合物协同保护 Ox-LDL 诱导 HUVECs 损伤的作用机制,对冠心丹参方的深度开发提供研究思路与技术支持(如图 7-50 所示)。

1. 化学成分靶点的收集

以丹酚酸B和人参皂苷 Re 为关键词,检索中国知网、PubMed、SCI、ScienceDirect 和 Springer 数据

图 7-50　研究思路与流程

库获得丹酚酸 B 和人参皂苷 Re 相关文献，文献检索截止日期为 2016-6-17。通过阅读全文，提取丹酚酸 B 和人参皂苷 Re 相关靶点。采用 PharmMapper 和 idTarget 预测丹酚酸 B 和人参皂苷 Re 的潜在作用靶点，对接参数均采用网站默认的参数设置。最终，整合文献检索结果与分子对接预测结果。

2. 动脉粥样硬化相关基因

基于 GeneCards 数据库检索动脉粥样硬化疾病的相关基因，截止时间为 2016-6-30。

3. 基于基因表达谱的差异基因分析

基于 NCBI 的 GEO 数据库下载 GSE13139 基因表达谱数据。该组数据包含了五个组别的数据：未加 Ox-LDL 诱导 HAEC 细胞损伤以及 Ox-LDL 诱导 HAEC 细胞 2h、6h、12h、24h。基于 R 语言 bioconductor 工具包进行数据的归一化，并确定差异表达基因。

4. Ox-LDL 诱导 HUVECs 损伤的凋亡靶点及炎性因子分析

该部分主要包括凋亡和炎症因子两方面数据：未加 Ox-LDL 诱导 HUVECs 细胞损伤和 Ox-LDL 诱导 HUVECs 细胞 12h。采用人凋亡蛋白芯片（美国 RayBiotech）和人炎症因子蛋白芯片（美国 RayBiotech）检测凋亡蛋白和炎症因子。

7.6.2　网络构建与可视化

1. 网络构建与可视化

本研究涉及各网络均采用 Cytoscape 3.5.0 软件进行绘制。

2. GO 功能富集分析

利用在线富集分析工具 DAVID 进行 Gene Ontology(GO)富集分析。GO 富集分析主要包括三部分：分子功能(Molecular Function,MF)、细胞组分(Cellular Component,CC)、生物过程(Biological Process,BP)。

3. KEGG Pathway 分析

本实验应用 Cluster Profiler package 以及 Kobas 2.0 对靶基因进行 KEGG 通路分析,将所得到的数据导入 Cytoscape 构建化合物-靶基因-通路-疾病网络图。

4. 分析指标与算法

差异基因表达分析、KEGG 分析以及 GO 功能分析均采用错误发现率(False Discovery Rate,FDR)检验,当 FDR<0.05 或 P<0.05 时认为差异具有显著性且有统计学意义。

7.6.3　网络分析与预测

1. SalB 和 Re 对 Ox-LDL 诱导内皮细胞损伤保护作用的潜在靶基因统计[37]

从中国知网、PubMed、SCI、ScienceDirect、Springer 数据库检索得到的丹酚酸 B 和人参皂苷 Re 的靶点经 NCBI 的 gene 数据标准化后和蛋白芯片数据相关联,最终得到丹酚酸 B 相关的靶基因 120 个,人参皂苷 Re 的靶基因 70 个。将得到的靶基因与动脉粥样硬化疾病基因库和 Ox-LDL 诱导 HAEC 细胞损伤的差异基因相关联去三者重叠的靶基因,最终得到数据库三,在数据库三中丹酚酸 B 相关的靶基因 84 个,人参皂苷 Re 的靶基因 43 个。

根据药效团模拟对接和反向对接,得到丹酚酸 B 和人参皂苷 Re 两个分子对接数据库,根据各自网站的打分排名规则,分别取对接得分排名前 100 的蛋白,将其蛋白名转化为基因名,最后将其与动脉粥样硬化疾病基因库关联取重叠部分,最终得到丹酚酸 B 相关的靶基因 27 个,人参皂苷 Re 的靶基因 30 个。

将数据库三的靶基因和分子对接结果综合在一起,一共得到丹酚酸 B 相关的靶基因 111 个,人参皂苷 Re 的靶基因 69 个。进一步分析发现,丹酚酸 B 和人参皂苷 Re 共有靶基因数为 37,因此,丹酚酸 B 的特有靶点数为 74,人参皂苷 Re 的特有靶基因数为 32。

2. SalB 和 Re 对 Ox-LDL 诱导内皮细胞损伤保护作用的潜在靶基因的 GO 富集分析

首先,对丹酚酸 B 和人参皂苷 Re 共有的靶基因进行了 GO 功能富集分析,将其共有的 37 个靶基因导入 DAVID 网页数据库中,在细胞组分、分子功能和生物学过程三方面一共得到 376 条注释,以

FDR<0.05 为筛选条件,最终得到 69 条注释。如图 7-51 所示,其共有靶基因主要在细胞液和细胞外等场所发挥抗氧化功能,生物学过程主要涉及抗氧化、抗凋亡、维持细胞离子平衡等,其关键基因为 GPX 和 SOD。

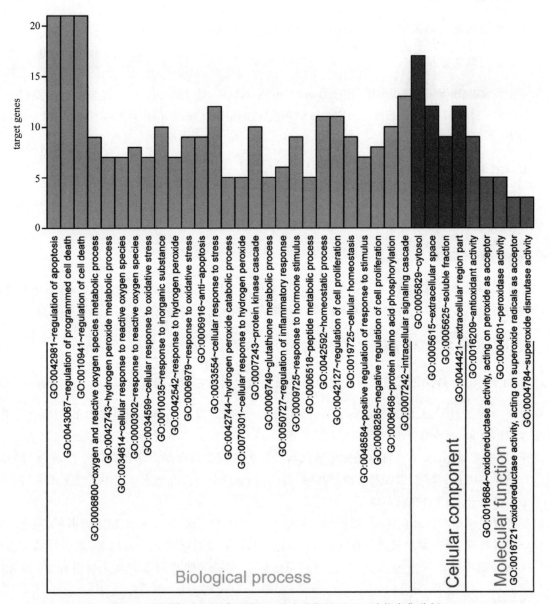

图 7-51　丹酚酸 B 和人参皂苷 Re 共有的靶基因 GO 功能富集分析

其次,对丹酚酸 B 特有的靶基因进行了 GO 功能富集分析,将其特有的 74 个靶基因导入 DAVID 网页数据库中,在细胞组分、分子功能和生物学过程三方面一共得到 684 条注释,以 FDR<0.05 为筛选条件,最终得到 113 条注释。如图 7-52 所示,其共有靶基因主要在细胞质膜和细胞外等场所发挥抗氧化和电子传递功能,生物学过程主要涉及抗氧化、细胞增殖、细胞迁移、抗炎等,其关键基因为 GSR、NOX5、NOX1、NOS3。

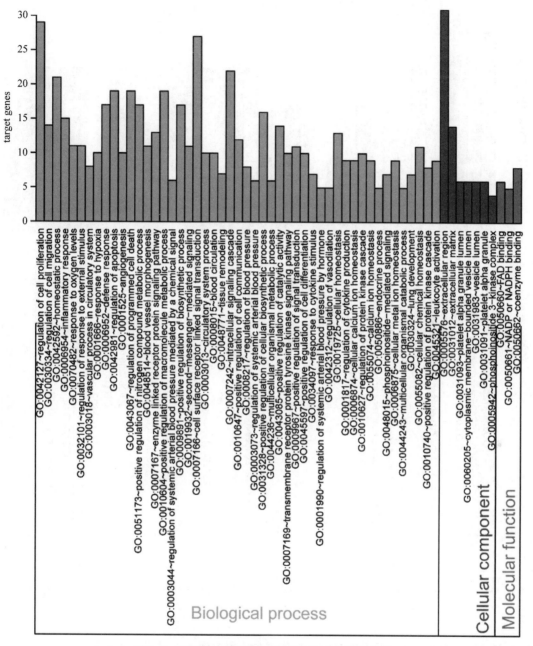

图 7-52　丹酚酸 B 特有的靶基因 GO 功能富集分析

最后,对人参皂苷 Re 特有的靶基因进行了 GO 功能富集分析,将其特有的 32 个靶基因导入
DAVID 网页数据库中,在细胞组分、分子功能和生物学过程三方面一共得到 282 条注释,以 FDR<
0.05 为筛选条件,最终得到 16 条注释。如图 7-53 所示,其共有靶基因主要在细胞突起中发挥类固醇激
素功能生物学过程主要涉及激素刺激、细胞增殖、胰岛素刺激等,其关键基因为 AR、RXRB、RXRA、
ESR1、ESR2。

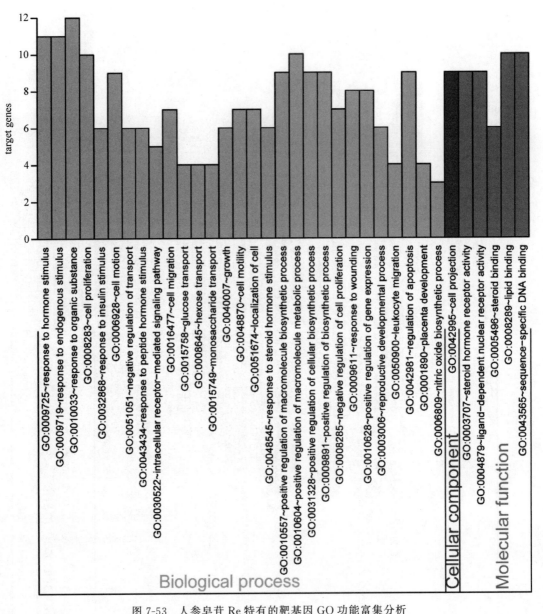

图 7-53 人参皂苷 Re 特有的靶基因 GO 功能富集分析

3. SalB 和 Re 对 Ox-LDL 诱导内皮细胞损伤保护作用的潜在靶基因的 KEGG Pathway 分析

首先,对丹酚酸 B 和人参皂苷 Re 共有的靶基因进行了 KEGG Pathway 分析,将其共有的 37 个靶基因导入 Cluster Profiler package 以及 Kobas 2.0 中,以 FDR<0.05 或者 $P<0.05$ 为筛选条件,其结果如图 7-54 所示,这些靶基因主要富集在 Toll 样受体通路、NF-κB 通路、MAPK 信号通路、病毒和细菌性疾病相关通路以及能量代谢等方面。37 个靶基因共参与 71 条通路,并且有多个基因同时涉及多条信号通路,如 CD14 基因在 Toll 样受体通路、NF-κB 通路、MAPK 信号通路中都发挥作用。

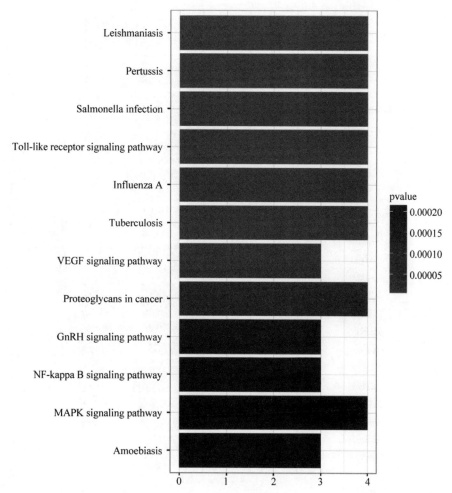

图 7-54　丹酚酸 B 和人参皂苷 Re 共有靶基因的 KEGG Pathway 分析

　　其次,对丹酚酸 B 特有的靶基因进行了 KEGG Pathway 分析,将其特有的 74 个靶基因导入 Cluster Profiler package 以及 Kobas 2.0 中,以 FDR<0.05 或者 $P<0.05$ 为筛选条件,其结果如图 7-55 所示,这些靶基因主要富集在 TNF 信号通路、AGE-RAGE 信号通路、Ras 信号通路、单核细胞迁移以及局部黏附等信号通路。74 个靶基因共参与 34 条通路,并且有多个基因同时涉及多条信号通路,如 PIK3CD 基因在 Toll 样受体通路、TNF 信号通路、AGE-RAGE 信号通路中都发挥作用。

　　最后,对人参皂苷 Re 特有的靶基因进行了 KEGG Pathway 分析,将其特有的 32 个靶基因导入 Cluster Profiler package 以及 Kobas 2.0 中,以 FDR<0.05 或者 $P<0.05$ 为筛选条件,其结果如图 7-56 所示,这些靶基因主要富集在脂肪细胞因子信号通路、激素类信号通路、胰岛素抵抗信号通路、PPAR 等信号通路。32 个靶基因共参与 21 条通路,并且有多个基因同时涉及多条信号通路,如 RXRB 基因在脂肪细胞因子信号通路、激素类信号通路、胰岛素抵抗信号通路、PPAR 中都发挥作用。

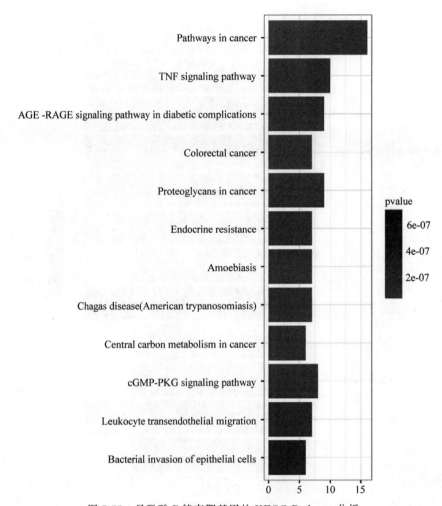

图 7-55 丹酚酸 B 特有靶基因的 KEGG Pathway 分析

4. SalB 和 Re 对 Ox-LDL 诱导内皮细胞损伤保护作用的潜在靶基因的相关网络构建与分析

药物靶点是药物在生物体内的直接作用活性位点，其包括基因位点、核酸、各种酶、离子通道、膜蛋白等生物大分子。严格意义上的药物靶点是指市面上有其特定药物的生物大分子，而新药研发的关键就是确定潜在的药物靶点以及先导化合物，这是研究药物分子发挥治疗疾病的关键所在。本实验通过分析丹酚酸 B 和人参皂苷 Re 的共有和各自特有靶基因的通路注释和对应的疾病，利用 Cytoscape 3.4.0 构建并分析其"化合物-靶点-通路-疾病"网络。特有靶基因的网络图显示，有 5 个靶基因仅参与通路的调控，而没有调控心血管相关疾病；有 23 个基因仅参与心血管疾病的，而没有具体的通路定位；有 9 个基因既参与了心血管疾病的调控又参与之相关的通路（如图 7-57 所示）。

其次，分析了丹酚酸 B 和人参皂苷 Re 各自特有靶基因的"化合物-靶点-通路-疾病"网络，结果如图 7-58 所示，丹酚酸 B 和人参皂苷 Re 的特有靶基因调节的通路和疾病有共性也有特异性，两者共同调节了胰岛素抵抗和单核细胞迁移相关的通路以及免疫相关的疾病，而不同之处在于丹酚酸 B 调节的通路主要与炎症和能量代谢相关，而人参皂苷 Re 则侧重调节脂肪代谢相关的信号通路，疾病调控方面丹酚酸 B 主要调控心血管疾病，而人参皂苷 Re 则主要调控血管炎症类的疾病。

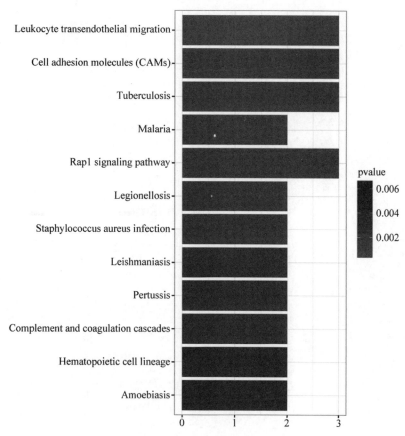

图 7-56　人参皂苷 Re 特有靶基因的 KEGG Pathway 分析

7.6.4　验证与总结

通过网络药理学手段挖掘丹酚酸 B 和人参皂苷 Re 的作用靶点信息,其结果从分子网络水平揭示了丹酚酸 B 和人参皂苷 Re 通过多靶点、多通路协同抗 Ox-LDL 诱导 HUVECs 损伤的作用方式,从体外实验验证丹酚酸 B 和人参皂苷 Re 通过多靶点、多途径协同发挥保护 Ox-LDL 诱导 HUVECs 损伤的分子机制。

1. SalB、Re、SR 抑制 Ox-LDL 诱导 HUVECs 氧化应激损伤

本研究采用流式细胞术分析 Ox-LDL 诱导的 HUVECs 细胞内 ROS 水平的影响,实验结果表明,Ox-LDL 处理后,细胞内 ROS 水平明显增强,表现为 carboxy-H2DCF 荧光增加(图 7-59(a))。统计结果(图 7-59(b))表明,与空白对照组比较,Ox-LDL 处理引起细胞内 ROS 显著增强,与模型组比较,SalB、Re、SR 预处理后细胞内 ROS 水平显著降低,但 SR 组对 Ox-LDL 诱导的 HUVECs 内 ROS 产生的抑制作用最强,与两种单体比较具有统计学意义。两种单体之间,SalB 对 HUVECs 内 ROS 的抑制作用强于 Re(图 7-59(b))。

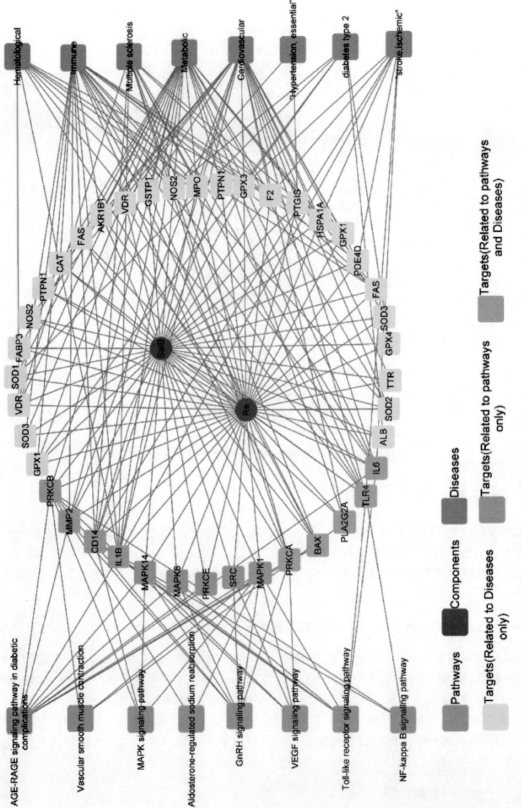

图 7-57 丹酚酸 B 和人参皂苷 Re 共有靶基因的"化合物-靶点-通路-疾病"网络调控图

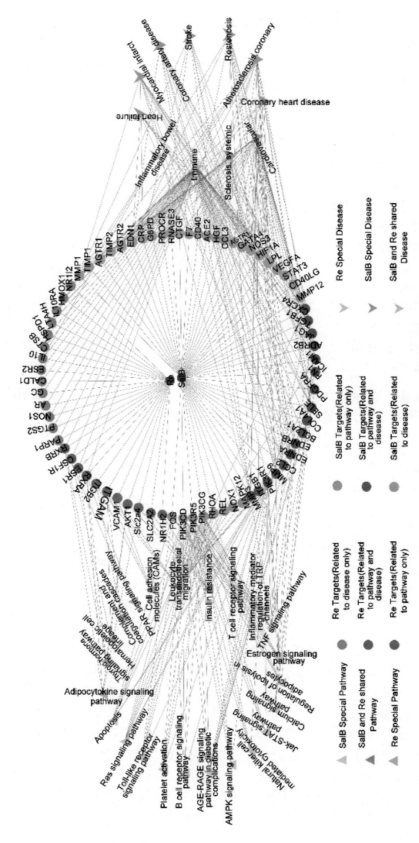

图 7-58　丹酚酸 B 和人参皂苷 Re 特有靶基因的"化合物-靶点-通路-疾病"网络调控图

细胞内抗氧化酶活性检测表明,与空白对照组相比,Ox-LDL 处理引起细胞内 CAT、SOD 和 GSH-Px 酶活性显著性降低;与模型组比较,SalB、Re、SR 预处理后能够提高细胞内 CAT、SOD 和 GSH-Px 酶活性。SR 组对 CAT、SOD 和 GSH-Px 酶活性的增强作用强于两种单体,两种单体之间,SalB 对 CAT、SOD 和 GSH-Px 酶活性的增强作用强于 Re(图 7-59(c)、(d)、(e))。细胞内抗氧化酶活性结果与细胞内 ROS 水平的检测结果相吻合。

2. SalB、Re、SR 对 Ox-LDL 诱导 HUVECs 损伤时细胞炎症因子以及黏附分子表达的影响

本研究采用 ELISA 法分析 Ox-LDL 诱导 HUVECs 细胞内炎症因子的表达,研究结果显示:Ox-LDL 处理后,细胞内炎症因子 IL-6、TNF-α 分泌明显增多,与模型组比较,SalB、Re、SR 预处理后细胞内炎症因子分泌显著降低,但 SR 组对炎症因子分泌的降低作用最强,SalB 次之,Re 最弱,且两两相互之间比较具有统计学意义(如图 7-60(a)~(c)所示)。

采用 Western blot 研究 SalB、Re、SR 对黏附分子表达的影响(如图 7-60(d)~(f)所示),与空白对照组相比,Ox-LDL 显著上调黏附分子 ICAM-1、VCAM-1 的表达,而 SalB、SR 预处理可逆转 ICAM-1、VCAM-1 的表达,当加入 p38MAPK 的激动剂和 PI3K 抑制剂后则能阻断 SalB、SR 的保护作用。研究表明,Re 对黏附分子 ICAM-1、VCAM-1 的表达没有影响;同时,ELISA 法分析 MCP-1 的分泌结果表明,Ox-LDL 处理后,细胞内 MCP-1 分泌明显增多,与模型组比较,SalB、Re、SR 预处理后细胞内 MCP-1 分泌显著降低,但 SR 组对 MCP-1 分泌的降低作用最强,SalB 次之,Re 最弱,但 Re 对 MCP-1 的分泌有显著性作用,且两两相互之间比较具有统计学意义。

3. SalB、Re、SR 通过 PI3K/Akt 通路和 p38MAPK/NF-κB 通路调节 Ox-LDL 诱导 HUVECs 损伤过程中凋亡相关蛋白的表达

采用 Western blot 研究 SalB、Re、SR 对凋亡相关蛋白表达的影响(如图 7-61(a)~(d)所示),与空白对照组相比,Ox-LDL 显著抑制抗凋亡蛋白 Bcl-2,cIAP2 的表达,而上调促凋亡蛋白 Bax,Smac 的表达,降低 Bcl-2/Bax 的比例,SalB、Re、SR 预处理可显著抑制 Ox-LDL 对 Bcl-2 家族蛋白的影响,提高 Bcl-2/Bax 的比例,并逆转 cIAP2 和 Smac 的表达,这种调节作用 SR 组最强,SalB 组次之,Re 组最弱,但都具有显著性差异。当加入 PI3K 特异性抑制剂 LY294002 或 p38MAPK 激动剂后都能够显著地降低 SR 对 HUVECs 细胞凋亡蛋白表达的调节作用,从而提示 SR 对 Ox-LDL 诱导 HUVECs 损伤中凋亡蛋白的调节受 PI3K/Akt 通路和 p38MAPK/NF-κB 通路的调控。同时,SalB、Re、SR 可以抑制 Ox-LDL 引起的促细胞凋亡蛋白 Cleaved Caspase3 的活性增加作用(如图 7-61(e)、(f)所示)。

4. 总结

本节以丹酚酸 B 和人参皂苷 Re 联合用药为例详细介绍了基于网络药理学的方法开发多靶点药物的实验思路与流程,试图为网络药理学在多靶点药物研究中的应用提供参考。依赖于文献检索与数据库检索技术,本节基于网络药理学的方法构建了丹酚酸 B 和人参皂苷 Re 联合用药保护低密度脂蛋白诱导的内皮细胞损伤的分子靶标网络,并从靶点、基因本体和 KEGG Pathway 三个层次分析了基于联合用药的多靶点药物开发的合理性。最后,以氧化型低密度脂蛋白诱导人脐带静脉内皮细胞损伤为模型,采用氧化应激、炎性反应以及内皮细胞凋亡等相关效应指标,验证了丹酚酸 B、人参皂苷 Re 单体及其配伍对氧化型低密度脂蛋白诱导人脐带静脉内皮细胞损伤的保护作用。结果证明丹酚酸 B、人参皂苷 Re 单体及其配伍通过干预氧化型低密度脂蛋白诱导人脐带静脉内皮细胞损伤过程中的氧化应激、炎症反应以及细胞凋亡而发挥保护内皮细胞的作用。

(a) SalB、Re、SR预孵育12h对Ox-LDL诱导HUVECs细胞ROS过度产生的保护作用

(b) Ox-LDL诱导HUVECs细胞ROS过度产生的统计图

(c) SalB、Re、SR预孵育12h对Ox-LDL诱导HUVECs细胞SOD产生的保护作用

(d) SalB、Re、SR预孵育12h对Ox-LDL诱导HUVECs细胞GSH-Px产生的保护作用

(e) SalB、Re、SR预孵育12h对Ox-LDL诱导HUVECs细胞CAT产生的保护作用

图7-59　SalB,Re,SR 对 Ox-LDL 诱导 HUVECs 氧化应激的保护作用

*** $P<0.001$, ** $P<0.01$, * $P<0.05$ 与 Ox-LDL 比较; ### $P<0.001$ 与 Control 比较; \$\$\$ $P<0.001$, \$\$ $P<0.01$, \$ $P<0.05$ 与 SalB; &&& $P<0.001$,&& $P<0.01$,& $P<0.05$ 与 SR 比较

图 7-60　SalB、Re、SR 抑制 Ox-LDL 诱导 HUVECs 细胞炎症因子的分泌

(a) SalB、Re、SR 预孵育 12h对Ox-LDL 诱导HUVECs细胞IL-6过度产生的保护作用

(b) SalB、Re、SR 预孵育 12h对Ox-LDL 诱导HUVECs细胞TNF-α过度产生的保护作用

(c) SalB、Re、SR 预孵育 12h对Ox-LDL 诱导HUVECs细胞MCP-1过度产生的保护作用

(d) SalB、Re、SR 预孵育 12h对Ox-LDL 诱导HUVECs细胞ICAM-1和VCAM-1表达的影响

(e) SalB、Re、SR 预孵育 12h对Ox-LDL 诱导HUVECs细胞ICAM-1表达的统计图

(f) SalB、Re、SR 预孵育 12h对Ox-LDL 诱导HUVECs细胞VCAM-1表达的统计图

*** $P<0.001$, ** $P<0.01$, * $P<0.05$ 与 Ox-LDL 比较; ### $P<0.001$ 与 Control 比较; \$\$\$ $P<0.001$,
\$\$ $P<0.01$, \$ $P<0.05$ 与 SalB; &&& $P<0.001$,&& $P<0.01$,& $P<0.05$ 与 SR 比较

图 7-61　SalB, Re, SR 通过 PI3K/Akt/NF-κB 通路和 p38MAPK/NF-κB 通路调节 Ox-LDL 诱导 HUVECs 损伤过程中调亡相关蛋白的表达

*** $P < 0.001$, ** $P < 0.01$, * $P < 0.05$ 与 Control 比较；### $P < 0.001$ 与 Ox-LDL 比较；\$ $P < 0.05$ 与 SalB；&&& $P < 0.001$, && $P < 0.01$, & $P < 0.05$ 与 SR 比较

参 考 文 献

[1] 曾克武. 中药复杂体系现代化研究方略与思考[M]. 北京：科学出版社，2016.

[2] 郭维图. 中药提取新老工艺技术浅谈[J]. 化工与医药工程，2005，26(1)：41-47.

[3] HOPKINS A L. Network pharmacology：the next paradigm in drug discovery[J]. Nature Chemical Biology，2008，4(11)：682-690.

[4] 韩波，黄维，谢欣，等. 有毒乌头类中药的毒效网络整合分析：思路与方法[J]. 世界中医药，2017，12(11)：2585-2597.

[5] 汤世民，邢小燕，邓雪红，等. 冠心丹参方及其有效成分治疗冠心病的研究进展[J]. 中国中药杂志，2016，41(20)：3721-3726.

[6] XIE L，DRAIZEN E，BOURNE P. Harnessing big data for systems pharmacology[J]. Annual Review of Pharmacology and Toxicology，2017，57：245-262.

[7] WANG J，LIU R，LIU B，et al. Systems Pharmacology-based strategy to screen new adjuvant for hepatitis B vaccine from Traditional Chinese Medicine Ophiocordyceps sinensis[J]. Scientific Reports，2017，7：44788.

[8] LI Y，WANG J，XIAO Y，et al. A systems pharmacology approach to investigate the mechanisms of action of Semen Strychni and Tripterygium wilfordii Hook F for treatment of rheumatoid arthritis[J]. Journal of Ethnopharmacology，2015，175(2015)：301-314.

[9] SUN B，XIAO J，SUN X，et al. Notoginsenoside R1 attenuates cardiac dysfunction in endotoxemic mice：an insight into oestrogen receptor activation and PI3K/Akt signalling[J]. British Journal of Pharmacology，2013，168(7)：1758-1770.

[10] MENG X，SUN G，YE J，et al. Notoginsenoside R1-mediated neuroprotection involves estrogen receptor-dependent crosstalk between Akt and ERK1/2 pathways：A novel mechanism of Nrf2/ARE signaling activation[J]. Free Radical Research，2014，48(4)：445-460.

[11] DENG X，XING X，SUN G，et al. Guanxin Danshen Formulation protects against myocardial ischemia reperfusion injury-induced left ventricular remodeling by upregulating estrogen receptor β[J]. Frontiers in Pharmacology，2017，8(2017)：777.

[12] HOPKINS A L. Network pharmacology：the next paradigm in drug discovery[J]. Nature Chemical Biology，2008，4(11)：682-690.

[13] YAO Y，ZHANG X，WANG Z，et al. Deciphering the combination principles of Traditional Chinese Medicine from a systems pharmacology perspective based on Ma-huang Decoction[J]. Journal of Ethnopharmacology，2013，150(2)：619-638.

[14] GOLDSTEIN L，AdaMS R，ALBERTS M，et al. Primary prevention of ischemic stroke：a guideline from the American Heart Association/American Stroke Association Stroke Council：cosponsored by the Atherosclerotic Peripheral Vascular Disease Interdisciplinary Working Group；Cardiovascular Nursing Council；Clinical Cardiology Council；Nutrition，Physical Activity，and Metabolism Council；and the Quality of Care and Outcomes Research Interdisciplinary Working Group[J]. Stroke，2006，37(6)：1583-1633.

[15] DONNAN G-A，FISHER M，MACLEOD M，et al. Stroke[J]. Lancet，2008，371(9624)：1612-1623.

[16] WANG Y J，WANG Y L，ZHAO X，et al. Clopidogrel with aspirin in acute minor stroke or transient ischemic attack[J]. N Engl J Med，2013，369：11-19.

[17] 俞恩珠. 三七总皂甙对心脑血管系统的药理作用[J]. 浙江中西医结合杂志，2000，10(04)：66-67.

[18] 孙凤志，孙明江，吕旭潇. 中药三七止血活血作用的研究进展[J]. 医学研究杂志，2013，42(09)：24-26.

[19] XIE W，MENG X，ZHAI Y，et al. Panax Notoginseng Saponins：A Review of Its Mechanisms of Antidepressant or Anxiolytic Effects and Network Analysis on Phytochemistry and Pharmacology[J]. Molecules，2018，23(4)：940.

[20] 杨薇，李杨，孙磊磊，等. 27678 例缺血性中风病急性期患者核心中西药物动态变化复杂网络分析[J]. 中国中药杂

志,2015,40(24):4783-4790.

[21] 陈丽,陈少贤,杨敏,等. 三七总皂苷联合阿司匹林治疗脑梗死 120 例临床分析[J]. 中国中医药现代远程教育, 2018,16(10):54-56.

[22] RODRIGO R,FERNANDEZ-GAJARDO R,GUTIERREZ R,et al. Oxidative stress and pathophysiology of ischemic stroke:novel therapeutic opportunities[J]. CNS & neurological disorders-drug targets,2013,12(5):698-714.

[23] RADERMACHER K,WINGLER K,KLEIKERS P,et al. The 1027th target candidate in stroke:Will NADPH oxidase hold up? [J]. Experimental & Translational Stroke Medicine,2012,4(1):11.

[24] MOSKOWITZ M,LO E,IADECOLA C. The science of stroke:mechanisms in search of treatments[J]. Neuron, 2010,67(2):181-198.

[25] SERRANO-POZO A,FROSCH M,MASLIAH E,et al. Neuropathological alterations in Alzheimer disease[J]. Cold Spring Harbor Perspectives in Medicine,2011,1(1):6189.

[26] ZHOU Y,LI H Q,LU L,et al. Ginsenoside Rg1 provides neuroprotection against blood brain barrier disruption and neurological injury in a rat model of cerebral ischemia/reperfusion through downregulation of aquaporin 4 expression[J]. Phytomedicine,2014,21(7):998-1003.

[27] MENG X,SUN G,YE J,et al. Notoginsenoside R1-mediated neuroprotection involves estrogen receptor-dependent crosstalk between Akt and ERK1/2 pathways:A novel mechanism of Nrf2/ARE signaling activation[J]. Free Radical Research,2014,48(4):445-460.

[28] TAILLE C,EL-BENNA J,LANONE S,et al. Induction of heme oxygenase-1 inhibits NAD(P)H oxidase activity by down-regulating cytochrome b558 expression via the reduction of heme availability[J]. Journal of Biological Chemistry,2004,279(27):28681-28688.

[29] LIU W J,TANG H T,JIA Y T,et al. Notoginsenoside r1 attenuates renal ischemia-reperfusion injury in rats[J]. Shock,2010,34(3),314-320.

[30] MENG X,SUN G,YE J,et al. Notoginsenoside R1-mediated neuroprotection involves estrogen receptor-dependent crosstalk between Akt and ERK1/2 pathways:A novel mechanism of Nrf2/ARE signaling activation[J]. Free Radical Research,2014,48(4):445-460.

[31] WANG Y,TU L,LI Y,et al. Notoginsenoside R1 protects against neonatal cerebral hypoxic-ischemic injury through estrogen receptor-dependent activation of endoplasmic reticulum stress pathways [J]. Journal of Pharmacology and Experimental Therapeutics,2016:jpet. 115. 230359.

[32] WANG Y,TU L,LI Y,et al. Notoginsenoside R1 Alleviates Oxygen-Glucose Deprivation/Reoxygenation Injury by Suppressing Endoplasmic Reticulum Calcium Release via PLC[J]. Scientific Reports,2017,7(1):16226.

[33] NORATA G D,TIBOLLA G,CATAPANO A L. Statins and skeletal muscles toxicity:from clinical trials to everyday practice[J]. Pharmacological Research,2014,88:107-113.

[34] HOPKINS A L. Network pharmacology[J]. Nature Biotechnology,2007,25(10):1110-1111.

[35] 郑纺,郭茂娟,顾立彦,等. 丹酚酸 B 对高脂高糖联合介导的载脂蛋白 E 基因敲除小鼠动脉粥样硬化斑块稳定性的影响[J]. 中国动脉硬化杂志,2011,19(11):885-890.

[36] 方芳,邱莉,缪剑华,等. 人参皂苷 Re 拮抗肠缺血/再灌注致肺损伤机制中抗炎抗氧化作用研究[J]. 中南药学, 2014,12(06):521-524.

[37] 杨科. 冠心丹参方有效成分对氧化型低密度脂蛋白(Ox-LDL)诱导人脐带静脉内皮细胞(HUVECs)损伤的多靶优效配伍调控的分子机制研究[D]. 北京:北京协和医学院,2017:26-67.

第8章 基于疾病的网络药理学实践流程

本章导读:

当前,从"生物分子网络"的结构与功能来认识复杂疾病的分子机制与药物作用模式是一种全新的研究策略[1],基于网络的方法成为研究复杂性疾病和药物-疾病非线性复杂作用模式的强有力工具[2]。世界卫生组织(World Health Organization,WHO)提出了 2014—2023 年传统医学战略,中医药作为中华民族的重要传承以及中国现有医药卫生体系的重要组成部分,在我国国民的医疗保健领域发挥了重要作用[3]。目前,对包括中医中药在内的传统医学现代化研究越来越受到国内外的重视,基于网络的理念和方法有助于推动我们从生物网络平衡角度系统地认识疾病的发生机制、研究疾病之间的关联及药物重定位,从网络角度系统解析中医药与疾病生物分子网络的复杂交互作用及组合药物研发。

浙江大学范骁辉课题组围绕方剂组分配伍的网络调控机制等关键科学问题,采用转录组学等技术,创建了若干以疾病网络为核心的中药网络药理学的研究策略,初步形成了网络方剂学研究理念[4,5],并取得了一系列进展:搭建了中药潜在靶点数据库 TCM-PTD 等多个基础数据库;根据中药整合调节特点提出了网络平衡构建算法的组分配伍优化策略,并开展了一系列实验研究,创建了基于网络调控的中药药效综合评价方法;创建了中药多成分/多靶点/多通路网络构建方法,并成功用于生脉方、芪参益气方等中药的整合调节机制研究[6~27]。本章将以缺血性心脏病为例,通过几个研究实例[12,13,15,18,19],介绍基于疾病的网络药理学相关研究工作,为网络药理学研究工作的开展与应用提供参考。

8.1 冠心病疾病网络构建及分析

冠心病(Coronary heart disease,CHD)是慢性复杂性疾病,其发生发展涉及多基因、多信号通路、多环节。疾病网络的构建能够充分整合疾病相关的基因及基因之间的相互作用关系,并将相互作用信息抽象成网络表述,以网络可视化的方式直观地呈现。同时通过网络分析技术,从整体水平研究并挖掘与疾病相关的基因群和生物学途径。因此,疾病网络为系统研究分子间的相互作用提供了平台,对于开展冠心病发病机制及药物开发的研究具有重要科研和应用价值。

8.1.1 数据采集与处理

1. 文本挖掘 CHD 相关基因

在 PubMed 数据库中检索关键词 Coronary heart disease,并限定年份 2000.1.1—2013.1.23,得到文献 11 万余篇,在 PubMed 检索栏下选择"Send to""Choose Destination""File""Format""Abstract (text)""Create File",保存".txt 格式"含有摘要的文件,并用文本挖掘技术提取摘要信息。

在摘要中提取单词,从 ArrayTrack(V3.5.0)软件基因数据库查询潜在关联基因,再将其返回到上述保存的摘要中检索,得到有文献支持的基因。接着由三名研究人员独立开展人工校对工作,通过阅读基因所在文献的摘要和全文信息及其他相关文献,确定与冠心病(coronary jeart disease,CHD)相关的基因,只有三名研究者都认为与 CHD 相关的基因才被保留,共计 660 个。

2. 人工阅读文献提取 CHD 相关基因

相对于文本挖掘技术,人工阅读文献提取信息的方法虽然耗时耗力,但是其找到目标信息的准确性高。根据汤姆森路透社出版的 JCR Science Edition 报告,*Circulation* 是心脏和心血管系统(CARDIAC and CARDIOVASCULAR SYSTEMS)领域权威的专业期刊,因此选择 *Circulation* 为文献来源,年份2006—2011 年,通过阅读文献摘要的方式,提取基因和蛋白信息,共计 151 篇相关文献,再进一步阅读全文,对基因和蛋白进行确认。我们对不同文献来源格式不一致的基因和蛋白进行了标准化处理,基因名称使用其官方名(Official Symbol)和 NCBI 中的基因编号 Entrez ID;蛋白名称的标准化采用"UniProt ID"和"UniProt Consortium Protein Name",最终得到相关基因 252 个。

3. 挖掘公共数据库 CHD 相关基因

含心血管疾病基因、蛋白等信息的公共数据库是研究心血管疾病发病机制及药物作用机制的重要资源。选择大鼠基因组研究数据库(RGD)[28]截至 2014 年 2 月 11 日的心血管疾病基因,在心血管疾病端口(Cardiovascular Disease Portal),心肌缺血(Myocardial Ischemia)相关的基因 161 个,将这些基因提取出来用于构建 CHD@ZJU 研究平台。

4. 不同来源的 CHD 相关基因整合

对三种方法得到的冠心病基因进行标准化处理,使用其官方名(Official Symbol)和 NCBI 中的基因编号 Entrez ID 对基因进行整合,去除重复基因,最后得到基因共 1073 个,在 1.0 版本的 CHD@ZJU 基础上增加了 413 个基因,版本 2.0 中新增的基因以红色高亮显示。进一步对基因相关信息进行注释,包括基因名,基因 Entrez Gene ID,基因描述,基因的文献证据,与 CHD 相关性的其他文献信息,与该基因相互作用的 PPI 关系信息及与该基因相关的 FDA 药物信息等。

8.1.2　网络构建与可视化

CHD@ZJU V2.0 整合了来自 PPI 数据库 HPRD 和 BioGRID 的 PPI 关联信息,对 CHD@ZJU 数据库内部的数据架构进行了优化,改善了网站的运算和访问速度。

将 1073 个基因的两两关系从整合后的 PPI 关系中提取出来,生成一个基因-基因相互作用关系表,共计 4030 对关系。采用 Cytoscape Web[29]构建冠心病疾病网络,该模型包括 1073 个节点基因及 4030条边。其中最大子网络包含 819 个节点及 3988 条边。

在疾病网络中,具有相似生物学功能的基因群(对应网络中的子网络 sub-network 或子簇 cluster),又称为生物功能模块,可能会共同参与疾病发生的某一环节,因此对生物功能模块的进一步分析有望揭示复杂性疾病的发病机制,并为复杂性疾病的治疗药物的设计与研发提供支持。

8.1.3　网络分析与预测

采用网络拓扑学属性分析、子网络/子簇聚类分析、生物功能 GO 分析开展网络分析。

1. 网络拓扑学属性分析

对疾病网络的拓扑学属性进行评估,结果表明所构建的疾病网络的节点连接度分布符合幂律分布(Power-Law Distribution,$R^2=0.890$),即冠心病相互作用组网络具有网络的无标度(Scale-Free)属性,具备生物网络的一般特性。

使用 Cytoscape 软件的 Network Analyzer 插件计算网络中节点的度(Degree)、介数(Betweenness Centrality)。在生物网络中,度大的节点通常被认为是网络的枢纽(Hubs),而高介数的节点则被称为网络的瓶颈节点(Bottleneck Node),这些拓扑学属性均能反映节点在网络中的重要性[30]。此外,也有研究表明和疾病相关的重要基因通常在生物网络中趋向于形成枢纽节点[31~34]。

计算疾病网络中节点的度和介数,并采取两种策略对节点进行排序分析。

1) 以介数为筛选标准

获取介数大于 0.02 的 23 个网络节点,按介数值从大到小排序,得到冠心病相关基因网络拓扑学参数(介数>0.02)。

将这 23 个基因导入 ArrayTrack 3.5,进行信号通路富集分析(Pathway Enrichment Analysis),返回信号通路 32 条。根据其生物学功能可分为 6 类,分别是细胞黏附及连接、细胞凋亡、心肌和平滑肌收缩、能量代谢、免疫炎症及细胞信号转导相关的通路。

若将介数的阈值设定在 0.01,则获得 65 个节点。信号通路富集分析得到 32 条,7 类信号通路,其信号通路与介数阈值设定在 0.02 时得到的信号通路基本一致,新增加信号通路 3 条,分别为:免疫炎症相关的 Cytosolic DNA-sensing pathway($P=0.025$)和 RIG-I-like receptor signaling pathway($P=0.046$);细胞外基质信号分子相关通路:ECM-receptor interaction($P=0.002$)。

2) 以度为筛选标准

将度大于 10 的节点按照度值从大到小排序,同时介数大于 0.02,得到 22 个节点。

将这 22 个基因进行信号通路富集分析,信号通路主要有 32 条,6 类。

若将度设定大于 10,则可返回符合条件的节点 221 个,将这些基因进行信号通路富集分析,得到信号通路 35 条,7 类,新增信号通路 5 条,分别是:能量代谢相关通路 PPAR signaling pathway($P=0.019$);免疫炎症相关信号通路 RIG-I-like receptor signaling pathway($P=0.000$),Cytosolic DNA-sensing pathway($P=0.006$);细胞外信号分子相关信号通路 ECM-receptor interaction($P=0.002$),Cytokine-cytokine receptor interaction($P=0.002$)。

通过对关键基因进行信号通路富集能反映该基因群的生物学功能,可为冠心病的发病机制解释提供支持。现有的网络分析结果提示细胞黏附及连接、细胞凋亡、心肌和平滑肌收缩、能量代谢、免疫炎症以及细胞信号转导等生物学途径中的一条或多条信号通路功能的异常可能与冠心病的发病机制相关。

2. 子网络/子簇聚类分析

网络医学(Network Medicine)以网络的方法研究人类疾病,其理论和方法是基于人类疾病的发生与疾病模块的扰动相关。默许的假设是拓扑学模块(Topological Modules)、功能模块(Functional Modules)和疾病模块(Disease Modules)在网络上是重叠的,因此功能模块相当于拓扑学模块,而疾病可以看作是对功能模块的扰动与破坏[35]。

使用网络聚簇算法可得到拓扑学模块,本章采用 Cytoscape 插件 MCODE 分析网络拓扑学属性,发现网络中高度相互作用区域,即子簇(Clusters)[36]。对整个冠心病相互作用组网络开展 MCODE 子簇分析,共检索返回 38 个子簇。对所得到的子簇进一步分析其生物学功能(GO_Biological_Process,GO_BP)。

3. 生物功能 GO 分析

Cytoscape 中的另一个插件 BiNGO 能整合分子相互作用网络并可视化,分析生物网络中一群基因的基因本体论类型(Gene Ontology(GO) Categories),发现网络中的功能模块[37]。

对 MCODE 子簇提取分析得到排名前 15 位的子簇进行 GO_BP 分析,在软件中 BiNGO Settings 对话框进行参数设定,选择物种为 Homo Sapiens,其他按照默认参数设置,如选择统计学显著性水平为 0.05,以整个注释为分析参照集。共返回 13 个子簇的 GO 分析结果,子簇 9 未返回结果,而子簇 15 只有 2 个节点因此未做 GO 分析。

本章对子簇 1、2、3 进行了 GO_BP 分析,分析结果及讨论如下。

(1) 子簇 1,聚类基因有 E2F1,IRS2,RELA,SOCS1,ESR1,RB1,SIRT1,IRS1,STAT3,BRCA1,STAT6,HIF1A,HDAC1,JAK1,PARP1,PIK3R1,GHR。GO_BP 分析发现这些基因主要涉及的功能是对细胞内外刺激信号的反应、对机体生物分子的合成和代谢、细胞增殖和凋亡调控三方面。

① 对细胞内外刺激信号的反应可能主要是在冠心病发生发展各阶段中由机体对各种生物分子(激素、细胞因子等)作用的响应。

② 生物分子的合成和代谢调控包括糖脂代谢等与机体能量代谢相关的过程,如子簇 1 中的胰岛素相关信号通路参与调控葡萄糖的转运和代谢、脂肪酸的 β 氧化等,在冠心病的发病机制中具有重要作用。相关的 GO_BP 类别有:GO-ID 10907,positive regulation of glucose metabolic process;GO-ID 45913,positive regulation of carbohydrate metabolic process;GO-ID 10828,positive regulation of glucose transport;GO-ID 19216,regulation of lipid metabolic process;GO-ID 32000,positive regulation of fatty acid beta-oxidation;GO-ID 43550,regulation of lipid kinase activity;GO-ID46321,positive regulation of fatty acid oxidation 等。

③ 细胞的增殖和凋亡参与心肌梗死的病理过程,主要相关的 GO_BP 类别有:GO-ID 42127,regulation of cell proliferation;GO-ID 8284,positive regulation of cell proliferation;GO-ID 42981,regulation of apoptosis;GO-ID 43067,GO-ID 43067,regulation of programmed cell death;GD-ID 10941,regulation of cell death 等。

(2) 子簇 2,聚类基因包括 PPARA、CAV1、TNF、IL6ST、GRB2、PPARG、NFKBIA、FOXO1、NR3C1、CTNNB1、RPA1、FOS、GATA2、CD44、RAC1、RUNX1、MYC、CCNA2、CHUK、HSPA8、AKT2、NFATC1、IRAK1、MAP2K1、RXRA、SMAD5、TP53、SMAD3、SMAD1、CDK4、PRKCD、KDR、HDAC4、HDAC3、CDKN1A、ETS1、MAPK3、MAPK8、MDM4。GO_BP 分析发现这些基因主要涉及的功能是对细胞内外刺激信号的反应、细胞增殖、分化和凋亡的调控以及免疫炎症相关过程的调控。

① 对细胞内外刺激信号的反应可能是由心肌梗死损伤引起机体的相应反应产生的,如:GO-ID 9611,response to wounding。

② 细胞增殖、分化和凋亡参与心肌缺血及心肌梗死病理过程,相应的 GO_BP 类型有:GO-ID 42127,regulation of cell proliferation;GO-ID 8285,negative regulation of cell proliferation;GO-ID 45595,regulation of cell differentiation;GO-ID 43069,negative regulation of programmed cell death;GO-ID 42981,regulation of apoptosis;GO-ID 43067,regulation of programmed cell death;GO-

10941,regulation of cell death；GO-ID 45767,regulation of anti-apoptosis；GO-ID 51726,regulation of cell cycle 等。

③ 免疫炎症反应贯穿冠心病的整个发生发展过程,主要的 GO_BP 类型有：GO-ID 2376,immune system process；GO-ID 2682,regulation of immune system process；GO-ID 2520,immune system development；GO-ID 6954,inflammatory response；GO-ID 2673,regulation of acute inflammatory response；GO-ID 50727,regulation of inflammatory response 等。

(3) 子簇 3,聚类基因有：BID、TRAF1、THRA、ERBB2、NFKB1、BCL2L1、FOXO3、SRC、ATF2、IGF1R、VDR、CSNK2A1、CXCR4、RHOA、FAS、APEX1、AR、SOCS3、SMAD2、PTPN11、CCND1、TNFRSF10B、EP300、HDAC2、JUN、MDM2、JAK2、PTPN1、TNFAIP3。GO_BP 分析发现这些基因主要涉及的功能是对细胞增殖、分化和凋亡的调控,对缺氧及氧化应激的调控等。

① 在心肌梗死中,细胞的增殖、分化、凋亡涉及心肌细胞、内皮细胞、平滑肌细胞、免疫炎症细胞等,主要的 GO_BP 类别：GO-ID 42981,regulation of apoptosis；GO-ID 43067,regulation of programmed cell death；GO-ID 10941,regulation of cell death；GO-ID 45595,regulation of cell differentiation；GO-ID 8219,cell death；GO-ID 6915,apoptosis；GO-ID 12501,programmed cell death；GO-ID 6916,anti-apoptosis；GO-ID 42127,regulation of cell proliferation；GO-ID 8633,activation of pro-apoptotic gene products；GO-ID 51726,regulation of cell cycle；GO-ID 6917,induction of apoptosis；GO-ID 12502,induction of programmed cell death 等。

② 缺氧和氧化应激对缺血性心脏病的发生发展具有重要作用,主要的 GO_BP 类型有：GO-ID,51341,regulation of oxidoreductase activity；GO-ID,1666,response to hypoxia；GO-ID,70482,response to oxygen levels；GO-ID,42542,response to hydrogen peroxide；GO-ID 6979,response to oxidative stress；GO-ID 302,response to reactive oxygen species 等。

同理,本章对其他 10 个子簇也进行了 GO_BP 分析,发现主要涉及血管生成、白细胞趋化迁移、细胞凋亡；氧化应激损伤、损伤修复；细胞增殖、迁移与凋亡、脂肪酸氧化代谢；免疫炎症相关生物学过程；钙离子通道调控；细胞-细胞外基质相互作用调控；凝血功能级联反应等生物学途径。

8.1.4　验证与总结

1. 富集结果讨论

有关疾病网络分析富集得到的信号通路,其功能及其与疾病之间的相关性的讨论分析如下：

(1) 细胞凋亡和坏死在冠心病中的作用：在急性心肌梗死(Acute Myocardial Infarction,AMI)中,心肌细胞凋亡和坏死迅速发生,相关的信号通路 Cell cycle,Apoptosis 和 p53 signaling pathway 在心肌细胞凋亡和坏死病理过程中发挥着关键作用[38-40]。

(2) 免疫炎症反应贯穿动脉粥样硬化(Atherosclerosis,AS)的整个发生发展过程,是冠心病发病的关键生物学过程[41-44]。炎症反应贯穿 AMI 的整个过程,缺氧是引起炎症的机制之一,缺血性损伤发生发展的各个阶段都有炎症反应参与[45]。在所有富集的 37 条信号通路中,有 11 条是免疫炎症相关的,包括：T cell receptor signaling pathway；Chemokine signaling pathway；B cell receptor signaling pathway；Fc epsilon RI signaling pathway；Fc gamma R-mediated phagocytosis；Natural killer cell mediated cytotoxicity；Toll-like receptor signaling pathway；Leukocyte transendothelial migration；NOD-like receptor signaling pathway；Cytosolic DNA-sensing pathway；RIG-I-like receptor signaling

pathway。研究发现[46]，在细胞增殖、分化、凋亡等多方面具有调控作用的 MAPK signaling pathway 在炎症反应中也有重要作用，是抗感染治疗的分子靶标。

（3）能量代谢在冠心病的发生发展过程中具有重要作用，心肌能量代谢包括脂肪酸和葡萄糖的代谢与利用。心肌胰岛素能促进心肌细胞利用脂肪酸和葡萄糖合成三磷酸腺苷（Adenosine triphosphate，ATP），心肌缺血则抑制胰岛素信号通路的正常传导[47]，进而诱导心梗后左室不良重构的发生，这一过程与心肌细胞线粒体脂肪酸氧化能力的下降相关[48]。PPAR signaling pathway 通过促进葡萄糖利用和抗炎作用抑制心肌缺血损伤[49]。而脂联素是关键的脂肪细胞因子，能促进脂肪酸的 β 氧化，增加葡萄糖的利用率[50]。

（4）血管生成在冠心病中的作用：VEGF signaling pathway 通过对血管内皮细胞的增殖、迁移或细胞活力进行调控，促进血管舒张，改善心梗后血液供应[51-53]。mTOR signaling pathway 对缺氧引起的血管生成具有调控作用，可促进心梗后缺血心肌血流供应的恢复[54,55]。

（5）细胞黏附与连接在冠心病中的作用：局灶性黏附（Focal adhesion）是细胞通过细胞骨架和细胞外基质（Extra Cellular Matrix，ECM）连接的介质，AS 是冠心病的内在病理基础，动脉分支点（Bifurcation Point of Arteries）血液流体切应力（Fluid Shear Stress）扰动通过 Focal adhesion 传递并引起内皮细胞形态和功能上的改变，对 AS 发生发展起促进作用[56]。同时 Focal adhesion 也介导脂蛋白对内皮的损伤过程，促进 AS 进展[57]。内皮细胞结构和功能的完整性是维持心血管系统的正常功能的重要基础，粘着连接，缝隙连接，紧密连接是内皮细胞之间三种重要的连接，这些细胞间连接的异常会改变内皮的形态和功能，增加内皮的通透性，促进 AS 的发生发展[58]。此外，内皮细胞的损伤引起炎症细胞黏附于受损内皮细胞表面并滚动迁移，再进一步侵入内皮下进入血管壁中参与动脉粥样斑块形成，肌动蛋白肌丝纤维骨架（Actin Cytoskeleton）参与调控[59]。内皮组织是血管内壁单层连续的内皮细胞结构，在血液和血管平滑肌之间起到功能性屏障作用，内皮结构和功能的改变会直接影响到血管的收缩状态。一方面内皮组织的功能性屏障作用改变，通透性增加，使得血液循环中的一些血管活性物质侵入血管壁；另一方面受损的内皮合成并分泌血管活性物质（如内皮素），或将血液循环中的前体物质代谢成有血管活性的物质（如 Ang Ⅰ 转换成 Ang Ⅱ），使血管收缩，影响心肌的供血供氧[60]。

（6）心室重构和心肌损伤修复在冠心病中的作用：在心肌梗死之后的修复过程中 TGF-beta signaling pathway 被激活，对参与修复的不同类型细胞具有多效性、多功能性的调控作用[61]。心肌梗死会触发炎症反应，最终形成疤痕组织。在梗死修复早期，TGF-β 通过抑制巨噬细胞活力，抑制内皮细胞合成趋化因子和细胞因子进而抑制炎症反应；在稍后的过程中，TGF-β 引起 ECM 沉积，激活纤维化信号通路，促进非梗死心肌的纤维化和肥大，引起左心室重构的发生发展[62]。Notch signaling pathway 在哺乳类动物心脏发育中发挥着关键作用[63]，Notch 信号通路在心肌梗死后的心肌修复和再生过程中起着重要作用[64]。调控组织和器官发育形成的另一条信号通路 Hedgehog signaling pathway 在心肌梗死后的心脏修复中也发挥着重要作用，促红细胞生成素（Erythropoietin，EPO）能通过 Hedgehog 信号通路促进血管生成对心肌梗死后的心脏发挥保护作用[65]；Hedgehog 信号通路对心肌梗死后心功能恢复的另一个机制是上调血管生成基因表达，增强骨髓祖细胞向梗死心肌的迁移[66]。

（7）其他生物学过程及环节在冠心病中的作用：ErbB signaling pathway 和 Wnt signaling pathway 具有多方面的作用，调控多个生物学过程，包括心脏发育、心肌细胞增殖、心肌细胞活力等。ErbB signaling pathway 对心脏的发育至关重要，能调控交感迷走神经及血流动力学的平衡，ErbB 信号通路的激活能逆转心肌梗死后心功能下降[67]。Wnt signaling pathway 在干细胞生物活性、心脏发育及分化、血管生成等方面具有重要作用[68~70]。Jak-STAT signaling pathway 具有多方面的生物学功能,涉及细胞增殖、分化、迁移和凋亡等,是生物体必需的信号级联[71]。研究发现病理条件下,机体的肾素血管紧张素系统(RAS)被激活,Ang Ⅱ 与受体结合进一步激活 Jak-STAT 信号通路,参与心肌缺血再灌注导致的心功能障碍[72]。此外,Jak-STAT 信号通路在心肌梗死的发生及心肌梗死后心室重构过程发挥着重要作用,这可能与其促进炎症信号通路的激活有关[73]。

上述分析表明冠心病的发病机制涉及免疫炎症反应、细胞凋亡和坏死、细胞能量代谢、细胞黏附及连接、血管生成、心肌损伤修复和心室重构以及其他相关生物学过程。

2. 主要结论

(1) 采用基于文献的文本知识挖掘方法、结合人工文献验证及公共数据库知识整合,完善了冠心病疾病相互作用组网络,构建 CHD@ZJU V2.0 疾病网络研究平台。在网络生物学、网络药理学及网络医学理念方法的指导下,采用网络分析法开展冠心病相互作用组网络的关键基因和生物学途径分析,以发现冠心病发病机制相关的关键基因群或生物功能模块。目前,CHD@ZJU 疾病网络研究平台已经更新至 3.0 版本。

(2) 网络分析结果初步显示,冠心病是多基因、多生物学途径相关的复杂性疾病,与其发病机制相关的生物学过程主要有:免疫炎症反应,细胞增殖、分化与凋亡相关过程,血管生成,缺氧和氧化应激反应,葡萄糖和脂肪酸相关的能量代谢,心肌损伤修复及心室重构等。冠心病疾病相互作用网络研究模型的构建与完善可为后续实验研究工作提供支持。

8.2 疾病网络用于中药方剂的研究实践

8.2.1 中药方剂的整合作用机制研究

芪参益气方中主要含有黄芪、丹参、三七的水溶性成分和降香挥发油成分。前期的研究结果[74,75]显示:芪参益气方的药效物质基础主要是黄芪的皂苷类成分,丹参的酚酸类成分,三七的皂苷类成分和降香的挥发油成分。史培颖[75]综合运用液相色谱-飞行时间质谱(LC/TOF/MS)、液相色谱-离子阱质谱(LC/IT/MS)和气相色谱-质谱(GC/MS)对芪参益气方的非挥发性和挥发性的化学成分进行了研究,非挥发性成分共鉴定了 35 个,其中含量较高的是丹参素、丹酚酸 B、丹酚酸 A、异丹酚酸 C、人参皂苷 Rb1 和人参皂苷 Rd。芪参益气提取物中挥发性成分共鉴定 24 个,通过芪参益气提取物与降香提取物的总离子流图对比后,得出芪参益气提取物中含量较高的 5 个挥发性成分分别是 Cis-α-santalol(Cis-α-檀香醇)、Nerolidol(橙花叔醇)、E-nerolidol(反式-橙花叔醇,ENL)、(3S,6R,7R)-3,7,11-trimethyl-3,6-epoxy-1,10-dodecadien-7-ol(RDL) 和(3S,6S,7R)-3,7,11-trimethyl-3,6-epoxy-1,10-dodecadien-7-ol(SDL)。通过分析 SD 大鼠灌胃(6g/kg)给予芪参益气提取物后的血浆样品,得到入血成分分别是 4 个酚酸类化合物和 7 个皂苷类化合物。

此外,李云飞等[76,77]用 HPLC-UV-ELSD 和 HPLC-DAD-ESI-MS^n 法研究了芪参益气滴丸中相关成分的含量。结合该研究结果,史培颖研究认为芪参益气方中黄芪甲苷(Ast)、丹参素(DSS)、人参皂苷 Rg_1(Rg_1)、人参皂苷 Rb_1(Rb_1)可能是芪参益气方中代表各味药入血的有效成分。国内其他课题组也开展了芪参益气方药效物质基础研究工作[78]。

基于对方剂的化学成分研究以及体内药代动力学等研究结果,明确芪参益气方的药效组分是黄芪的皂苷类成分、丹参的酚酸类成分、三七的皂苷类成分以及降香挥发油。进一步选择各组分代表性活性成分，Ast、DSS、Rg$_1$ 及 ENL 为四个主要有效成分。研究成分单给和组合对大鼠急性心肌梗死模型的作用，并运用基因芯片技术及网络药理学研究方法，整合 CHD@ZJU V2.0 缺血性心脏病网络，在转录组水平研究芪参益气方四个主要活性成分抗大鼠 AMI 的协同作用机制。

1. 数据采集与处理

采用大鼠麻醉状态下左冠状动脉前降支(Left Anterior Descending Coronary Artery, LAD)结扎模型。对心梗造模成功的大鼠进行随机分组给药，每天早上连续灌胃给药 7 天(按照灌胃体积 10ml/kg)。假手术组 sham(1%的羧甲基纤维素钠溶液，1%CMCNa)，模型组 model(1%CMCNa)，Ast 组(80mg/kg)，DSS 组(44mg/kg)，Rg$_1$ 组(8mg/kg)，ENL(53.3mg/kg)，4H 组，芪参益气方组(QSYQ)。用于基因芯片研究的大鼠每组 5 只，分别是：sham, model, Ast, DSS, Rg$_1$, ENL, 4H。

基因芯片检测用的大鼠心肌组织的取材需要使用 DEPC 无 RNase 水处理并经过高压灭菌烘干的手术器械，以眼科剪和眼科镊剪取结扎线以下梗死和正常心肌交界区的心肌组织约 300mg。选取的芯片为 Affymetrix Rat Genome 230 2.0，委托芯片公司检测，公司对扫描得到的原始图像采用 Affymetrix GeneChip Command Console 软件 (version4.0, Affymetrix)处理提取原始数据。

从 Arraytrack 服务器端下载原始数据文档，并使用 Excel 对所有数据进行中位数 1000 的标准化处理，标准化计算方式如下：

$$探针标准化后表达值 = 芯片中原始表达值 / 中位数 \times 1000$$

探针表达均值计算，对标准化之后得到的表达值进一步进行以 2 为底数的对数计算(log$_2$ 表达值)，计算每个探针表达水平的 log$_2$ 均值。从 8.1 部分构建的冠心病网络研究平台 CHD@ZJUV2.0 下载 1073 个缺血性心脏病相关基因，从芯片的 26430 个基因中提取得到 902 个缺血性心脏病相关基因。计算每个基因的回调水平(Reverse Rate, RR)，最后在 Arraytrack 中进行信号通路富集分析。

基因回调率计算公式如下：

$$RR = (D - M)/(S - M)$$

对于这个公式，RR 代表回调率，即给药干预后使得基因表达向着与造模相对假手术组变化相反的方向调控而使其回复至假手术水平的能力；D 代表成分或成分组合；M 代表模型；S 代表假手术。

对于造模后基因相对于假手术上调的情况，即 $M > S$，有效回调的条件是 $M > D \geqslant S$，则回调率 $0 < RR \leqslant 1$；对于造模后基因相对于假手术下调的情况，即 $S > M$，有效回调的条件是 $S \geqslant D > M$，则回调率 $0 < RR \leqslant 1$，即 RR 值越接近于 1，回调作用越强。而回调率 $RR > 1$ 表示过回调作用，即药物干预使基因回调到假手术水平后继续向着假手术方向调控，回调率 $RR \leqslant 0$ 表示无回调作用。

2. 网络分析与预测

运用 ArrayTrack 软件对有效回调基因进行信号通路富集分析，Ast 有效回调基因 466 个，DSS 有效回调基因 365 个，Rg$_1$ 有效回调基因 495 个，ENL 有效回调基因 425 个，4H 组有效回调基因 444 个。构建各组调控的信号通路及信号通路网络，该网络称为药物-信号通路网络，网络属性为 49 个节点，179 条连接，44 条信号通路，四个成分各自单给及四个成分合给能显著性调控的信号通路 26 条，占富集得到的信号通路 59.1%。这些信号通路主要涉及免疫炎症、细胞黏附和连接、血管生成、心室重构和心肌修复、能量代谢等生物学过程。Ast 显著性调控的信号通路 34 条($P < 0.05$)，Rg$_1$ 显著性调控的信号通路 35 条($P < 0.05$)，DSS 显著性调控的信号通路 39 条($P < 0.05$)，ENL 显著性调控的信号通路 36

条($P<0.05$)，4H 显著性调控的信号通路 35 条($P<0.05$)。

网络分析结果显示，各个成分都能调控多条缺血性心脏病相关的信号通路，有的信号通路只被一个成分调控，而有的信号通路被两个、三个或四个成分共同调控。

Glycerolipid metabolism 信号通路只被 Ast 显著性调控，Nicotinate and nicotinamide metabolism、Steroid biosynthesis、Cell cycle 三条信号通路只被 DSS 显著性调控，Methane metabolism 信号通路只被 ENL 显著性调控。

Ast 和 Rg_1 能共同显著性调控信号通路 PPAR signaling pathway 和 Pyruvate metabolism，DSS 和 ENL 能共同显著性调控信号通路 p53 signaling pathway 和 Tight junction 和 RIG-I-like receptor signaling pathway。

Ast、DSS 和 Rg_1 能共同显著性调控 Cardiac muscle contraction 和 Fc gamma R-mediated phagocytosis；Ast、DSS 和 ENL 能共同显著性调控 ABC transporters；Ast、Rg_1 和 ENL 能共同显著性调控 ECM-receptor interaction；DSS、Rg_1 和 ENL 能共同显著性调控 Leukocyte transendothelial migration、Hematopoietic cell lineage 和 Natural killer cell mediated cytotoxicity。

Ast、DSS、Rg_1 和 ENL 四个成分能共同显著性调控 Arachidonic acid metabolism。

四个成分各自单给及四个成分合给能显著性调控的信号通路 26 条，包括：Adherens junction，Adipocytokine signaling pathway，Apoptosis，B cell receptor signaling pathway，Calcium signaling pathway，Chemokine signaling pathway，Complement and coagulation cascades，Cytokine-cytokine receptor interaction，ErbB signaling pathway，Fc epsilon RI signaling pathway，Focal adhesion，Gap junction，GnRH signaling pathway，Insulin signaling pathway，Jak-STAT signaling pathway，MAPK signaling pathway，mTOR signaling pathway，NOD-like receptor signaling pathway，Regulation of actin cytoskeleton，Renin-angiotensin system，T cell receptor signaling pathway，TGF-beta signaling pathway，Toll-like receptor signaling pathway，Vascular smooth muscle contraction，VEGF signaling pathway 和 Wnt signaling pathway。

3. 验证与总结

（1）实验验证

采用脂多糖（Lipopolysaccharide，LPS）诱导小鼠单核巨噬细胞 RAW264.7 产生炎症反应模型，研究降香挥发油中主要成分 ENL 及两个首次从降香挥发油中分离得到的成分 SDL 和 RDL 的抗炎作用及其作用机制，同时研究芪参益气四个主要成分 Ast、DSS、Rg_1 及 ENL 抗炎的协同作用。

考察成分 ENL、SDL 和 RDL 对 RAW264.7 细胞活力的影响，在不影响细胞活力的浓度范围研究成分对于 LPS 诱导 RAW264.7 细胞产生 NO 的抑制作用，同时也考察了丹参素钠和人参皂苷 Rg_1 对 LPS 诱导 RAW264.7 分泌 NO 的协同抑制作用，四个成分合给对于 LPS 诱导 RAW264.7 分泌 NO 的抑制作用，NO 检测采用 Griess 法。进一步考察工具药小分子 U0126，T0070907，Pioglitazone hydrochloride（Pio），ZnPPIX 对 LPS 刺激 RAW264.7 分泌 NO 的影响，其中 U0126 是选择性的 ERK1/2 磷酸化抑制剂，T0070907 是 PPARγ 磷酸化抑制剂，Pio 是 PPARγ 激动剂，ZnPPIX 是 HO-1 特异性抑制剂。采用 Western blot 法检测 ERK1/2，phospho-ERK1/2，PPARγ，HO-1 的蛋白表达水平。

（2）主要结论

① 采用基因芯片技术及网络药理学方法,在转录组水平上开展了芪参益气方四个主要成分抗大鼠 AMI 的协同作用机制研究,四个主要成分对缺血性心脏病相关的多个基因具有调控作用。在四个成分组合有效回调的基因中,有 50% 以上是由至少两个成分参与的,体现了四个有效成分对相关基因调控的协同作用。在成分组合给药组中,造模后上调且四个成分具有协同作用的基因共 40 个,造模后下调且四个成分具有协同作用的基因共 36 个,对这些基因的功能进行了生物学功能及信号通路富集分析。发现了免疫炎症、血管生成、心室重构和心肌修复、能量代谢等可能是芪参益气方四个成分发挥多靶点、多途径整合协同作用对抗大鼠 AMI 的关键生物学途径。

② 相关作用的实验验证研究显示,ENL、SDL 和 RDL 对 LPS 诱导的 RAW264.7 单核巨噬细胞分泌 NO 具有不同程度的抑制作用。三个成分(特别是 ENL 和 SDL)的作用机制可能是通过部分抑制 ERK1/2,PPARγ 磷酸化,并增加 PPARγ 和 HO-1 表达,涉及 NF-κB、ROS 和 iNOS 等,抑制 LPS 诱导 RAW264.7 巨噬细胞产生 NO。DSS 和 Rg_1 两个成分联合给药能协同增强对抗 LPS 刺激 RAW264.7 分泌 NO 的作用,并且具有一定量效关系,该作用能被 HO-1 特异性抑制剂 ZnPPIX 减弱甚至取消,DSS 和 Rg_1 可能通过部分促进 HO-1 的表达发挥抗炎作用。同时,与单个成分给药组相比,四个成分 Ast、DSS、Rg_1 和 ENL 联合给药能显著性协同增强抑制 LPS 诱导分泌 NO 的作用,且具有良好的量效关系。

③ 构建芪参益气主要药效物质的成分-靶点-通路网络,实验发现,芪参益气滴丸作用网络由 12 个药效成分,作用于 17 条通路的 55 个靶点共同构成,涉及急性心梗阶段(舒张血管、抗心肌凋亡、抗炎保护内皮、改善能量代谢)以及心室重构阶段(促血管新生、改善心功能、抗心肌纤维化、抗血小板聚集),体现了芪参益气多成分、多靶点、多途径的整合调节作用。

8.2.2　中药方剂的"君臣佐使"配伍规律研究

网络药理学技术为系统探索中药方剂的整合调节作用提供了新的视角。研究以芪参益气方为例,为了诠释其在抗急性心肌缺血中配伍规律的科学内涵,本节提出了一种基于生物网络平衡分析的中药整合调节作用研究新模式。首先通过整合疾病相关基因信息、基因转录组表达信息及相互作用信息构建机体失衡网络模型,并分析芪参益气方及其成分丹参、黄芪、三七和降香分别对机体失衡网络的回复调节能力。通过改进并运用网络复衡能力算法对其药效进行定量评价,发现芪参益气方在抗急性心肌缺血中显著优于其四个成分单独给药,具有协同增效作用,其中君药和臣药(黄芪和丹参)的网络复衡能力要显著优于佐药和使药(三七和降香),符合"君臣佐使"的配伍规律。通过运用通路富集分析,从通路水平进一步诠释了芪参益气方及成分在通路层面的配伍规律。

1. 数据采集与处理

1)急性心肌缺血大鼠心肌组织制备

急性心肌缺血大鼠心肌组织由浙江大学药物信息学研究所提供,本研究中共涉及 7 组样本,分别为正常组(Ctrl)、造模组(MI)、芪参益气方组(QSYQ)、丹参组(DS)、黄芪组(HQ)、三七组(SQ)和降香组(JX),每组包含 3 个生物学重复样本。

2) 芯片实验及数据预处理

大鼠心肌组织 RNA 抽提、纯化、样品质检、芯片实验及数据获得由公司完成,所用芯片为 Affymetrix Rat 230 2.0 芯片,最终芯片数据以".CEL 格式"保存。使用 ArrayTrack 软件读取".CEL 文件",并将芯片数据以".txt 格式"导出至 Excel 中开展标准化处理。对总计 21 张芯片数据进行数据标准化处理,具体方法为将每张芯片的表达值中位数通过乘以权重系数设定为 1000(Median=1000)。

2. 网络构建与可视化

1) 机体失衡网络(Organism Disturbed Network,ODN)构建

整个流程可分为数据收集、数据整理、网络构建及可视化、网络分析四大环节。

在数据收集环节中,通过知识挖掘技术以及转录组学实验收集了 AMI 相关基因信息、相互关联信息以及表达谱信息。在数据整理环节中,整合了 CHD@ZJU 和 RGD 数据库中与冠心病及心肌缺血相关的基因;并整合 HPRD 和 BioGRID 数据库中的蛋白-蛋白相互作用关系(PPI)信息;以及通过标准化处理等手段对芯片表达数据进行处理,获得基因表达信息。在网络建模过程中,采用整合的基因信息和 PPI 关系分别作为网络中的节点和连接构建了 AMI 疾病生物网络。其中网络中每一个节点代表基因,而每一条连接代表两个基因对应蛋白之间存在相互作用关系。随后,通过运用转录组学技术获取 AMI 的基因表达谱信息,并将其以网络标注(包括节点标注和连接标注)的形式和疾病生物网络相结合,形成机体失衡网络。运用 Cytoscape 软件开展机体失衡网络的可视化研究。

2) 面向 ODN 模型的网络复衡指数(Network Recovery Index,NRI)计算

面向机体失衡网络模型的网络平衡恢复调控指数(Network Recovery Index-Organism Disturbed Network,NRI-ODN),使其能够整合节点拓扑学属性和回调效率来综合评价药物的网络回复调控能力。在本研究中,节点拓扑学属性使用节点的度(Degree)进行定义。节点回调效率则采用回复调控效率(Efficiency of Recovery Regulation,EoR)表示。

EoR 是基于定量的回调状态(RL′)的描述节点回调效率的指标,RL′是回调状态指标 RL 的连续变量形式,计算如式(8.1)所示。EoR 计算如式(8.2)所示,其最大值为 100%,即药物能够完全消除造模产生的表达改变。例如,假设正常对照组中表达强度的 log2 均值为 5,在造模组中该值为 10。$EoR=$ 50% 表示给药后该基因的表达强度回调了 50%(即变为 7.5)或过调了 50%(即变为 12.5)。而 $EoR=$ 100% 则表明给药后该基因的表达强度回到了正常对照组状态(10)。若 $EoR<0$ 则表明给药对该基因不存在回调效应(<5)或产生了过大的过回调效应(>15),这类基因对药效没有贡献。

$$RL' = \frac{\log E_{\text{drug}} - \log E_{\text{disease}}}{\log E_{\text{control}} - \log E_{\text{disease}}} \tag{8.1}$$

$$EoR = 100\% - |\ 100\% - RL'\ | \tag{8.2}$$

NRI-ODN 通过式(8.4)计算。回调水平(Recovery Regulation-ODN,RRODN)综合考虑了节点拓扑学和回调效率对回调水平的影响,如式(8.3)。其中 W_{topo} 代表该节点的连接度,EoR_{positive} 表示具有正 EoR 值的节点才会被用于 $RRODN$ 的计算中。最终,$NRI\text{-}ODN$ 通过计算整体网络,显著上调基因和显著下调基因的 $RRODN$ 之和获得。

$$RRODN = \sum W_{\text{topo}} \cdot EoR_{\text{positive}} \tag{8.3}$$

$$NRI\text{-}ODN = RRODN_{\text{all}} + RRODN_{\text{up}} + RRODN_{\text{down}} \tag{8.4}$$

3. 网络分析与预测

研究运用面向机体失衡网络模型的网络复衡指数(NRI-ODN)对芪参益气方抗急性心肌缺血药效进行评价,并分析了节点的造模组表达改变(Fold Change,FC)对 *RRODN* 及 *NRI-ODN* 计算结果的影响。并通过回复调控效率(*EoR*)来计算芪参益气及其成分对机体失衡网络中节点的回调效率。以 *EoR* >50%为阈值定义有效回调基因,分别获得了芪参益气及其成分的有效回调基因列表。

运用通路富集分析方法对每个基因列表中涉及的生物学信号通路进行研究。使用 ArrayTrack(版本 3.5.0)软件中的通路分析工具对有效回调基因列表进行通路分析,选择 KEGG 通路数据库为通路信息来源,显著通路定义为 Fisher *P* value<0.05 的通路。KEGG 通路数据库中包含细胞途径(Cellular Processes)、胞外信息传递(Environmental Information Processes)、代谢(Metabolism)、疾病(Human Diseases)等多种通路类型。考虑到和蛋白-蛋白相互作用的关联性,在本研究中仅对细胞途径和胞外信息传递两类通路进行研究。

4. 验证与总结

1) 网络构建及 *EoR* 计算结果

基于芪参益气数据的 AMI 相关疾病生物网络共涉及 324 个基因和 623 对相互作用关系,其中最大的子网络作为机体失衡网络,共涉及 281 个基因和 616 条相互作用关系。每个节点代表基因,每条连接代表基因的对应蛋白间存在相互作用关系。节点的颜色代表造模组表达改变状态,红色代表造模组相对于正常组表达上调,绿色代表造模组相对于正常组表达下调(如图 8-1(a)所示)。

采用 *EoR* 指数对芪参益气方给药后网络的回调能力进行标注(如图 8-1(b)所示)。其中,节点呈蓝色表明芪参益气方给药后能够回调该节点由于急性心肌缺血造模后导致的表达失衡,而节点呈灰色则表明没有回调效果。芪参益气方中的四种成分,黄芪(Astragalus)、丹参(Salvia)、三七(Notoginseng)和降香(Dalbergia)对网络回调能力的示意图如图 8-1(c)所示。

2) 芪参益气方 *RRODN* 及 NRI-ODN 计算结果

在四种组分中丹参和黄芪的 NRI-ODN 指数相对三七和降香的 NRI-ODN 指数更高。芪参益气方、黄芪和丹参对机体失衡网络具有极显著回调效应(*P*<0.01),降香具有显著回调效应(*P*<0.05),而三七组分单给对机体失衡网络的回调趋势不显著(*P*>0.1)。

3) 网络复衡能力趋势分析结果

本研究采用了 FC 绝对值>0.5 作为显著上调和下调基因的筛选标准,并考察了这一筛选标准对 *RRODN* 计算结果的影响。芪参益气方的 *RR* 结果始终要高于其四种成分单独作用,当 FC 阈值大于 1 时,而黄芪和丹参的 *RRODN* 水平要高于降香和三七,而当 FC 大于 1 时,芪参益气方的显著项 *RRODN* 得分和丹参差异较小,其他三种成分黄芪、三七和降香的显著项 *RRODN* 得分相似。

4) 芪参益气配伍规律在通路层面的体现

以 *EOR* >50%为阈值定义芪参益气方及其成分对机体失衡网络的有效回调基因,并通过对这些基因富集的生物学通路进行分析并统计。结果表明黄芪能够影响更多的通路,其他三种成分影响的信号通路数相似。芪参益气方中的 14 条通路能够被其至少一种成分调控,其中黄芪和丹参各能够调控芪参益气方中的 10 条通路,而三七能调控 8 条通路,降香则只能调控其中 5 条通路,这表明在通路水平上黄芪和丹参可能起主要调控作用。

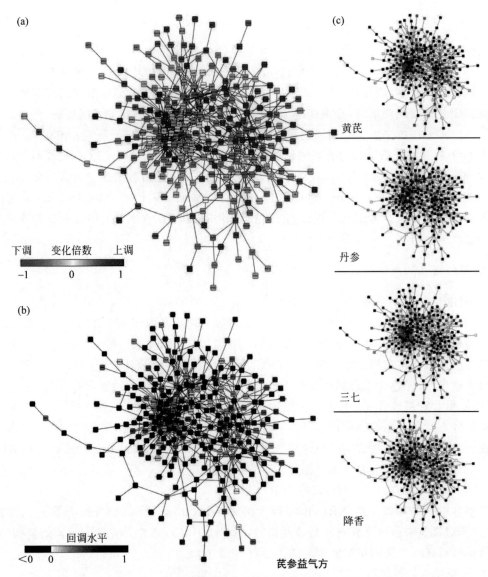

图 8-1 基于芪参益气数据的 AMI 相关机体失衡网络（芪参益气网络）图

8.2.3 中药方剂的"益气、活血"功效研究

芪参益气方由黄芪、丹参、三七和降香四味中药组成,临床上用于有效治疗缺血性心脏病[79]。基于芪参益气方制成的芪参益气滴丸[80]临床上主要用于治疗气虚血瘀型冠心病,疗效确切,四味药按照方剂"君臣佐使"配伍规律组方,但其治疗缺血性心脏病及其相关并发症的作用机制还有待进一步研究[81]。该制剂在早期称作黄芪丹参滴丸[82-84],之后改名为芪参益气滴丸。气虚血瘀是缺血性心脏病的中医病机关键,益气活血是治疗缺血性心脏病的基本治则,因而关于芪参益气的"益气、活血"功效研究,可以从黄芪和丹参的补气和活血作用角度出发。基于缺血性心脏病疾病网络,整合黄芪和丹参对疾病网络的作用以及网络调控分析方法可以从疾病分子网络层面研究"益气、活血"功效,进一步结合细胞

和分子生物学实验验证相关分子机制。

1. 数据采集与处理

1）缺血性心脏病疾病网络构建

疾病网络参考 CHD@ZJU 心血管疾病网络药理学研究平台,用于芪参益气方的益气活血功效研究。

2）黄芪丹参调控缺血性心脏病的分子网络构建

急性心肌缺血大鼠心肌组织由浙江大学药物信息学研究所提供,本研究中共涉及 7 组样本,分别为正常组(Ctrl)、造模组(MI)、芪参益气方组(QSYQ)、丹参组(DS)、黄芪组(HQ)、三七组(SQ)和降香组(JX),每组包含 3 个生物学重复样本。

大鼠心肌组织 RNA 抽提、纯化、样品质检、芯片实验及数据获得由公司完成,所用芯片为Affymetrix Rat 230 2.0 芯片,最终芯片数据以 .CEL 格式保存。使用 ArrayTrack 软件读取 .CEL 文件,并将芯片数据以 .txt 格式导出至 Excel 中开展标准化处理。对总计 21 张芯片数据进行数据标准化处理,具体方法为将每张芯片的表达值中位数通过乘以权重系数设定为 1000 (Median=1000)。

2. 网络构建与可视化

在网络建模过程中,采用整合的 HPRD 和 BioGRID 数据库中 PPI,在疾病分子方面除了 CHD@ZJU,还整合了 RGD 数据库中和冠心病及心肌缺血相关的基因,以及通过标准化处理等手段对芯片表达数据进行处理,获得基因表达信息。通过运用转录组学技术获取 AMI 的基因表达谱信息,运用Cytoscape 软件(版本 3.0.1)开展机体失衡网络的可视化研究。

3. 网络分析与预测

从分子网络层面阐释黄芪丹参调控缺血性心脏病的"益气、活血"功效如下:

在 8.2.2 部分采用面向机体失衡网络模型的网络平衡恢复调控指数 NRI-ODN 研究了芪参益气方的"君臣佐使"配伍规律,在分子网络层面明确了君药和臣药(黄芪和丹参)的网络复衡能力要显著优于佐药和使药(三七和降香),符合"君臣佐使"的配伍规律。在前期的药效学研究以及蛋白质组学研究中发现,芪参益气方的君药黄芪和臣药丹参分别作用于失衡网络的能量代谢和血液循环等通路,与"补气、活血"这一传统功效高度吻合。

本部分采用 NRI-ODN 算法来计算药物对机体网络平衡回调能力并系统评价其药效。NRI-ODN算法进一步考虑了网络拓扑学和节点回调效率对整体回复调控能力的影响,因此能够更合理地反映药物对网络的影响程度。

进一步开展通路富集分析。以 $EoR>50\%$ 为阈值定义有效回调基因,分别获得了芪参益气及其组分的有效回调基因列表。运用通路富集分析方法对每个基因列表中涉及的生物学信号通路进行研究。使用 ArrayTrack(版本 3.5.0)软件中的通路分析工具对有效回调基因列表进行通路分析,选择 KEGG通路数据库为通路信息来源,显著通路定义为 Fisher P value <0.05 的通路。KEGG 通路数据库中包含细胞途径(Cellular Processes)、胞外信息传递(Environmental Information Processes)、代谢(Metabolism)、疾病(Human Diseases)等多种通路类型。考虑到和蛋白-蛋白相互作用的关联性,在本研究中仅对细胞途径和胞外信息传递两类通路进行研究。

4. 验证与总结

1) 黄芪"益气"作用：能量代谢相关指标检测

采用大鼠麻醉状态下 LAD 结扎模型。对心梗造模成功的大鼠进行随机分组给药，每天早上连续灌胃给药 7 天，大鼠给药按照灌胃体积 10ml/kg。假手术组 sham（1％CMCNa），模型组 model（1％CMCNa），黄芪高剂量组（200mg/kg/day，ARE-H）、黄芪低剂量组（100mg/kg/day，ARE-L），黄芪浸膏由天津天士力制药股份有限公司提供。

7 天给药后，大鼠腹腔注射 360mg/kg 水合氯醛麻醉，腹主动脉取血，室温静置 30min，4000r/min 离心 15min，取上清液，分装后于 −80℃ 冰箱贮存。心脏灌流 20mL 预冷的生理盐水，剪下心脏于预冷的生理盐水中洗干净，剔除结缔组织和右心室等，取结扎线以下部位置于预冷的 2mL 冻存管中，在 −80℃ 贮存备用。

用试剂盒检测血清及心肌组织中的生化指标、用 HPLC 色谱法检测心肌组织中的高能磷酸化合物含量，用 Western Blot 检测心肌组织中能量代谢相关蛋白的表达。

血清和心肌组织匀浆：检测乳酸脱氢酶（LDH）、丙酮酸（PA）、乳酸（LD）、肌酸激酶（CK）和游离脂肪酸（FFA）的含量或活性。

2) 黄芪代表性成分对缺氧心肌细胞能量代谢的影响

研究黄芪代表性成分黄芪甲苷、毛蕊异黄酮、芒柄花素对缺氧损伤 H9c2 心肌细胞的能量代谢作用。缺氧装置采用缺氧培养小室（Modular Incubator Chamber，Billups-Rothenberg），缺氧条件使用混合气对缺氧培养小室中的空气进行替代（通混合气约 15min），将缺氧培养小室置于 37℃、5％二氧化碳的培养箱中缺氧培养 12h。心肌细胞 ATP 含量测定采用 CellTiter-Glo^{TM} 试剂，并用荧光化学发光分析仪（Tecan F200，USA）测定其发光强度。

同时检测三个代表性成分对心肌细胞 ATP 酶活力的影响，采用参照超微量 ATP 酶测试盒，根据说明书进行实验。

最后采用 Western Blot 法在蛋白水平检测三个活性成分对缺氧心肌细胞能量代谢相关蛋白 PGC-1、PPAR-α 表达的影响。

3) 主要结论

（1）基于缺血性心脏病疾病网络及转录组学信息，采用 NRI-ODN 算法可以反映黄芪和丹参对机体网络平衡回调能力并系统评价其药效，通路水平研究发现黄芪和丹参的"益气、活血"功效可能与心肌能量代谢和血液循环的调控相关。

（2）黄芪提取物对心肌缺血大鼠血清和心肌组织 LDH 活性以及 CK、FFA、PA、LA 水平的影响。与 sham 组（S 组）相比，心肌缺血大鼠血清与缺血心肌组织中的 LDH 活性及 CK 水平均显著提高，黄芪提取物（200mg/(kg·d)，100mg/(kg·d)）给药后，血清与缺血心肌组织中 LDH 活性和 CK 水平与模型组相比有呈现不同程度的下降，且高剂量组血清 LDH 活性和缺血心肌组织 CK 水平与模型组相比差异显著（$P<0.05$）。该结果表明，黄芪提取物能有效缓解心肌缺血大鼠的缺血性损伤。与假手术组（S 组）相比，心肌缺血大鼠血清与缺血心肌组织中的 FFA、PA 及 LA 水平均显著提高，灌胃黄芪提取物（200mg/(kg·d)，100mg/(kg·d)）后，血清与缺血心肌组织中 FFA、PA 及 LA 水平与模型组相比呈现不同程度的下降。高剂量组（200mg/(kg·d)）血清和缺血心肌组织 FFA、PA 及 LA 水平呈现显著降低（$P<0.01$，$P<0.05$），低剂量组（100mg/(kg·d)）缺血心肌组织中 FFA 水平下调呈现显著性（$P<0.05$）。该结果表明，黄芪提取物能有效调节心肌缺血大鼠血清及心肌组织中能量代谢相关代谢产物。

（3）黄芪提取物对心肌缺血大鼠缺血心肌组织中高能磷酸化合物的影响。HPLC 法检测心肌组织 ATP、ADP 和 AMP 含量，LAD 结扎后 ATP、ADP、AMP 及 TAN 水平均降低。与模型组相比，黄芪提取物作用组 ATP、ADP、AMP 和 TAN 浓度在黄芪提取物高低剂量组均呈现不同程度的上升。

（4）黄芪活性成分对缺氧心肌细胞 ATP 水平的影响。Ast 能剂量依赖性地促进缺氧条件下 H9c2 心肌细胞 ATP 的产生，Cal 和 For 也能增加 ATP 的产生，且呈现较好的量效关系。

（5）黄芪活性成分对缺氧心肌细胞 ATPase 活力的影响。Ast、Cal 及 For 能增强缺氧条件下 H9c2 心肌细胞的 Na^+-K^+-ATPase 和 Ca^{2+}-Mg^{2+}-ATPase 活性，且均呈现很好的量效关系。

（6）黄芪活性成分对缺氧心肌细胞 PGC-1 和 PPAR-α 的影响。与正常组相比，LAD 结扎心脏的 PPAR-α 蛋白表达明显降低，PGC-1 的表达略有下降。Ast、Cal 和 For 能显著性地促进 PGC-1 的表达，而 PPAR-α 表达则略有增加。

综上所述，黄芪可改善缺血心肌的能量代谢状态，该作用可能牵涉到 PPAR 通路的激活。

8.3　疾病网络用于整体药效评价研究实践

合理应用网络药理学技术手段于中药研究领域，推动中药网络药理学发展是当前中药研究的热点。目前，网络药理学在中药研究的应用方向主要涉及中药信息数据库构建、中医网络模型构建、中药成分-作用靶点关系研究以及中药生物网络分析等领域。建立科学、系统的评价体系来开展中药活性评价工作是现代中药新药创制和优化设计中的关键技术环节[85]，也是目前研究中的难点。随着药物多靶效应的发现，基于多靶点、多目标的药物优化设计策略被认为能够更合理地反映药物的药效、副作用、体内过程等特性[86]。网络药理学研究进一步发展了多目标优化理念，以药物对整体网络的作用为综合评价指标来取代传统的单一指标或多目标评价体系，其中基于系统生物学数据来进行药效评价已在老药新用等领域中取得了不俗的成果[87,88]。通过构建系统网络模型，以网络整体为特征来反映药物作用，既突破了单靶点指标难以反映药物对生物系统全面作用的瓶颈，也解决了使用多个药效指标进行评价时存在的多目标优化的难题。此外，网络模型还能从分子水平反映出生物系统在疾病及药物作用下的变化，为进一步开展机制研究，揭示药物治疗过程涉及的生物途径和分子机制提供帮助。由于此类研究模式既不依赖于药物的结构特征，也并不针对某个特定疾病靶点，减少了研究局限性，因此相比于结构依赖性的传统化学药物的研究手段更适用于开展整体中药研究。

与药物-靶点网络研究不同的是，基于整体生物网络分析的研究采用了同质网络或整合同质和异质网络的混合网络模型取代了药物-靶点网络的异质网络模型，更加强调生物系统内的联系，以及药物对整个生物网络的影响，而并非仅仅关注药物对具有直接作用的靶点的影响，因此这种研究模式可能更能反映出中药整体论的特点。

本节以参麦注射液为实例，运用 NRI 开展其对急性心肌缺血失衡网络的回调作用的定量评价。

8.3.1　数据采集与处理

1. 大鼠急性心肌缺血实验

雄性 SD 大鼠行 LAD 结扎造模，分为假手术组、模型组及给药组，参麦注射液的剂量为 10ml/kg，腹腔注射给药连续 7 天，每组大鼠 $n=8$。给药 7 天后，进行超声心动测量各组大鼠心脏功能。大鼠取材区域为心肌中坏死区和正常组织间的缺血半影区组织，用于 mRNA 提取和芯片分析研究。大鼠动物实验由上海第二军医大学药理学教研室完成,超声心动测量结果由复旦大学附属中山医院完成。

2. 芯片实验及数据预处理

本研究所用芯片为 Affymetrix Rat 230 2.0 芯片,该芯片平台为大鼠全基因组芯片,共包括 31 099 个探针。共有 24 个样本,其中除红参组样本数为 4 外,麦冬组、参麦注射液组、正常组和造模组的样本数均为 5。实验样品 RNA 采用 Affymetrix 表达谱芯片配套试剂盒,GeneChip 3′IVT Express Kit(Cat♯901229,Affymetrix,Santa Clara,CA,US)和标准操作流程对样品 total RNA 中的 mRNA 进行放大、标记和纯化,获得带有生物素(Biotin)标记的 cRNA。

按照 Affymetrix 表达谱芯片配套提供的杂交标准流程和配套试剂盒,GeneChip® Hybridization, Wash and Stain Kit (Cat♯900720,Affymetrix,Santa Clara,CA,US),在滚动杂交炉,Hybridization Oven 645 (Cat♯00-0331-220V,Affymetrix,Santa Clara,CA,US)中 45℃,16 小时滚动杂交,杂交完成后在洗涤工作站 Fluidics Station 450(Cat♯00-0079,Affymetrix,Santa Clara,CA,US) 按照 Affymetrix 提供的标准操作流程进行芯片的洗涤。

芯片结果采用 GeneChi® Scanner 3000(Cat♯00-00212,Affymetrix,Santa Clara,CA,US)进行扫描,用 Command Console Software 3.1(Affymetrix,Santa Clara,CA,US)读取原始数据,质控合格的数据采用 Gene Spring Software 11.0(Agilent technologies,Santa Clara,CA,US)进行归一化处理,所用的算法为 MAS5.0。

芯片实验由上海伯豪生物技术有限公司完成。

8.3.2 网络构建与可视化

用于评价参麦注射液抗急性心肌缺血的网络模型简称为富集通路网络模型,主要基于急性心肌缺血过程中显著富集的信号通路及其相关基因关联信息构建而成。具体构建过程如下:①使用 P value< 0.01 及 FC>1.5 为阈值,提取显著基因,并采用通路富集分析获得相应的通路信息。②通过 KEGG 数据库查找这些通路中包含的所有基因。③运用 HPRD 数据库获得这些基因之间的相互的关联关系,最终构建网络模型。

以 P value<0.01 及 FC>1.5 为阈值,共获得 1957 个在造模组和对照组中产生差异表达的探针,共涉及 1376 个相关基因。对这 1376 个基因进行通路富集分析,获得 27 条富集的 KEGG 信号通路 (Fisher P value<0.05),其中包括 10 条代谢通路(Metabolism Pathways),10 条细胞途径通路 (Cellular Process Pathways),2 条环境信号转导通路(Environmental Information Processing),4 条疾病通路以及 DNA Replication。这些通路共涉及 1478 个相关基因。通过查找 HPRD 数据库,其中共有 905 个基因被发现和其他基因(或自身)具有至少一条 PPI 关联关系,一共涉及 2618 条 PPI。其中 700 个基因能够相互关联形成一个最大的子网络。富集通路网络模型图,其中节点不同的颜色代表其属于不同的信号通路。网络参数分析结果表明其连接度分布符合无尺度网络的特征(R^2=0.868),表明其具有一般生物网络的性质。

8.3.3 网络分析与预测

分析参麦注射液给药缓解造模引起的网络失调。

以基因表达水平改变作图反映造模及参麦注射液给药后的网络改变情况,包括缺血造模及参麦注射液给药后的网络表达水平改变情况,以及参麦注射液的回调趋势。网络调控以节点基因上调、下调表示。通过比较模型组和假手术组、参麦给药组和假手术组、参麦给药组和模型组三个网络调控图,解析 MI 造模和参麦给药后整体网络表达改变情况,可以得出参麦给药对于 MI 整体网络表达的调控情况,进而发现参麦给药药效相关的效应机制。

参麦注射液具有回调由缺血造模产生的网络失衡的能力,进一步采用 NRI 指数对这一网络复衡能力进行定量评价。NRI 计算,参见 8.2.2 部分。

8.3.4　主要结论

(1) 使用超声心动测量大鼠造模 7 天后左心室功能来作为参麦注射液的表观药效学指标,统计左心室功能评价指标,包括射血分数(Ejection Fraction,EF)和短轴缩短率(Fractional Shortening,FS)的结果显著性。造模组大鼠在急性心肌缺血损伤 7 天后 EF 和 FS 值显著下降,通过参麦注射液给药后 EF 和 FS 值显著回升($P<0.05$),表现出心肌修复作用。而单独使用红参和麦冬给药的 EF 和 FS 值变化在统计学上无显著性($P>0.05$)。

(2) 参麦注射液给药缓解造模引起的网络失调。主要发现造模后和参麦注射液给药后的整体网络表达改变趋势相近,即参麦注射液给药后并不会产生过强的、影响机体平衡的调控效果。参麦注射液调控趋势和 MI 造模调控趋势相比的表达水平改变几乎相反,即参麦注射液能够缓解由急性心肌缺血过程造成的富集通路网络失调,将其向正常水平进行回调。

(3) 对 MI 造模后表达失调最为显著的前 10 个基因表达水平调控情况进行个例分析,可发现所有受到显著调控的节点其表达水平在参麦注射液给药后均被回调,进一步证实了参麦注射液具有回调缺血造模产生的网络失衡的结论。

(4) 参麦注射液对于造模后显著失调的基因具有超过 90% 的回调能力,而对整体网络的回调能力也达到了 77.9%。相比而言,红参和麦冬单独给药时的网络回调能力相对较弱,红参只能回调约 50% 的机体网络失衡,而麦冬的效果更低,仅能回调约 16.4%~35.4% 的网络失衡。最终,参麦注射液的 NRI 得分为 0.876,远远高于红参和麦冬的 NRI 得分(分别为 0.498 和 0.269),表明红参和麦冬作为参麦注射液给药时具有显著的协同增效作用,对富集通路网络发生的表达失衡产生更强的回调效果。

人类的疾病谱已经从传染性疾病为主切换到非传染性疾病(Non-Communicable Diseases,NCDs)为主,NCDs 的致死致残率给人类医药卫生体系带来了严峻的挑战。疾病的发生发展往往不局限于单个基因,而是更多的内在关联的多分子过程之间的相互作用的体现,人类对于复杂性疾病的认识有了新的进展,从"分子生物网络"的结构与功能来系统地认识复杂疾病的分子机制、疾病-疾病之间的内在关联,以及药物作用模式是一种全新的研究策略。

人类对于药物作用的认识从传统的"一药一靶"向"网络靶标、多成分治疗"模式转变。中医药作为我国的历史传承瑰宝,在我国的医药卫生保健体系中具有重要的作用,同时也对世界医药卫生健康体系做出了积极贡献。中药是中医防病治病的最主要模式,中药作为多成分的复杂体系与复杂性疾病之间存在非线性相互作用关系,该作用模式的认识与解析需要突破传统的药理学研究方法。随着生物信息学、系统生物学和多向药理学等的快速发展,基于网络的方法成为研究复杂性疾病和药物-疾病非线性复杂作用模式的强有力工具。

本章以当前人类疾病中致死第一位的心血管疾病为例,通过疾病网络构建及分析解析缺血性心脏病的发生发展机制;基于疾病网络,开展了中药整合作用机制研究、配伍规律研究、"益气活血"功效研究及机体失衡网络的调控作用研究。在研究过程中整合了药效学、药动学、转录组学、蛋白质组学、代谢组学、生物信息学、网络药理学等方法和技术,设计了整体动物水平、细胞水平、分子水平等不同层面的实验研究。本章所举例的几个大品种中药,芪参益气滴丸、血塞通注射液、参麦注射液都具有良好的临床疗效,在缺血性心脏病的防治中发挥了多成分-多靶点-多途径的整合调节作用。因此,本章也是基于系统、整合的角度设计并开展研究,理念和方法可为其他疾病以及药物的研究提供参考。

　　当然,基于疾病的网络药理学研究还可以有更多的应用拓展,包括疾病-疾病关联的解析、药物重定位研究、药物靶点的预测、中药网络毒理学的研究等。未来的研究也需要整合多维度的组学信息,包括基因、RNA、蛋白、内源代谢产物等,让基于网络的研究在中医药现代化、国际化进程中发挥关键作用。

参 考 文 献

[1]　LI S. Exploring traditional Chinese medicine by a novel therapeutic concept of network target[J]. Chinese Journal of Integrative Medicine,2016,22(9):647-652.

[2]　ZHANG C,ZHOU W,GUAN D G,et al. Network Intervention,a Method to Address Complex Therapeutic Strategies[J]. Frontiers in Pharmacology,2018,9:754.

[3]　世界卫生组织. 世卫组织 2014—2023 年传统医学战略[OL]. 2013. https://www.who.int/publications/list/traditional_medicine_strategy/zh/.

[4]　范骁辉,肖舜,艾妮,等. 基于网络方剂学的小青龙汤类方功效物质组研究[J]. 中国中药杂志,2015,40(13):2634-2638.

[5]　范骁辉,程翼宇,张伯礼. 网络方剂学:方剂现代研究的新策略[J]. 中国中药杂志,2015,40(1):1-6.

[6]　范骁辉,赵筱萍,金烨成,等. 论建立网络毒理学及中药网络毒理学研究思路[J]. 中国中药杂志,2011,36(21):2920-2922.

[7]　吴磊宏,王毅,范骁辉. 网络药理学技术工具:网络可视化及网络分析[J]. 中国中药杂志,2011,36(21):2923-2925.

[8]　吴磊宏,高秀梅,程翼宇,等. 基于中医主治关联的中药饮片网络药理学研究[J]. 中国中药杂志,2011,36(21):2916-2919.

[9]　吴磊宏,高秀梅,王林丽,等. 附子多成分作用靶点预测及网络药理学研究[J]. 中国中药杂志,2011,36(21):2907-2910.

[10]　李翔,吴磊宏,范骁辉,等. 复方丹参方主要活性成分网络药理学研究[J]. 中国中药杂志,2011,36(21):2911-2915.

[11]　WANG Y,FAN X H,QU H B,et al. Strategies and Techniques for Multi-Component Drug Design from Medicinal Herbs and Traditional Chinese Medicine[J]. Current Topics in Medicinal Chemistry,2012,12(12):1356-1362.

[12]　WU L H,WANG Y,NIE J,et al. A network pharmacology approach to evaluating the efficacy of Chinese Medicine using genome-wide transcriptional expression data[J]. Evidence-Based Complementary and Alternative Medicine,2013,915243.

[13]　WU L H,LI X,YANG J H,et al. CHD@ZJU:a knowledgebase providing network-based research platform on coronary heart disease[J]. Database,2013,bat047.

[14]　YANG Z Z,YANG J H,LIU W,et al. T2D@ZJU:a knowledgebase integrating heterogeneous connections associated with type 2 diabetes mellitus[J]. Database,2013:446-447.

[15]　WANG L L,LI Z,ZHAO X P,et al. A network study of Chinese medicine Xuesaitong Injection to elucidate a complex mode-of-action with multi-compound,multi-target and multi-pathway[J]. Evidence-Based Complementary and Alternative Medicine,2013:652373.

[16]　YANG J H,LI Z,FAN X H,et al. A Three Step Network Based Approach (TSNBA) to finding disease molecular

signature and key regulators: A case study of IL-1 and TNF-alpha stimulated inflammation[J]. PLoS One,2014,9 (4): e94360.

[17] WANG L L,LI Z,SHAO Q, et al. Dissecting active ingredients of Chinese medicine by content-weighted ingredient-target network[J]. Molecular BioSystems,2014,10: 1905-1911.

[18] LI X,WU L H,LIU W, et al. A network pharmacology study of Chinese Medicine QiShenYiQi to reveal its underlying multi-compound,multi-target,multi-pathway mode of action[J]. PLoS One,2014,9(5): e95004.

[19] WU L H,WANG Y,LI Z,et al. Identifying roles of "Jun-Chen-Zuo-Shi" component herbs of QiShenYiQi Formula in treating acute myocardial ischemia by network pharmacology[J]. Chinese Medicine,2014,9: 24.

[20] YANG J H,LI Z,FAN X H, et al. Drug-Disease Association and Drug-Repositioning Predictions in Complex Diseases Using Causal Inference-Probabilistic Matrix Factorization [J]. Journal of Chemical Information and Modeling,2014,54(9): 2562-2569.

[21] LIU Y F,AI N,KEYS A,et al. Network Pharmacology for Traditional Chinese Medicine Research: Methodologies and Applications[J]. Chinese Herbal Medicines,2015,7(1): 18-26.

[22] AI N,FAN X H,EKINS S. In silico Methods for Predicting Drug-Drug Interactions with Cytochrome P-450s, Transporters and Beyond[J]. Advanced Drug Delivery Reviews,2015,86: 46-60.

[23] LIU Y F,AI N,LIAO J,et al. Transcriptomics: a sword to cut the Gordian knot of traditional Chinese medicine [J]. Biomarkers in Medicine,2015,9(11): 1201-1213.

[24] CHEN Q,ZHENG J,SHAO Y, et al. Network-based Assessment on Chemical-induced Cholestatic Liver Injury [J]. Current Topics in Medicinal Chemistry,2016,16(30): 3668-3677.

[25] CHEN Q,AI N,LIAO J,et al. Revealing Topics and their Evolution in Biomedical Literature Using Bio-DTM: A Case Study of Ginseng[J]. Chinese Medicine,2017,12: 27.

[26] WANG Y,ZHAO Y,JIANG W,et al. iTRAQ-based proteomic analysis reveals recovery of impaired mitochondrial function in ischemic myocardium by Shenmai formula[J]. Journal of Proteome Research,2018,17(2): 794-803.

[27] LIAO J,HAO C,HUANG W H,et al. Network pharmacology study reveals energy metabolism and apoptosis pathways-mediated cardioprotective effects of SHENQI FUZHENG[J]. Journal of Ethnopharmacology,2018,227: 155-165.

[28] DWINELL M R,WORTHEY E A,SHIMOYAMA M, et al. The Rat Genome Database 2009: variation, ontologies and pathways[J]. Nucleic Acids Research,2009,37(suppl 1): 744-749.

[29] LOPES C T,FRANZ M,KAZI F, et al. Cytoscape Web: an interactive web-based network browser [J]. Bioinformatics,2010,26(18): 2347-2348.

[30] YANG M,CHEN J-L,XU L-W, et al. Navigating Traditional Chinese Medicine Network Pharmacology and Computational Tools[J]. Evidence-Based Complementary and Alternative Medicine,2013,731969.

[31] GANDHI T,ZHONG J,MATHIVANAN S, et al. Analysis of the human protein interactome and comparison with yeast,worm and fly interaction datasets[J]. Nature Genetics,2006,38(3): 285-293.

[32] XU J,LI Y. Discovering disease-genes by topological features in human protein-protein interaction network[J]. Bioinformatics,2006,22(22): 2800-2805.

[33] GOH K-I,CUSICK M E,VALLE D,et al. The human disease network[J]. Proceedings of the National Academy of Sciences,2007,104(21): 8685-8690.

[34] FELDMAN I,RZHETSKY A,VITKUP D. Network properties of genes harboring inherited disease mutations [J]. Proceedings of the National Academy of Sciences,2008,105(11): 4323-4328.

[35] BARABáSI A-L,GULBAHCE N,LOSCALZO J. Network medicine: a network-based approach to human disease [J]. Nature Reviews Genetics,2011,12(1): 56-68.

[36] BADER G D,HOGUE C W. An automated method for finding molecular complexes in large protein interaction networks[J]. BMC Bioinformatics,2003,4(1): 2.

[37] MAERE S,HEYMANS K,KUIPER M. BiNGO: a Cytoscape plugin to assess overrepresentation of gene ontology

categories in biological networks[J]. Bioinformatics,2005,21(16): 3448-3449.

[38] YAOITA H,OGAWA K,MAEHARA K,et al. Apoptosis in relevant clinical situations contribution of apoptosis in myocardial infarction[J]. Cardiovascular Research,2000,45(3): 630-641.

[39] PALOJOKI E,SARASTE A,ERIKSSON A, et al. Cardiomyocyte apoptosis and ventricular remodeling after myocardial infarction in rats[J]. American Journal of Physiology-Heart and Circulatory Physiology,2001,280(6): 2726-2731.

[40] CROW M T,MANI K,NAM Y-J,et al. The mitochondrial death pathway and cardiac myocyte apoptosis[J]. Circulation Research,2004,95(10): 957-970.

[41] WEBER C,NOELS H. Atherosclerosis: current pathogenesis and therapeutic options[J]. Nature Medicine,2011, 17(11): 1410-1422.

[42] HANSSON G K,HERMANSSON A. The immune system in atherosclerosis[J]. Nature Immunology,2011,12 (3): 204-212.

[43] HANSSON G K,ROBERTSON A-K L, SÖDERBERG-NAUCLÉR C. Inflammation and atherosclerosis [J]. Annual Review of Pathology,2006,1: 297-329.

[44] HANSSON G K. Inflammation,atherosclerosis, and coronary artery disease [J]. New England Journal of Medicine,2005,352(16): 1685-1695.

[45] SCHWARTZ R S,ELTZSCHIG H K,CARMELIET P. Hypoxia and inflammation[J]. New England Journal of Medicine,2011,364(7): 656-665.

[46] KAMINSKA B. MAPK signalling pathways as molecular targets for anti-inflammatory therapy—from molecular mechanisms to therapeutic benefits[J]. Biochimica et Biophysica Acta (BBA)-Proteins and Proteomics,2005,1754 (1): 253-262.

[47] BERTRAND L,HORMAN S,BEAULOYE C,et al. Insulin signalling in the heart[J]. Cardiovascular Research, 2008,79(2): 238-248.

[48] SENA S,HU P,ZHANG D,et al. Impaired insulin signaling accelerates cardiac mitochondrial dysfunction after myocardial infarction[J]. Journal of Molecular and Cellular Cardiology,2009,46(6): 910-918.

[49] FINCK B N. The PPAR regulatory system in cardiac physiology and disease[J]. Cardiovascular Research,2007, 73(2): 269-277.

[50] YAMAUCHI T,KAMON J,MINOKOSHI Y A,et al. Adiponectin stimulates glucose utilization and fatty-acid oxidation by activating AMP-activated protein kinase[J]. Nature Medicine,2002,8(11): 1288-1295.

[51] ROBINSON E S,KHANKIN E V,KARUMANCHI S A,et al. Hypertension induced by vascular endothelial growth factor signaling pathway inhibition: mechanisms and potential use as a biomarker[C]. Proceedings of the Seminars in Nephrology,Elsevier,2010: 591-601.

[52] ARAMOTO H,BRESLIN J W,PAPPAS P J,et al. Vascular endothelial growth factor stimulates differential signaling pathways in in vivo microcirculation [J]. American Journal of Physiology-Heart and Circulatory Physiology,2004,287(4): 1590-1598.

[53] OLSSON A-K,DIMBERG A,KREUGER J,et al. VEGF receptor signalling? In control of vascular function[J]. Nature Reviews Molecular Cell Biology,2006,7(5): 359-371.

[54] KIEFER F N,BERNS H,RESINK T J,et al. Hypoxia enhances vascular cell proliferation and angiogenesis in vitro via rapamycin (mTOR)-dependent signaling[J]. The FASEB Journal,2002,16(8): 771-780.

[55] LAPLANTE M,SABATINI D M. mTOR signaling at a glance[J]. Journal of Cell Science, 2009, 122 (20): 3589-3594.

[56] KATOH K,KANO Y,OOKAWARA S. Role of stress fibers and focal adhesions as a mediator for mechano-signal transduction in endothelial cells in situ[J]. Vascular Health and Risk Management,2008,4(6): 1273.

[57] PELLEGRINO M,FURMANIAK-KAZMIERCZAK E,LEBLANC J C,et al. The apolipoprotein (a) component of lipoprotein (a) stimulates actin stress fiber formation and loss of cell-cell contact in cultured endothelial cells

［J］. Journal of Biological Chemistry,2004,279(8)：6526-6533.

［58］　DE CATERINA R,LIBBY P. Endothelial dysfunctions and vascular disease［M］. John Wiley & Sons,2008.

［59］　THOMAS T,ADVANI A. Inflammation in cardiovascular disease and regulation of the actin cytoskeleton in inflammatory cells：the actin cytoskeleton as a target［J］. Cardiovascular & Hematological Agents in Medicinal Chemistry,2006,4(2)：165-182.

［60］　VANHOUTTE P M,RUBANYI G M,MILLER V M,et al. Modulation of vascular smooth muscle contraction by the endothelium［J］. Annual Review of Physiology,1986,48(1)：307-320.

［61］　DOBACZEWSKI M,CHEN W,FRANGOGIANNIS N G. Transforming growth factor（TGF）-β signaling in cardiac remodeling［J］. Journal of Molecular and Cellular Cardiology,2011,51(4)：600-606.

［62］　BUJAK M,FRANGOGIANNIS N G. The role of TGF-β signaling in myocardial infarction and cardiac remodeling ［J］. Cardiovascular Research,2007,74(2)：184-195.

［63］　NIESSEN K,KARSAN A. Notch signaling in cardiac development［J］. Circulation Research,2008,102(10)：1169-1181.

［64］　LI Y,HIROI Y,LIAO J K. Notch signaling as an important mediator of cardiac repair and regeneration after myocardial infarction［J］. Trends in Cardiovascular Medicine,2010,20(7)：228-231.

［65］　UEDA K,TAKANO H,NIITSUMA Y,et al. Sonic hedgehog is a critical mediator of erythropoietin-induced cardiac protection in mice［J］. The Journal of Clinical Investigation,2010,120(6)：2016.

［66］　RONCALLI J,RENAULT M-A,TONGERS J,et al. Sonic hedgehog-induced functional recovery after myocardial infarction is enhanced by AMD3100-mediated progenitor-cell mobilization［J］. Journal of the American College of Cardiology,2011,57(24)：2444-2452.

［67］　LEMMENS K,DOGGEN K,DE KEULENAER G W. Role of neuregulin-1/ErbB signaling in cardiovascular physiology and disease implications for therapy of heart failure［J］. Circulation,2007,116(8)：954-960.

［68］　RAO T P,KüHL M. An Updated Overview on Wnt Signaling Pathways A Prelude for More［J］. Circulation Research,2010,106(12)：1798-1806.

［69］　GOODWIN A,D'AMORE P. Wnt signaling in the vasculature［J］. Angiogenesis,2002,5(1-2)：1-9.

［70］　COHEN E D,TIAN Y,MORRISEY E E. Wnt signaling：an essential regulator of cardiovascular differentiation, morphogenesis and progenitor self-renewal［J］. Development,2008,135(5)：789-798.

［71］　RAWLINGS J S,ROSLER K M,HARRISON D A. The JAK/STAT signaling pathway［J］. Journal of Cell Science,2004,117(8)：1281-1283.

［72］　MASCARENO E,EL-SHAFEI M,MAULIK N,et al. JAK/STAT signaling is associated with cardiac dysfunction during ischemia and reperfusion［J］. Circulation,2001,104(3)：325-329.

［73］　ZHANG S,LIU X,GOLDSTEIN S,et al. Role of the JAK/STAT signaling pathway in the pathogenesis of acute myocardial infarction in rats and its effect on NF-κB expression［J］. Molecular Medicine Reports,2013,7(1)：93-98.

［74］　洪诚韬. 比较蛋白质组学研究芪参益气方有效组分的配伍机制［D］. 杭州：浙江大学,2010.

［75］　史培颖. 中药四类成分质谱裂解规律及芪参益气方药代动力学研究［D］. 杭州：浙江大学,2010.

［76］　LI Y F,QU H B,CHENG Y Y. Identification of major constituents in the traditional Chinese medicine "QI-SHEN-YI-QI" dropping pill by high-performance liquid chromatography coupled with diode array detection-electrospray ionization tandem mass spectrometry［J］. Journal of Pharmaceutical and Biomedical Analysis,2008,47(2)：407-412.

［77］　LI Y,WANG Y,QU H,et al. Simultaneous determination of seven bioactive compounds in Chinese medicine "QI-SHEN-YI-QI" dropping pill by LC-UV and LC-ELSD［J］. Chromatographia,2008,67(3-4)：293-297.

［78］　王静. 复方中药芪参益气滴丸化学物质基础与作用机理研究［D］. 天津：南开大学,2011.

［79］　洪诚韬,王毅,楼剑洲,等. 芪参益气方对急性心肌梗死大鼠心肌蛋白质组的影响［J］. 中国中药杂志,2009,34(8)：1018-1021.

[80] 闫希军,吴迺峰,郭治昕,等. 治疗冠心病心绞痛的中药制剂及其制备方法[P]. 中国发明专利：CN200310107278.0.

[81] 魏聪聪,朱明丹,杜武勋,等. 芪参益气滴丸临床应用研究进展[J]. 西部中医药,2011,24(10)：102-106.

[82] 朱晓泉. 黄芪丹参滴丸治疗冠心病心绞痛临床观察[D]. 北京：北京中医药大学,2002.

[83] 李玉峰. 黄芪丹参滴丸治疗冠心病心绞痛气虚血瘀证的临床研究[D]. 北京：北京中医药大学,2003.

[84] 王怡,高秀梅. 黄芪丹参滴丸抗垂体后叶素致大鼠急性心肌缺血的实验研究[J]. 中药新药与临床药理,2003,14(2)：91-93.

[85] 张伯礼,王永炎. 方剂关键科学问题的基础研究——以组分配伍研制现代中药[J]. 中国天然药物,2005,3(5)：258-261.

[86] NICOLAOU C A,BROWN N. Multi-objective optimization methods in drug design[J]. Drug Discovery Today：Technologies,2013,10(3)：427-435.

[87] SIROTA M, DUDLEY J T,KIM J,et al. Discovery and preclinical validation of drug indications using compendia of public gene expression data[J]. Science Translational Medicine,2011,3(96)：96ra77.

[88] DUDLEY J T,SIROTA M,SHENOY M,et al. Computational Repositioning of the Anticonvulsant Topiramate for Inflammatory Bowel Disease[J]. Science Translational Medicine,2011,3(96)：96ra76.

第9章 基于药物-疾病的网络药理学实践流程

本章导读：

中药的化学成分极其复杂，采用西方医学还原论的思路来研究中药，很难体现中药的整体性和系统性，不能从本质上揭示中药的科学性。随着现代科学研究的深入及网络药理学的提出，单成分单靶标的研究思路逐渐向复杂体系的整体调节转变。网络药理学从相互联系的角度研究问题，恰恰与中药整体观核心思想不谋而合。因此，网络药理学应用于中药研究具有独特的优势，有助于透彻了解中医药整体观的价值和意义，相关研究也如雨后春笋般涌现，分析方法层出不穷[1~6]。本章分别以单味药材及复方制剂为例，从两项研究实例中展现常用的基于药物-疾病的网络药理学分析方法。

9.1 化橘红治疗呼吸系统疾病的网络药理学研究

化橘红是岭南道地药材，止咳化痰疗效显著，已有数千年的临床用药历史。研究表明，化橘红除了具有止咳、化痰作用外，还对急慢性呼吸系统炎症有明显的抑制作用，同时还可促进炎症的消退[7~9]。然而由于中药成分和作用机制复杂，对化橘红药效作用机制开展深入研究的难度大，且缺乏针对性。网络药理学为解决该问题提供了新的研究思路和技术手段。整体研究思路为：首先利用液质联用技术阐明中药的化学物质基础，构建化学成分库；同时通过数据挖掘搜集疾病相关的蛋白靶点，构建蛋白靶点库。再利用分子对接计算成分及靶点间的相互关联，构建成分-靶点网络。进一步利用蛋白质组学、转录组学及疾病相关的生化指标检测，对预测结果进行实验验证，并建立联系中药成分-靶点-通路-药效的调控网络，从整体角度对中药的复杂作用机制进行探讨。

9.1.1 化橘红治疗呼吸系统疾病的作用靶点预测

1. 基于 UFLC-Triple TOF-MS/MS 的化橘红化学成分分析

采用 UFLC-Triple TOF-MS/MS 技术，对化橘红药材中的化学成分进行系统的在线分离和鉴定。通过与对照品对照、准确分子量和质谱裂解行为解析，鉴定出 48 个化合物，包括 19 种黄酮类、16 种香豆素类、8 种柠檬苦素类及 5 种有机酸类化合物（如图 9-1 所示）。此外，化橘红中黄酮类成分多以糖苷的形式存在，由于黄酮苷类口服进入体内后，会在肠道菌群 β-葡萄糖苷酶的作用下快速脱去糖基变成相应的苷元[10]。因此在分子对接时，均以相应的苷元来进行计算。将用于分子对接的各化合物（如表 9-1 所示）的化学结构储存为 mol 文件，作为分子对接计算的配体。

Protocatechuic acid (1)　Veratric acid (2)　Caffeic acid (3)　3-Coumaric acid (4)　Bergaptol (17)　Meranzin hydrate (20)

Oxypeucedanin (23)

Limonin (25)　Kaempferol (26)　Bergapten (27)　Ichangin (28)　Mexoticin (29)　Meranzin (30)

5-Hydroxyisomeranzin (31)

Isomeranzin (32)　Nomilin (34)　Deacetylnomilinic acid (35)
R₁= R₂= H
Nomilinic acid (39)
R₁= Ac, R₂= H

7-Hydroxycoumarin (36)

Epoxyaurapten (37)　Isoobacunoic acid (38)

Imperatorin (40)　Osthol (41)　Isoimperatorin (42)　Obacunone (43)　Epoxybergamottin (44)

Nootkatone (45)　Auraptene (46)　Bergamottin (47)　Palmitic acid (48)

Narirutin 4'-glucoside (6)
R₁= rutinoside , R₂= H, R₃= O-β-D-glc
Naringin 4'-glucoside (8)
R₁= neohesperidoside , R₂= H, R₃= O-β-D-glc
Eriocitrin (9)
R₁= rutinoside , R₂= R₃= OH
Neoeriocitrin (11)
R₁= neohesperidoside ; R₂= R₃= OH
Narirutin (12)
R₁= rutinoside , R₂= H, R₃= OH
Naringin (13)
R₁= neohesperidoside , R₂= H, R₃= OH
Hesperidin (14)
R₁= rutinoside , R₂= OH, R₃= OCH₃
Melitidin (22)
R₁= (6″-(3‴-hydroxy -3‴-methylglutaryl)) neohesperidoside, R₂= H, R₃= OH
Naringenin (24)
R₁= H, R₂= H, R₃= OH

Vicenin -2 (5)
R₁= R₃= β-D-glc, R₂= H, R₄= H, R₅= OH
Lucenin 2 4'-methyl ether (7)
R₁= R₃= β-D-glc, R₂= H, R₄= OH, R₅= OMe
Luteolin -6-C-glucoside (10)
R₁= β-D-glc, R₂= H, R₃= R₄= R₅= OH
Veronicastroside (15)
R₁= H, R₂= neohesperidoside , R₃= H, R₄= R₅= OH
Isorhoifolin (16)
R₁= H, R₂= rutinoside , R₃= R₄= H, R₅= OH
Rhoifolin (18)
R₁= H, R₂= neohesperidoside , R₃= R₄= H, R₅= OH
Neodiosmin (19)
R₁= H, R₂= neohesperidoside , R₃= H, R₄= OH, R₅= OMe
Poncirin (21)
R₁= H, R₂= neohesperidoside , R₃= R₄= H, R₅= OMe
Apigenin (33)
R₁= H, R₂= H, R₃= R₄= H, R₅= OH

图 9-1　化橘红的化学成分

表 9-1　用于分子对接计算的化合物

编　号	化　合　物	No.	Compounds
F01	柚皮素(柚皮苷、柚皮芸香苷、Melitidin)	C11	欧前胡素
F02	芹菜素(野漆树苷、异野漆树苷)	C12	蛇床子素
F03	圣草酚(圣草次苷、新北美圣草苷)	C13	异欧前胡素
F04	木犀草素(异荭草苷、忍冬苷)	C14	环氧香柠素
F05	香叶木素(新地奥斯明)	C15	橙皮油素
F06	橙皮素(橙皮苷)	C16	佛手柑素
F07	异樱花素(枸橘苷)	L01	柠檬苦素
F08	山奈酚	L02	Ichangin
F09	Lucenin-2 4′-methyl ether	L03	诺米林
F10	维采宁-2	L04	去乙酰诺米林酸
C01	佛手酚	L05	异黄柏酮酸
C02	橙皮内酯水合物	L06	诺米林酸
C03	氧化前胡素	L07	黄柏酮
C04	佛手柑内酯	L08	诺卡酮
C05	九里香素	O01	原儿茶酸
C06	橙皮内酯	O02	藜芦酸
C07	羟基异橙皮内酯	O03	咖啡酸
C08	异橙皮内酯	O04	香豆酸
C09	羟基香豆素	O04	棕榈酸
C10	环氧橙皮油素		

注：F,黄酮；C,香豆素；L,柠檬苦素；O,有机酸。括号内为苷元所代表的黄酮苷。

2. 呼吸系统疾病靶点数据库的构建

从 ChEMBL、DrugBank、ClinicalTrials、BindingDB、Scifinder、SuperTarget、Protein Data Bank、KEGG 等多种公共数据库及文献,挖掘并整理呼吸系统疾病相关的蛋白靶点信息。目前数据库中共收录了 426 个蛋白靶点,按种类分包括：①酶 153 个,如 6-磷酸葡萄糖脱氢酶、组蛋白去乙酰化酶、花生四烯酸-5-脂氧合酶、磷酸二酯酶等；②膜受体 105 个,如腺苷受体、肾上腺素能受体、趋化因子受体等；③未分类蛋白 73 个,如钙调蛋白、整合蛋白、热休克蛋白等；④离子通道蛋白 37 个,如电压依赖性钾通道、钙活化性钾离子通道、钠通道蛋白等；⑤转录因子 19 个,如过氧化物酶体增殖物激活受体、糖皮质激素受体等；⑥分泌蛋白 15 个,如肿瘤坏死因子、白介素、趋化因子等；⑦转运蛋白 14 个,如溶质运载蛋白、ATP 结合盒等；⑧黏附蛋白 7 个,如细胞间黏附分子、选择素等；⑨表面抗原蛋白 3 个,如 T 细胞壁糖蛋白、T 淋巴细胞激活抗体等。从 Protein Data Bank 数据库中下载各蛋白的三维结构,作为分子对接计算的受体。

3. 靶点预测及网络分析

采用 AutoDock Vina 软件进行分子对接计算。基于化合物分子和靶点蛋白结构之间的相互作用，如氢键、范德华力、疏水作用等，以对接分数进行评价和排序。对接分数表示了化合物及靶点蛋白之间的 $-\lg(K_d)$ 预测值，选择对接分数大于 6，即蛋白解离常数 K_d 值小于 10^{-6} 的靶点作为目标化合物的潜在作用靶点。利用 Cytoscape 软件对分子对接结果进行可视化分析，以节点表示化学成分、作用靶点及信号通路，以连线表示成分、靶点、通路间的联系，构建网络图（如图 9-2 所示）。信号通路信息利用 DAVID 分析工具获得[11,12]，以呼吸疾病靶点库中所有靶点为背景，对计算得到的化合物潜在作用靶点进行 KEGG 信号通路富集分析。

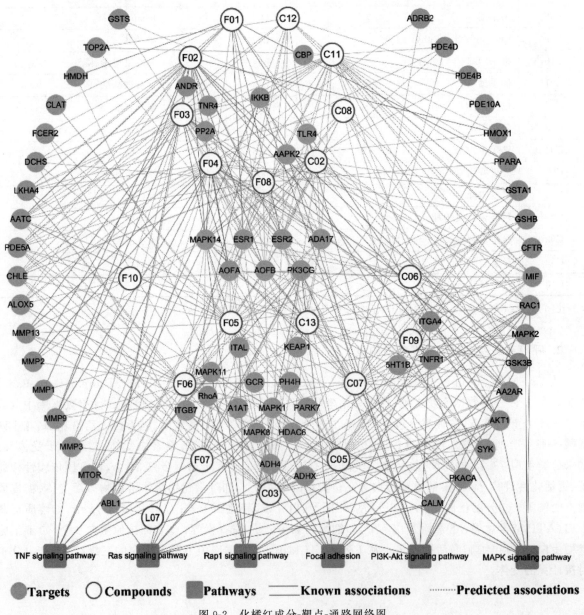

图 9-2　化橘红成分-靶点-通路网络图

结果表明,大部分黄酮和香豆素类成分关联的靶点数较多,而全部的有机酸类、大部分柠檬苦素及个别香豆素类成分,共 19 个化合物,由于关联的靶点较少(少于 5 个)被排除,因此黄酮和香豆素类成分为化橘红治疗呼吸疾病的主要活性成分。关联靶点数最多的化学成分有香叶木素(F05)、欧前胡素(C11)、木犀草素(F04)、氧化前胡素(C03)、圣草酚(F03),关联化合物数目最多的靶点包括 MAPK14、AOFB、ESR1、ESR2、AOFA、PK3CG。某些成分与靶点间的相互作用已被文献证实,在图 9-2 中以粉色线条标出。化橘红潜在靶点与多条信号通路密切相关,包括炎症关键信号转导通路 TNF signaling pathway、PI3K-Akt signaling pathway、MAPK signaling pathway,细胞连接相关通路 Ras signaling pathway、Rap1 signaling pathway、Focal adhesion。计算结果将结合实验验证数据进一步综合分析。

9.1.2　化橘红治疗呼吸系统疾病的作用靶点验证

由于靶点预测结果复杂,因此采用高通量的 iTRAQ 定量蛋白质组学技术进行实验验证。利用香烟烟雾所致急性肺部炎症小鼠模型,通过 iTRAQ 分析考察化橘红在整体蛋白表达水平上的调控作用,并结合靶点预测结果对化橘红治疗呼吸系统疾病的作用机制进行综合分析。

1. 动物模型

香烟烟雾的刺激可引发呼吸系统多方面病理改变,如增加副交感神经兴奋性,使支气管收缩痉挛;黏膜充血水肿、分泌增多;引起炎症反应等。因此选用香烟烟雾所致急性肺部炎症小鼠模型进行实验。Balb/c 小鼠随机分为 6 组,每组 10 只,分别为:正常组、模型组、阳性对照药地塞米松(DEX)组(5mg/kg)、化橘红提取物(CGE)组(80mg/kg)。每天第一次烟熏前 1h 灌胃给药,灌胃体积为 0.1mL/10g 体重,正常组和模型组给予等量生理盐水。

动物先于新环境适应饲养 7 天后开始烟熏造模。每天烟熏 2 次,间隔 4h,每次采用 8 支香烟熏 1h,连续 5 天。最后一次烟熏 16h 后,脱颈椎处死小鼠,剪开胸腔,取出左右肺组织,迅速置于冰上,并用冰 PBS 缓冲液清洗组织。其中右肺清洗后用 4% 多聚甲醛固定,用来制作苏木精-伊红染色组织切片;左肺用小剪刀剪碎充分洗净残血后,放入封口袋内保存于 −80℃ 冰箱,用于蛋白质组学测定。

2. 组织病理学检查

首先通过病理切片观察香烟烟雾引起的小鼠肺组织病变情况。如图 9-3 所示,急性烟熏造模后的小鼠苏木精-伊红染色肺组织切片结果表明:与正常组相比,模型组肺泡腔缩小,肺泡壁及肺泡间隔增厚,纤维组织增生,肺泡正常组织发生改变,同时也可观察到细支气管壁增厚、炎症细胞浸润及管腔内炎症细胞的渗出(箭头所示)。阳性药及化橘红给药后均可不同程度地降低肺泡壁和支气管壁的增厚,减轻肺组织水肿及损伤病变程度。

3. iTRAQ 蛋白质组学分析

1) 蛋白鉴定及差异表达蛋白分析

利用 iTRAQ 试剂盒(AB Sciex)进行蛋白质组学检测。共 4 组样品,分别为正常组(CON)、模型组(MOD)、地塞米松组(DEX)、化橘红提取物组(CGE),各设置 1 个技术重复。共鉴定出 12 232 个肽段及 3528 个蛋白。采用 IQuant(BGI)软件进行定量分析,将 4 组样品结果两两比较,根据蛋白表达差异分布火山图(如图 9-4 所示),选取表达差异 Q-value 小于 0.05 的蛋白作为差异蛋白(如表 9-2 所示)。

(a) 正常组　　　　　　　　　(b) 模型组

(c) 地塞米松组　　　　　　　(d) 化橘红组

图 9-3　小鼠肺组织苏木精-伊红染色结果

图 9-4　组间蛋白表达差异分布火山图

表 9-2　组间差异表达蛋白统计

比　较　组	上调蛋白数目	下调蛋白数目	总差异蛋白数目
MOD/CON	57	60	117
DEX/MOD	119	113	232
CGE/MOD	63	58	121
DEX/CON	94	86	180
CGE/CON	46	41	87
DEX/CGE	79	57	136

2) 差异表达蛋白的生物信息学分析

聚类分析：对差异蛋白进行聚类分析，并利用热图进行可视化处理（如图 9-5 所示），考察不同组间差异蛋白的关联性和差异性。结果表明，阳性药地塞米松（DEX）对于造模引起的差异表达蛋白（MOD/

CON)均具有不同程度的回调,说明地塞米松对于急性炎症具有快速、强大的治疗作用。化橘红(CGE)对于细胞连接及代谢过程相关的差异蛋白具有与地塞米松相似的调控作用,但对于线粒体功能及组蛋白相关的差异蛋白没有影响。

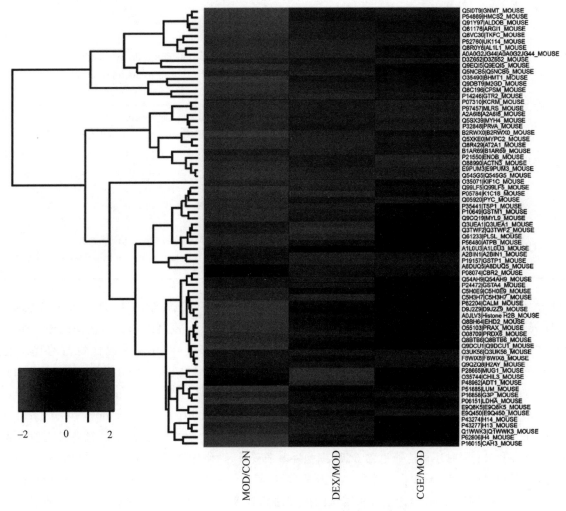

图 9-5　差异表达蛋白聚类分析

Gene Ontology(GO)富集分析:富集结果如表 9-3 所示。模型组和正常组之间的差异蛋白,在生物过程方面的富集结果表明:小鼠肺组织对香烟烟雾的刺激及外源性小分子物质代谢等过程被激活;同时也影响了肌动蛋白相关过程,可能与肺血管平滑肌细胞形态改变有关。在分子功能上,差异蛋白主要富集于钙离子结合活性,钙离子一方面直接作用于肌动蛋白,同时也是重要的第二信使,参与包括炎症因子释放等多种信号调节过程。在细胞组分方面,差异表达蛋白主要富集于肌动蛋白细胞骨架及肌球蛋白结构,也说明了烟熏造模可能同时影响了肺血管平滑肌细胞增殖和迁移以及上皮细胞的完整性。地塞米松影响的差异表达蛋白在生物过程方面,涉及对糖皮质激素的应答,包括调节脂质、嘌呤类化合物等营养物质合成和代谢,调控内源性及细胞外刺激诱导的免疫应答。在细胞组分方面,主要富集于细胞外组分及间隔、肌球蛋白复合体,可能与其调节血管渗透性、抑制炎症细胞定向移动的药理作用相关。化橘红的富集结果表明,其作用主要体现在调控细胞骨架及氨基酸修饰结合活性方面。

表 9-3 差异表达蛋白 GO 富集分析结果

Group	Cellular component	Molecular function	Biological process
MOD/CON	Actin cytoskeleton Myosin complex Filamentous actin	Calcium ion binding	Generation of precursor metabolites and energy Small molecule metabolic process Response to chemical stimulus Muscle system process
DEX/MOD	Extracellular region part Myosin complex Extracellular space	Oxygen binding	Response to lipid Response to extracellular stimulus Response to purine-containing compound Response to nutrient levels Response to glucocorticoid stimulus Response to endogenous stimulus
CGE/MOD	Contractile fiber Actin cytoskeleton Myosin complex	Modified amino acid binding Structural constituent of cytoskeleton	Muscle system process Cellular amino acid metabolic process

KEGG 信号通路富集分析：蛋白通常通过相互联系发挥一定的生物学功能，基于 KEGG 数据库，对差异表达蛋白进行信号通路富集分析。富集结果如表 9-4 所示。模型组和正常组间的差异蛋白密切相关的信号通路包括：机体对外源性物质代谢相关的细胞色素 P450 对外源性物质的代谢通路（Metabolism of xenobiotics by cytochrome P450），细胞连接及屏障功能相关的紧密连接通路（Tight junction），黏着斑通路（Focal adhesion），白细胞跨内皮迁移通路（Leukocyte transendothelial migration），物质及能量代谢相关通路 Carbon metabolism、Biosynthesis of amino acids、Glycolysis/Gluconeogenesis。地塞米松富集结果表明，其作用与维持肌动蛋白丝的稳定性相关，这是糖皮质激素特异的保护作用[13]；同时还可能通过黏着斑、细胞外基质受体、白细胞跨内皮迁移信号通路，发挥降低血管通透性、减轻组织充血、减少白细胞的渗出及募集，从而减轻组织炎症反应的作用，与其已知的作用机制一致。化橘红引起的差异表达蛋白所富集的信号通路较多，体现出多成分药物调控方式的复杂。化橘红的作用与紧密连接黏着斑及肌动蛋白细胞骨架调节等通路相关，此外，也涉及肌肉的兴奋与收缩过程。

表 9-4 差异表达蛋白 KEGG 信号通路富集分析结果

Group	Pathway	DEPs with pathway annotation	Pvalue
MOD/CON	Carbon metabolism	10	1.41E-04
	Biosynthesis of amino acids	9	1.90E-04
	Focal adhesion	9	1.29E-03
	Tight junction	8	1.45E-02
	Metabolism of xenobiotics by cytochrome P450	7	1.48E-03
	Glycolysis/Gluconeogenesis	5	4.74E-03
	Leukocyte transendothelial migration	5	3.65E-02

Group	Pathway	DEPs with pathway annotation	Pvalue
DEX/MOD	Carbon metabolism	14	6.86E-05
	Focal adhesion	14	7.54E-03
	Biosynthesis of amino acids	11	2.36E-04
	Glycolysis/Gluconeogenesis	8	9.04E-03
	ECM-receptor interaction	8	2.79E-02
	Leukocyte transendothelial migration	8	9.39E-03
	Metabolism of xenobiotics by cytochrome P450	7	3.54E-02
	Small cell lung cancer	6	2.40E-02
CGE/MOD	Carbon metabolism	14	1.20E-10
	Biosynthesis of amino acids	11	5.00E-09
	Glycolysis/Gluconeogenesis	10	1.80E-08
	Tight junction	8	5.20E-04
	Focal adhesion	8	5.10E-03
	Adrenergic signaling in cardiomyocytes	6	1.80E-02
	Metabolism of xenobiotics by cytochrome P450	6	1.20E-02
	Glutathione metabolism	5	2.30E-03
	Leukocyte transendothelial migration	5	3.50E-02
	Dilated cardiomyopathy	5	1.00E-02
	Cardiac muscle contraction	4	4.40E-02

9.1.3　化橘红治疗呼吸系统疾病的调控网络分析

综合分子对接结果、iTRAQ 蛋白质组学检测结果,并结合已报道的药理实验结果,对化橘红治疗呼吸系统疾病的整体调控网络进行探讨(如图 9-6 所示)。在镇咳作用方面,其机制可能与 cGMP 水平相关的气道平滑肌松弛相关,其中 PDE5 为关键靶点。同时也可能作用于紧密连接通路中的 PP2A 和 CALM,起到维持气道屏障功能稳定的作用,从而减少外周 RARs 受体暴露、抑制 P 物质释放,减少咳嗽的发生。此外,预测所得化橘红的主要潜在靶点多为 PI3K-AKT、MAPK14 通路的上游调控分子,文献也表明化橘红对于呼吸系统炎症具有很好的抗炎作用[7-9],可影响 TNF-α 等炎性细胞因子基因表达,因此综合分析推测出化橘红抗呼吸系统炎症相关的调控网络。黏着斑通路等细胞连接相关的通路,可介导细胞黏附和迁移,并与促进炎症因子的释放和组织炎症的发展密切相关,也可能是化橘红抗炎作用机制中关键的一环。炎症对于痰液黏蛋白的分泌也有很大影响,文献表明化橘红中的主要活性成分柚皮苷可通过抑制 MAPKs-AP-1 和 IKKs-IkB-NF-κB 通路,抑制黏蛋白 MUC5AC 含量增多和气道杯状细胞增生,这与推测得出的化橘红调控网络一致,也可对化橘红止咳化痰的作用机制进行解释。

结合成分与靶点间的关联进行分析,黏着连接调节通路中的关键蛋白 ITGB、RhoA 和 PP2A,只有黄酮类成分单独作用,提示黄酮类成分可能在维持气道屏障功能方面起主要作用;同时香豆素类成分单独作用的靶点 CALM,则可能通过钙离子信号影响肌动蛋白合成,从另一方面影响屏障功能。炎症相关信号通路中的靶点多为黄酮和香豆素成分的共同靶点。这也反映出中药多成分协同作用机制的几种可能情况,包括不同成分作用于同一靶点,作用于同一信号通路的不同靶点,或相互关联的不同信号通路靶点。本研究结果为更深入地探讨化橘红及其活性成分的作用机制,以及指导化橘红临床应用提供了重要依据。

图 9-6　化橘红治疗呼吸疾病的调控网络

9.2　丹红注射液治疗心血管疾病的网络药理学研究

丹红注射液是由丹参和红花药材组成的中药制剂,在临床上广泛用于治疗冠心病、心绞痛和心肌梗死等心血管疾病。心血管疾病的发病机制复杂,涉及凝血、炎症、氧化应激等多个系统;同时丹红注射液又是成分复杂的混合物。网络药理学为解决此类复杂问题提供了新的思路。本节采用网络药理学技术,对丹红注射液治疗心血管疾病的整体调控机制及其组方配伍的科学性进行研究。

9.2.1　丹红注射液治疗心血管疾病的作用靶点预测

1. 基于 UFLC-Triple TOF-MS/MS 的丹红注射液化学成分分析

采用 UFLC-DAD-Q-TOF-MS/MS 技术,对丹红注射液的化学成分进行了在线分离和检测,通过对照品比对、精确分子量查找及二级裂解模式分析,在丹红注射液中共确证和指证了 82 个化学成分,包括 2 种生物碱、3 种核苷、6 种氨基酸、5 种有机酸、4 种环烯醚萜苷、7 种黄酮、5 种醌式查尔酮、39 种酚酸、8 种丹参酮及 3 种其他化合物。同时,通过与单味药材比对确定各成分的归属。在丹参、红花中均存在的有 17 个成分,主要为氨基酸及核苷类;仅归属于丹参的有 32 个成分,主要包括酚酸及丹参酮类;仅归属于红花的有 22 个成分,主要为黄酮、醌式查尔酮及环烯醚萜苷类;此外,有 11 种酚酸类成分在两种药材中均没有检测到,为生产过程中新生成的成分。将各化合物的分子结构存储为 mol 格式,作为分子对接的配体。

2. 丹红注射液的作用靶点预测及网络构建分析

利用现有的心脑血管疾病靶点数据库进行分子对接计算。该数据库包括 984 个候选蛋白靶点,涉及血栓形成、内皮功能、能量代谢、炎症反应、氧化应激等多个病理生理过程[14]。丹红注射液的 82 个化学成分分别与 984 个蛋白靶点进行分子对接,共筛选出 64 个活性化学成分和 470 个潜在作用靶点。靶点关联的成分个数越多,丹红成分可能对其产生的影响则越强,因此可能为丹红的主要作用靶点。关联化合物个数排名靠前的靶点如表 9-5 所示,主要有:与炎症反应相关的 PDE5A、PDE4D、MK14,与肾素-血管紧张素系统相关的 ACE(血管紧张素转化酶)、RENI(肾素),与凝血过程相关的 FA10(凝血因子 X)、ANT3(SERPINC1,抗凝血酶)、PAFA,与纤溶系统相关的 PROC(蛋白 C——凝血因子 VA 及 VIIIA 抑制剂),与脂代谢相关的 HMDH,与内皮功能相关的 NOS3(内皮型一氧化氮合酶)以及与血氧代谢相关的 HMOX1(血红素加氧酶基因 1)。同样,化合物关联的靶点越多,则该成分可能具有的调节活性就越强,因此可能为丹红的主要活性成分。如表 9-6 所示,关联靶点个数较多的成分主要为丹酚酸 H、丹酚酸 I、丹酚酸 A 等丹酚酸类成分,其次还有 Kaempferol-O-rutinoside、Kaempferol-di-O-glucoside 等黄酮类及醌式查尔酮 Cartormin、Isocarthamin。

表 9-5　丹红注射液化学成分的潜在作用靶点(关联化合物数≥34)

序号	靶点	靶点名称	关联化合物个数
1	RENI	Renin	45
2	PDE5A	cGMP-specific $3'$,$5'$-cyclic phosphod	45
3	HMDH	3-hydroxy-3-methylglutaryl-coenzyme A reductase	43
4	GDN	Glia-derived nexin	43
5	PDE4D	cAMP-specific $3'$,$5'$-cyclic phosphodiesterase 4D	41
6	FOLH1	Glutamate carboxypeptidase 2	41
7	ACE	Angiotensin-converting enzyme	37
8	DPP4	Dipeptidyl peptidase 4	35
9	ANT3	Antithrombin-III	35
10	MK14	Mitogen-activated protein kinase 14	34

表 9-6 丹红注射液的潜在活性成分（关联靶点数≥100）

化合物编号	化合物名称	关联靶点个数
SR-52	Salvianolic acid H	203
SR-53	Salvianolic acid I	199
SR-70	Salvianolic acid A	196
SR-65	Salvianolic acid E	174
SR-66	Salvianolic acid B	160
SR-56	Salvianolic acid D	157
SR-50	Salvianolic acid K	152
SR-59	Monomethyl lithospermate	152
SR-58	Salvianolic acid G	145
SR-62	Lithospermic acid	142
SR-61	Rosmarinic acid	109
SR-76	Salvianolic acid C	105
SR-67	Ethyl lithospermate	101

利用 Cytoscape 软件对计算所得成分和靶点间的关联进行可视化处理,同时应用 ClueGO 插件,对网络中的靶点进行 KEGG 信号通路分析,以进一步解读计算结果的生物学意义及靶点间的相互关联,构建的成分-靶点-信号通路网络。结果表明,丹红注射液潜在作用靶点主要富集于: 炎症与免疫相关的 Antigen processing and presentation、B cell receptor signaling pathway 等通路,凝血过程相关的 Complement and coagulation cascades 通路,心血管疾病相关的 Fluid shear stress and atherosclerosis 通路,内皮功能相关的 Focal adhesion 等通路,以及关键的信号转导通路 PI3K-Akt signaling pathway、MAPK signaling pathway、TNF signaling pathway、Rap1 signaling pathway。

进一步通过分析各信号通路中与成分有关联的靶点个数,挖掘丹红注射液成分与信号通路间的关联。结果如图 9-7 所示,关键的信号转导通路 PI3K-Akt signaling pathway、MAPK signaling pathway、TNF signaling pathway、Rap1 signaling pathway、HIF-1 signaling pathway,与酚酸、黄酮类等成分均有较强关联;此外,酚酸类成分还与炎症免疫相关通路关联密切,如 Antigen processing and presentation、B cell receptor signaling pathway 等;黄酮类成分则与凝血相关通路 Complement and coagulation cascades 关联密切。丹红注射液中的氨基酸、核苷、有机酸、丹参酮等成分关联的靶点数较少,提示药效作用也较弱。

综上所述,通过分子对接及网络药理学分析,丹红注射液治疗心血管疾病的主要活性成分可能为 Salvianolic acid H、Salvianolic acid I、Salvianolic acid A 等丹酚酸类,以及 Kaempferol-O-rutinoside、Kaempferol-di-O-glucoside 等黄酮类及醌式查尔酮 Cartormin、Isocarthamin。这些成分的靶点富集于关键信号转导通路 PI3K-Akt 和 MAPK 信号通路。此外,丹红注射液的作用靶点还与炎症、免疫、凝血、内皮功能等相关通路有较强的关联。来源于丹参药材酚酸类成分较侧重炎症与免疫相关通路,而来源于红花药材的黄酮类成分较侧重凝血相关通路,提示两味药材间可能存在相互协作。

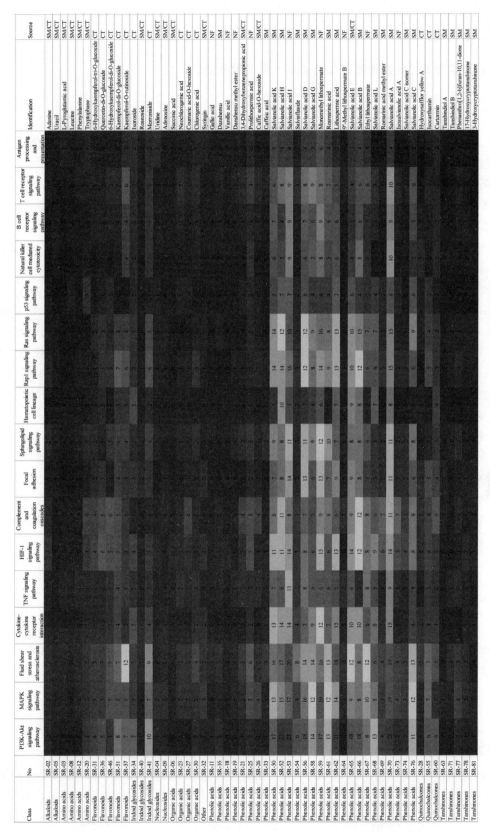

图 9-7　丹红注射液活性成分作用靶点在心血管疾病信号通路中的分布（表格中数字为靶点个数）

9.2.2　丹红注射液治疗心血管疾病的作用靶点验证

1. 基于转录组考察丹红注射液对急性血瘀大鼠基因表达的影响

1) 动物模型

SD 大鼠随机分为 8 组,分别为空白组(control)、急性血瘀模型组(model)、丹红注射液组(3ml/kg/d)(DHI),每组 3 只。丹红注射液组肌肉注射给药,空白对照组与模型组肌肉注射同体积生理盐水,每天给药一次,连续给药 10 天。

末次给药后 30min,除空白对照组外,其余各组大鼠均皮下注射盐酸肾上腺素 0.8mg/kg,空白组大鼠皮下注射等量生理盐水,2 h 后除空白对照组外其余各组大鼠浸入 0~4℃冰水中浸泡 5min,过 2h 后再次皮下注射盐酸肾上腺素 0.8mg/kg[15],处置后各组大鼠禁食 12h 后给药,15min 后腹腔注射液 10%水合氯醛 0.35ml/100g 麻醉,心脏取血后处死。取全血各 1ml,分别加入 3 倍量 trizol 后保存于 −80℃冰箱,用于转录组检测。

2) 基因表达量分析及差异表达基因检测

采用 BGISEQ-500RS 测序平台,对样品进行基因定量分析以及差异基因筛选,以 Fold Change≥4.00、Adjusted P value≤0.001 的基因作为差异表达基因,并对其进行生物信息学分析。检测结果表明,各样品平均产出 23.70 M 数据,样品比对基因组的平均比对率为 96.24%,比对基因集的平均比对率为 94.08%,共检测到 13 416 个基因。过滤低质量数据后的碱基比例均大于 90%,表明测序质量好。空白组与模型组相比,共检测到 176 个上调基因和 145 个下调基因;模型组与丹红组相比,共检测到 1671 个上调基因和 14 个下调基因。

3) 转录组测序的准确性验证

采用 RT-qPCR 法,检测并计算了 15 个基因 FN1、TLR4、PIK3cb、iNOS、IL-1R1、ITGB3、AP-1、JNK、NFκB、MHCⅡ、IL-6R、Hif-1α、Ctsb、Xop7、Retn 的相对表达量以及丹红组与模型组相对表达量的差异倍数(如图 9-8 所示),其中 $\log_2$ Fold Change (DHI/model)=$\log_2$(丹红组相对表达量/模型组相对表达量)。结果表明,qPCR 结果中各基因的相对表达趋势与转录组结果一致,表明转录组结果准确可靠。

图 9-8　qPCR 验证转录组测序结果

4) 差异表达基因的生物信息学分析

Gene Ontology(GO)富集分析:按分子功能、细胞组分和生物过程三方面,对差异表达基因的 GO 功能进行富集分析。模型组与丹红组相比(Model-VS-DHI)(如图 9-9 所示),差异表达基因在分子功能上,显著富集于 adenyl ribonucleotide binding、kinase binding、transcription factor binding、cation binding；在细胞组分上，显著富集于 MHC protein complex、cell surface、vacuole；在生物过程上，显著富集于 response to host immune response、response to cytokine、toll-like receptor signaling pathway、immune response-activating cell surface receptor signaling pathway、macrophage activation、antigen processing and presentation、regulation of MAPK cascade、cellular protein modification process。提示丹红注射液给药后，可能影响了细胞内的 RNA 加工、细胞内抗原递呈、MAPK 级联反应等过程。

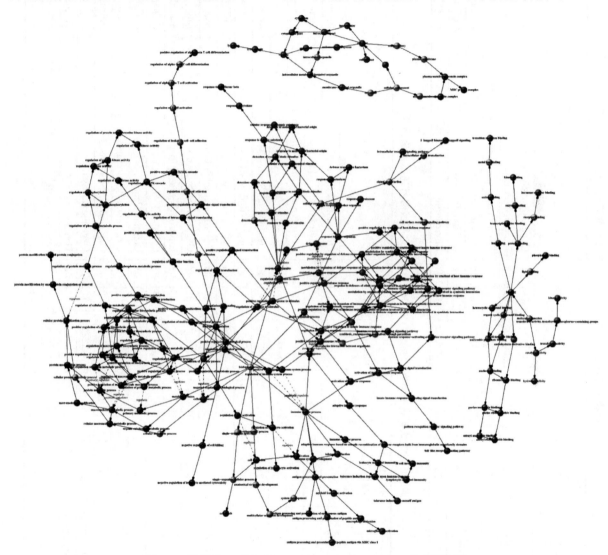

图 9-9　模型组 vs 丹红组（Model-VS-DHI）GOTerm 关系网络图

KEGG 信号通路富集分析：对差异表达基因进行 KEGG 信号通路富集分析，各组间差异基因显著富集的信号通路结果分别如表 9-7、表 9-8 所示。结果表明，丹红注射液药效作用涉及的关键通路有：免疫炎症相关通路 Antigen processing and presentation、Platelet activation、T cell receptor signaling pathway、Fc epsilon RI signaling pathway、Leukocyte transendothelial migration、Chemokine signaling pathway，细胞群落通路 Focal adhesion、Regulation of actin cytoskeleton，信号转导通路 TNF signaling pathway、PI3K-Akt signaling pathway、MAPK signaling pathway、Jak-STAT signaling。

表 9-7　空白组 vs 模型组（Control-VS-Model）差异表达基因信号通路富集结果

Pathway	Control-VS-Model (297)	All-gene (15026)	Pvalue	Qvalue	Level 1	Level 2
Antigen processing and presentation	16	134	9.06E-09	2.39E-07	Organismal Systems	Immune system
Fluid shear stress and atherosclerosis	13	214	0.000341	3.56E-03	Human Diseases	Cardiovascular diseases
TNF signaling pathway	9	138	0.00169	1.35E-02	Environmental Information Processing	Signal transduction
Chemokine signaling pathway	11	212	0.003351	2.37E-02	Organismal Systems	Immune system
Focal adhesion	12	265	0.006594	3.96E-02	Cellular Processes	Cellular community
PI3K-Akt signaling pathway	15	386	0.010052	5.88E-02	Environmental Information Processing	Signal transduction

表 9-8　模型组 vs 丹红组（Model-VS-DHI）差异表达基因信号通路富集结果

Pathway	Model-VS-DHI_high (1541)	All-gene (15026)	Pvalue	Qvalue	Level 1	Level 2
Antigen processing and presentation	47	134	8.26E-15	1.28E-12	Organismal Systems	Immune system
TNF signaling pathway	42	138	4.47E-11	9.93E-10	Environmental Information Processing	Signal transduction
NF-kappa B signaling pathway	30	100	3.75E-08	5.08E-07	Environmental Information Processing	Signal transduction
Toll-like receptor signaling pathway	33	117	4.24E-08	5.49E-07	Organismal Systems	Immune system
B cell receptor signaling pathway	27	87	8.18E-08	1.02E-06	Organismal Systems	Immune system
Chemokine signaling pathway	46	212	6.46E-07	7.17E-06	Organismal Systems	Immune system
Apoptosis	44	207	2.02E-06	2.09E-05	Cellular Processes	Cell growth and death
MAPK signaling pathway	52	284	2.39E-05	2.07E-04	Environmental Information Processing	Signal transduction
Platelet activation	33	168	0.000184	1.33E-03	Organismal Systems	Immune system
Jak-STAT signaling pathway	35	184	0.00023	1.62E-03	Environmental Information Processing	Signal transduction
Regulation of actin cytoskeleton	45	277	0.00124	7.71E-03	Cellular Processes	Cell motility
Focal adhesion	43	265	0.001608	9.75E-03	Cellular Processes	Cellular community
T cell receptor signaling pathway	24	124	0.001629	9.75E-03	Organismal Systems	Immune system
Fc epsilon RI signaling pathway	17	81	0.003098	1.69E-02	Organismal Systems	Immune system
Leukocyte transendothelial migration	29	167	0.003221	1.73E-02	Organismal Systems	Immune system
Fluid shear stress and atherosclerosis	34	214	0.006504	3.16E-02	Human Diseases	Cardiovascular diseases
HIF-1 signaling pathway	22	126	0.008884	3.84E-02	Environmental Information Processing	Signal transduction
PI3K-Akt signaling pathway	53	386	0.016814	6.41E-02	Environmental Information Processing	Signal transduction

5）差异表达基因与预测靶点的关联分析

将网络药理学预测所得靶点与转录组学的差异表达基因进行比对及分析,发现在构建的丹红注射液成分-靶点-通路网络中,25.1%(118/470)的靶点得到转录组学验证(如图 9-10 所示)。得到验证的靶点所富集的信号通路(如表 9-9 所示)主要涉及细胞信号转导、炎症与免疫、细胞骨架形态粘附、细胞凋亡等生物过程。与得到验证的靶点有相互作用的成分,按照关联靶点个数(括号内数字),由高到低分别为：Salvianolic acid I(19)、Salvianolic acid I(18)、Salvianolic acid B(17)、Salvianolic acid H(16)、Lithospermic acid(16)、Salvianolic acid K(16)、Monomethyl lithospermate(15)、Salvianolic acid E(15)、Salvianolic acid G(14)、Salvianolic acid D(11)、Rosmarinic acid(10)、Ethyl lithospermate(9)、Salvianolic acid C(9)、Kaempferol-O-rutinoside(8)。

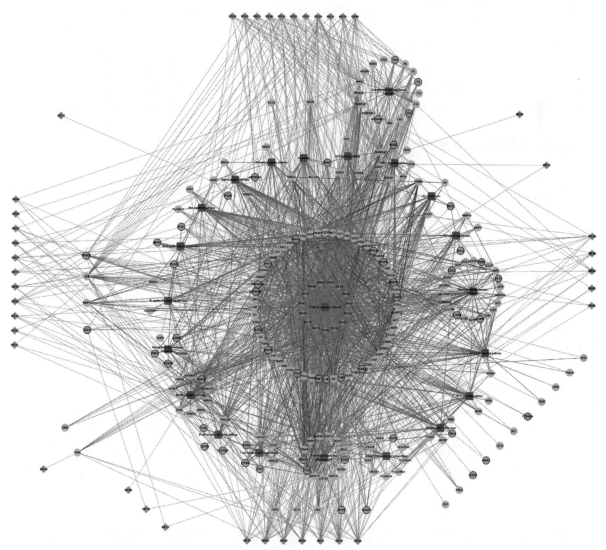

图 9-10　丹红注射液成分-靶点-通路网络中得到转录组验证的靶点(紫色标出)

表 9-9 得到验证的靶点所富集的信号通路

富集通路	富集靶点个数	生物过程
PI3K-Akt signaling pathway	15	细胞信号转导
Jak-STAT signaling pathway	7	
Ras signaling pathway	7	
HIF-1 signaling pathway	6	
TNF signaling pathway	6	
Cytokine-cytokine receptor interaction	8	信号分子相互作用
B cell receptor signaling pathway	8	炎症与免疫
Natural killer cell mediated cytotoxicity	8	
Fc gamma R-mediated phagocytosis	7	
Antigen processing and presentation	6	
Focal adhesion	7	细胞群落
Regulation of actin cytoskeleton	8	细胞骨架形态
Apoptosis	4	细胞凋亡

2. 丹红注射液对急性血瘀大鼠生化指标的影响

1）动物模型

SD 大鼠随机分为 8 组,分别为空白对照组、急性血瘀模型组、阳性药低分子肝素钙组(50μL/kg/d)、阳性药阿司匹林组（10mg/kg/d）、丹红注射液低剂量组（0.75ml/kg/d）（临床剂量）、中剂量组(1.5ml/kg/d）、高剂量组(3ml/kg/d),每组 10 只。阿司匹林灌胃给药,丹红注射液肌肉注射给药,空白对照组与模型组肌肉注射同体积生理盐水,每天给药一次,连续给药 10 天。末次给药 30min 后,除空白对照组外,其余各组大鼠均进行急性血瘀造模,方法同"9.2.2 节"。处置后动物禁食 12h 后,再给药一次,15min 后用 10%水合氯醛 0.35ml/100g 腹腔注射麻醉,心脏取血后处死。

采得的大鼠全血采用血凝分析仪、血流变仪、动态血沉测试仪及血小板聚集仪检测血液流变和凝血功能相关指标。采用全自动生化分析仪、比色法试剂盒和 ELISA 测定试剂盒检测谷丙转氨酶(ALT)、谷草转氨酶(AST)、碱性磷酸酶(ALP)、总蛋白(TP)、肌酐(Cr)、尿酸(UA)、乳酸脱氢酶(LDH)、肌酸激酶同工酶(CK-MB)、α-羟丁酸脱氢酶(α-HBDH)、超氧化物歧化酶(SOD)、丙二醛(MDA)、髓过氧化物酶(MPO)、一氧化氮(NO)、血小板活化因子(PAF)、超敏 C 反应蛋白(hs-CRP)、白细胞介素-1β(IL-1β)、白细胞介素-6(IL-6)、白细胞介素-8(IL-8)、肿瘤坏死因子-α(TNF-α)、免疫球蛋白 A(IgA)、免疫球蛋白 G(IgG)、免疫球蛋白 M(IgM)。所得计量资料均以均值±标准差表示,采用 SPSS 18.0 版本运用单因素方差分析(ANOVA)及 T 检验的方法进行数据分析,P 值小于 0.05 及 P 值小于 0.01 认为存在统计学差异。

2）多项生化指标检测结果

急性血瘀大鼠在炎症和免疫反应、血管内皮功能、氧化应激、血小板聚集、心肌能量代谢和肝肾功能等方面均出现明显异常,丹红注射液对 IgM、IgA、IgG、IL-1β、TNF-α、IL-6、IL-8、LDH、CK-MB、PAF、SOD、MDA、MPO、hs-CRP、NO、TP、ALP、Cr、UA 这 19 个指标有显著改善作用,提示丹红注射液可以抑制急性血瘀大鼠的炎症反应,改善免疫功能,保护心肌细胞,减轻机体过氧化损伤,保护肝肾功能,并且能够抑制血小板聚集,改善血管功能(如表 9-10 所示)。

表 9-10　丹红注射液对大鼠多项生化指标的影响

药　　效	指　　标	丹红注射液的作用
血液流变学	全血黏度	↓
	红细胞聚集、电泳、刚性指数	↓
	血小板最大聚集率	↓
	PAF	↓
免疫应答	IgG	↓
	IgM	↓
	IgA	↓
炎症反应	IL-1β	↓
	TNF-α	↓
	IL-6	↓
	IL-8	↓
心肌酶谱	LDH	↓
	CK-MB	↓
氧化应激	MDA	↓
内皮功能	NO	↑
肝功能	TP	↑
	ALP	↓
肾功能	Cr	↓
	UA	↑

所考察的药效指标多为病理过程中具有代表性的指标,这些指标所在的信号通路与预测所得靶点和转录组学差异表达基因富集的信号通路结果较一致。例如丹红注射液可通过激活 TNF signaling pathway 从而调控促炎因子的表达;通过 Fluid shear stress and atherosclerosis 通路调控 eNOS 的表达,从而影响 NO 的生成及内皮功能。

9.2.3　丹红注射液治疗心血管疾病的调控网络分析

综合靶点预测、转录组检测急性血瘀大鼠多项生化指标的测定结果,对丹红注射液治疗心血管疾病的调控网络进行分析(如图 9-11 所示),其机制主要涉及以下几个方面:

1. 改善血液流变学

丹红注射液可能通过 F2(凝血因子 II)、趋化因子及细胞外基质分别与 F2R 受体、趋化因子受体及整合素结合,激活肌动蛋白细胞骨架的调控、黏着斑及 PI3K-Akt 信号通路,发挥降低红细胞聚集、电泳、刚性指数、全血黏度及血小板聚集的作用。同时,趋化因子受体及整合素还可激活 PI3K-Akt 信号通路,介导炎症反应。炎症反应与血小板活化状态、动脉粥样硬化疾病进展密切相关,因此丹红注射液抑制血小板活化、降低全血黏度的作用可能与调控 PI3K-Akt 通路相关基因表达有关。

2. 调控免疫应答

丹红注射液可抑制免疫球蛋白异常升高,其机制一方面可能通过调控抗原加工提呈通路中的相关基因来调节 MHCI、MHCII 在细胞表面的表达,从而影响 B 细胞、T 细胞受体信号通路,调节免疫应答;

同时，还可能通过 TNF 信号通路中的 TNFR1 受体，影响 MAPK 级联反应激活以及 NFAT 对免疫球蛋白的转录调节，从而调控免疫应答。

3. 抑制炎症反应

丹红注射液的作用靶点与 TNF 信号通路、PI3K-Akt 信号通路、MAPK 信号通路密切相关，可能通过影响 AP-1、NFκB 核转录因子的转录调控，从而调节炎症因子 IL-1β、TNF-α、IL-6、IL-8 等的表达。

4. 降低氧化应激

丹红注射液可调节 HIF-1 信号通路及流体切应力与动脉粥样硬化通路中相关基因表达，尤其是关键基因 NOX。NOX 是体内活性氧的关键来源，因此调节其表达可调控机体的氧化应激程度，从而影响 SOD 和 MDA 等药效指标的表达。此外，IL-1β、TNF-α 等炎症因子可使 NOX 活化，因此炎症水平的下降也可使氧化应激水平降低。

5. 保护内皮功能

与氧化应激方面的作用类似，丹红注射液保护及改善内皮功能的机制可能与调节 HIF-1 信号通路及流体切应力与动脉粥样硬化通路中相关基因表达有关。其中 NOX 可以减少 eNOS 降解，降低细胞内 NO 水平，而 NO 可以反过来抑制 NOX 活性，从源头上缓解氧化应激压力以及血管内皮损伤[16]。且 NO 已被证明可以保护内皮细胞、改善内皮细胞功能，同时可以促进新生血管生成，在缺血损伤中起重要的保护作用。此外，丹红注射液可能通过激活 PI3K 或 MAPK 通路诱导 HIF-1α 产生，HIF-1α 可激活内皮细胞中 eNOS 转录，从而促进 NO 的生成。生化指标检测结果也表明，丹红注射液给药后 NO 水平相应升高。

6. 保护心肌及肝肾功能

丹红注射液与 PI3K-Akt 信号通路及细胞凋亡通路密切相关，这些通路不仅调控细胞凋亡、增殖和分化，也参与了氧化应激、炎症反应的调节。因此丹红注射液对心肌、肝、肾等器官保护作用可能与减少细胞凋亡、减轻炎症及氧化应激引起的组织损伤有关。

综上所述，本节采用网络药理学方法建立了丹红注射液成分-靶点-通路网络，并进一步通过转录组学分析和多项生化指标检测对预测结果进行实验验证，综合分析阐明丹红注射液的分子作用机制及调控网络。

由于中药成分及作用复杂，以往由于技术的局限，对中药作用机制缺乏整体全面的认知，导致深入研究的方向不明确，且缺乏针对性。近年发展起来的网络药理学，旨在从整体性及内在关联的角度研究复杂问题，恰恰与中药的核心思想不谋而合，已成为科学解释中药有效性的新策略[17]。本章分别以单味药材化橘红及复方制剂丹红注射液为例，介绍了网络药理学在中药研究中的常用方法。主要包括构建成分及靶点数据，活性成分及潜在作用靶点的预测和分析，以及通过综合分析成分-靶点-通路-药效之间的关联，从整体上探讨中药的复杂作用机制。网络药理学研究的开展，将为指导中药深入研究开发及临床应用提供重要依据。随着网络药理学的发展及与新技术的结合，网络分析方法在中药研究中也将会有更广阔的应用前景。

图 9-11　基于网络药理学与转录组学的丹红注射液的分子机制

参 考 文 献

[1] XUE R,FANG Z,ZHANG M,et al. TCMID：Traditional Chinese Medicine integrative database for herb molecular mechanism analysis [J]. Nucleic Acids Research,2013,41(Database issue)：D1089-1095.

[2] RU J L,LI P,WANG J N,et al. TCMSP：a database of systems pharmacology for drug discovery from herbal medicines [J]. Journal of Cheminformatics,2014,6(1)：13.

[3] YE H,YE L,KANG H,et al. HIT：linking herbal active ingredients to targets [J]. Nucleic Acids Research,2011, 39：D1055-D1059.

[4] ZHAO S,LI S. Network-based relating pharmacological and genomic spaces for drug target identification [J]. PLoS One,2010,5(7)：e11764.

[5] LI X,XU X,WANG J,et al. A system-level investigation into the mechanisms of Chinese Traditional Medicine： Compound Danshen Formula for cardiovascular disease treatment [J]. PLoS One,2012,7(9)：e43918.

[6] ZHANG B,WANG X,LI S. An Integrative Platform of TCM Network Pharmacology and Its Application on a Herbal Formula,Qing-Luo-Yin [J]. Evidence-based Complementary and Alternative Medicine,2013：456747.

[7] CHEN Y,WU H,NIE Y C,et al. Mucoactive effects of naringin in lipopolysaccharide-induced acute lung injury mice and beagle dogs [J]. Environmental Toxicology and Pharmacology,2014,38(1)：279-287.

[8] LIU Y,WU H,NIE Y C,et al. Naringin attenuates acute lung injury in LPS-treated mice by inhibiting NF-kappa B pathway [J]. International Immunopharmacology,2011,11(10)：1606-1612.

[9] NIE Y C,WU H,LI P B,et al. Anti-inflammatory effects of naringin in chronic pulmonary neutrophilic inflammation in cigarette smoke-exposed rats [J]. Journal of Medicinal Food,2012,15(10)：894-900.

[10] LIU M H,ZOU W,YANG C P,et al. Metabolism and excretion studies of oral administered naringin,a putative antitussive,in rats and dogs [J]. Biopharm Drug Dispos,2012,33：123-134.

[11] HUANG D W,SHERMAN B T,LEMPICKI R A. Systematic and integrative analysis of large gene lists using DAVID bioinformatics resources [J]. Nature Protocols,2009,4(1)：44-57.

[12] HUANG D W,SHERMAN B T,LEMPICKI R A. Bioinformatics enrichment tools：paths toward the comprehensive functional analysis of large gene lists [J]. Nucleic Acids Research,2009,37(1)：1-13.

[13] RANSOM R F,LAM N G,HALLETT M A,et al. Glucocorticoids protect and enhance recovery of cultured murine podocytes via actin filament stabilization [J]. Kidney International,2005,68(6)：2473-2483.

[14] ZHANG H,MA S F,FENG Z W,et al. Cardiovascular Disease Chemogenomics Knowledgebase-guided Target Identification and Drug Synergy Mechanism Study of an Herbal Formula [J]. Scientific Reports,2016,6：33963.

[15] LIU H,ZHANG W J,LONG C F,et al. Protective effects of traditional Chinese herbal formula Compound Xueshuantong Capsule (CXC) on rats with blood circulation disorders [J]. Biotechnology & Biotechnological Equipment,2017,31(4)：1-9.

[16] DUSTING G J,SELEMIDIS S,JIANG F. Mechanisms for Suppressing NADPH Oxidase in the Vascular Wall[J]. Memórias Do Instituto Oswaldo Cruz,2005,100(1)：97-103.

[17] LI S. Mapping ancient remedies：Applying a network approach to traditional Chinese medicine [J]. Science,2015, 350(6262)：S72-S74.

附录 A 国内外同行评价中医药在网络药理学中的开拓性贡献和关键推动作用

1. 评价源于中医药的"网络靶标"原创理论与方法：

（1）中国工程院院士王永炎撰文评价："网络药理学代表了一种符合中医药整体特色的研究新理念与新方法……，有望使中药方剂研究跻身当代科技前沿，为源头创新提供强有力支撑"（Journal of Traditional Chinese Medical Sciences 2019，6：195-200）。

（2）中国工程院院士张伯礼等在《中医药现代化二十年》中评价："2007 年清华大学李梢首先提出了基于生物网络的中药方剂研究框架，通过构建网络药理学关键技术平台，突破了基于网络的疾病基因和中药靶标预测、中药发现与中药配伍组合筛选、病证方生物网络构建与分析等关键技术"（上海科学技术出版社 2016，62 页）。

（3）中国工程院院士刘昌孝等撰文评价："网络药理学是基于中医药的现代钻研应运而生的…，为解读中医药的内涵，促进中医药的新药研究，增加中医药现代研究成果作出了重大贡献"（药物评价研究 2018；41：709-715）；"中医药网络药理学在理解中药方剂方面具有广泛的实际应用""为中医药从经验医学向实用医学的转变提供了新的研究范式"（Chinese Herbal Medicines 2019；11：349-356；357-363）。

（4）中国科学院院士陈可冀等撰文评价：网络靶标方法是"药物发现研究的一个显著转变"，上述网络分析方法是"朝向系统的药物研究方式、可能更为有效的策略"（Chin J Integr Med 2012；18：883-890）。

（5）中国医学科学院药用植物研究所肖培根院士等的综述文章评价六味地黄丸、清络饮、葛根芩连汤等网络药理学研究成果，认为中药网络药理学研究有潜力跨越传统与现代医学之间的鸿沟（Drug Development Research 2014；75：299-312）。

（6）网络生物学奠基人、欧洲科学院院士 Barabási 等在 Nature Reviews Genetics 的封面文章中评价基于网络靶标的代表算法为"确实深入到药物研究领域的网络药理学方法"（Nature Rev Genet 2011；12：56-68）。

（7）系统生物学奠基人、美国科学院/工程院/医学院院士 Hood L 等评价李梢课题组研制的基于网络的 CIPHER 方法："有可能建立基因、生物功能和大规模人类疾病新的连接，…是促使医学基因组学迈向系统医学的标志（hallmarks）"（Genome Medicine 2009，1：2）。

（8）美国生药学会第 26 届主席、RSC/AAPS 会士 Cordell GA 评价网络靶标分析方法为传统医药研究提供了"一种非常有趣的药物发现方法"(Phytochem Let 2014,10：xxviii-xl)。

（9）美国科学院/工程院外籍院士、韩国国家科学与工程院院士 Sang Yup Lee 等在 *Nature Biotechnology* 评价网络靶标方法能够从系统生物学的网络分析角度为传统东方医学提供新视角，并能用于预测更为有效的协同成分组合(Nature Biotechnology 2015；33：264-268)。

（10）美国西奈山医学院药理系主任 Iyengar 等在"系统药理学"述评文章中将网络靶标相关算法列为基于蛋白质相互作用网络发现药物新靶标的代表方法之一(Annual Review of Pharmacology and Toxicology 2012；52：505-521)。

2. 评价中医药在网络药理学领域的开拓性贡献

（1）印度国家医学科学院院士 Patwardhan 等评价："李梢开拓性地(pioneered)将网络药理学用于中医药研究……"(Indian J Tradit Know 2015,14(4)：574-580)；"李梢开拓了这一领域(pioneered this endeavor)，提出利用网络为理解疾病和药物干预提供新途径……"(Innovative Approaches in Drug Discovery,2017：127-164)。

（2）韩国尚志大学韩医学院 Soojin Lee 评价："2000 年代中期，网络药理学与草药/草药处方之间的交叉研究主要出自李梢课题组"(J Pharmacopuncture,2015,18(3)：11-18)。

（3）日本、英国学者在 Springer 出版社的《系统生物学百科全书》中评述李梢等研制的 drugCIPHER 方法是网络药理学概念的完美例证("perfectly illustrates the network pharmacology concept")(Encyclopedia of Systems Biology,2013：2106-2108)。

（4）《中国天然药物》主编、中国药学会副理事长吴晓明教授和吴春福教授认为"在大数据时代，中国科学家引领了一个具有重要意义的新交叉学科前沿——中药网络药理学"，评价李梢为"中药网络药理学的开拓者(pioneer)"(Chinese Journal of Natural Medicines,2015,13：1-2)。

（5）美国国立卫生研究院/国立肿瘤研究所补充与替代医学办公室专家 Dan Xi 等评价李梢为"中国用系统生物学研究中医药的开拓者（pioneer）和专家"(International Journal of Functional Informatics and Personalised Medicine,2009,2：244-247)。

（6）美国 NIH/NCI 肿瘤补充与替代医学研究战略白皮书引证网络靶标方法和寒、热证、六味地黄等典型应用，评价网络药理学对于理解天然产物复杂的作用机制和转化研究"有极大帮助、至关重要(greatly aided,critically important)"(JNCI Monographs,2017,52：lgx003)。

（7）Nature 2011 年出版的"亚洲传统医药"增刊上，荷兰国家应用技术研究院院士 van der Greef J 评价基于生物网络的寒热证研究是"先行开展的中医药系统生物学研究"、"表明中医药能成为个体化医学的动力"(Nature,2011,480：S87)。

（8）中国科学技术信息研究所《中医药计量学及其现代研究进展报告》评价寒、热证生物分子网络研究成果是"首次从生物网络的角度，为中医证候的内在机制提供了新的解释和依据，为中药复方的多靶点整合调节效应提供了新的视角"(中医药计量学及其现代研究进展报告,2009：54)。

（9）《中医杂志》报道："世界中医药学会联合会认证通过了《网络药理学评价方法指南》，……，这也是中医药领域第一个正式制定的关于新兴学科的国际标准，走出中医药原创研究引领交叉学科国际发展的关键一步"(中医杂志,2021,62(9)：776)。

附录 B 名词索引

后 记

随着生物医学大数据、人工智能时代的来临,网络药理学在药物研发、疾病机制阐释、药效评价、精准用药等方面具有巨大发展潜力与广阔应用前景。网络药理学具有很强的交叉学科特点,涉及系统生物学、生物信息学、网络科学、多向药理学、系统药理学等相关学科,从事网络药理学研究或对此感兴趣的人员也来自于不同的学科。本书较为系统地介绍了网络药理学的理论、方法和应用,重点突出了理论的原创性,方法的系统性,应用案例的交叉性。通过典型的案例,详细地介绍了网络药理学分析流程中的细节,引导读者快速地进入网络药理学实践环节,力争让具有不同学科背景的读者均能有所收获。

本书各章由不同专业背景的专家学者撰写,各章课题组特色不同,有的长于软件,有的长于实验,有的长于计算,有的长于西药,有的长于中药,细心读者或许在仔细阅读各章时能感觉到。但最后成书时我们并未将各章内容格式化,也保留了各章行文方式中的特色之处。扬长之时并不避短,因为这就是网络药理的魅力所在,作为交叉学科,希望不同背景的专家学者各显神通。因为这就是网络药理的真实世界,各家可相互借鉴,共同提高进步。

事实上,请实验为主的章节增加计算,或者请计算为主的章节补充实验,都是比较容易提出的建议。但网络药理这一学科非常年轻,正处于不断发展的过程中,研究速度快速增长也就不到二十年。每年每月都有不少成果呈现,无懈可击的"经典"或许很快落伍,刚刚露角的"小荷"可能很快崛起。我们希望读者能看到各章长处,未来也能弥补其短处。因此,我们也就不拘一格,以飨读者。它是一本当下的书,它是一本反映网络药理研究真实世界的书。

在编稿会时,大家谈论很热烈,都一致反对将网络药理分析"套路化",科学研究只求真理,科学的方法非常重要,一切都得围绕着研究问题而来,问题导向(临床问题、科研问题、产业问题、学科发展问题等)值得强调和坚守。但当前网络药理研究显然存在良莠不齐的现象,建立适当的指南和规范还是有必要的。我们在本书中也附上世界中医药学会联合会发布的、网络药理学领域的第一个国际标准《网络药理学评价方法指南》和评价细则(见前言二维码),供读者参考。

欢迎有兴趣的课题组加入本书工作,未来共同出版第二版和第三版。期待同仁凝心聚力,共同促进网络药理学更好发展。

编委会